新・血栓止血血管学

New Textbook of Thrombosis, Hemostasis, and Vascular Sciences

血管と血小板

編著

一瀨　白帝 山形大学医学部教授
丸山　征郎 鹿児島大学大学院医歯学総合研究科特任教授
内山真一郎 国際医療福祉大学臨床医学研究センター教授

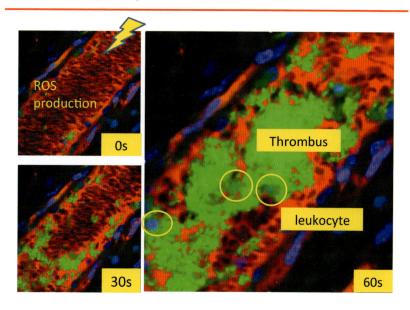

金芳堂

執筆者 (執筆順)

一瀬白帝	山形大学医学部教授
丸山征郎	鹿児島大学大学院医歯学総合研究科特任教授
岩江荘介	宮崎大学医学部准教授
浅田祐士郎	宮崎大学医学部教授
中神啓徳	大阪大学大学院医学系研究科寄附講座教授
森下竜一	大阪大学大学院医学系研究科寄附講座教授
長澤丘司	京都大学再生医科学研究所教授
鈴木康弘	東北大学加齢医学研究所助教
佐藤靖史	東北大学加齢医学研究所教授
高橋輝明	京都大学大学院理学研究科
高橋淑子	京都大学大学院理学研究科教授
安藤譲二	独協医科大学医学部特任教授
駒井太一	医療法人三思会東邦病院循環器内科部長
高倉伸幸	大阪大学微生物病研究所教授
須田将吉	新潟大学大学院医歯学総合研究科
南野徹	新潟大学大学院医歯学総合研究科教授
小林隆夫	浜松医療センター院長
三浦拓也	大阪府立成人病センター主任部長
左近賢人	大阪府立成人病センター病院長
内山真一郎	国際医療福祉大学臨床医学研究センター教授
松原由美子	慶應義塾大学医学部特任准教授
鈴木英紀	日本医科大学共同研究センター形態解析共同研究施設准教授
杉本充彦	奈良県立医科大学医学部教授
井上克枝	山梨大学大学院総合研究部医学域准教授
後藤信哉	東海大学医学部教授
西村智	自治医科大学分子病態治療研究センター教授
柏木浩和	大阪大学大学院医学系研究科講師
小島寛	筑波大学医学医療系教授
上妻行則	筑波大学医学医療系助教
松下正	名古屋大学医学部附属病院教授
小亀浩市	国立循環器病研究センター部長
松本雅則	奈良県立医科大学教授
宮田茂樹	国立循環器病研究センター医長
桑名正隆	日本医科大学大学院医学研究科教授
伊藤隆史	鹿児島大学大学院医歯学総合研究科講師
西田修	藤田保健衛生大学医学部教授
下村泰代	藤田保健衛生大学医学部講師

推薦の言葉

　血液は全身の血管系をくまなく循環し，酸素と栄養素を供給し，炭酸ガスや老廃物を運び出す．閉鎖系循環系を持つヒトでは，血液の血管内での流動性維持と一旦血管が破綻した時の速やかな止血は生命維持に不可欠である．流動性維持機構と止血機構は表裏一体をなしており，血管，血小板，血液凝固因子，抗凝固因子，線溶系因子が時間的にも空間的にも密接に連携・協働することにより成立している．血管内での血小板粘着・凝集や血液凝固が起きれば，心筋梗塞，脳梗塞，深部静脈血栓症・肺塞栓のような血栓症の原因となり，止血障害は致命的な出血を引き起こすこともある．臨床上の重要性がまことに大きいことは我が国においても上記の血栓関連疾患が主要死因であることからも明らかである．

　血栓止血の分野は血液学の中でも臨床的観察，臨床検査，基礎研究がお互いに絡み合って発展してきた特徴を持つ．例えば，非常に稀な血友病や血小板無力症などの出血性疾患の発見は血小板や血液凝固因子の同定と機能解明に大きな役割を果たした．また，時代とともに，新しい技術，方法論の発見・導入により，現在では，血栓形成や止血に関する諸因子の構造，機能，相互作用，生合成過程および疾患の遺伝子型と表現型の相関などが分子レベルで理解されるようになった．また，リコンビナントの凝固因子製剤が臨床に普及している．さらに最近では iPS 細胞から *in vitro* で血小板を産生する研究も進んでいる．

　本書は，約 10 年前に出版され好評であった『図説　血栓・止血・血管学：血栓症制圧のために』を大幅に改訂したものである．「血管と血小板」「凝固と炎症」「抗凝固と線溶」「出血と血栓の診療」の 4 部，4 分冊からなる．「凝固と炎症」の部は血液凝固を広く生体防衛反応の一環として理解しようとする斬新な試みである．この分野の情報の蓄積は膨大なものとなっており，若い医師，研究者が up-to-date の知識を得るのは容易ではない．本書は，我が国の第一線の専門家が情報を取捨選択して，重要事項を分かり易く整理して執筆した力作である．

　血栓止血血管学は，血液学と基礎医学，循環器学，神経学，外科学などとの接点であり，学際的・横断的な分野である．本書が色々な分野の若手医師，研究者をはじめとして多くの医療関係者に読まれ参照され，且つこの分野の研究の進歩が血栓症の制圧を通じて我が国の長寿健康社会の発展に寄与することを確信して推薦の言葉としたい．

　2015 年 7 月

名古屋大学名誉教授

齋藤英彦

定着を促進する"記憶の場"としてのテキスト

◆ ヒトの身体は高度なシステム体としてダイナミックに躍動している

　ヒトの身体は約60兆個，200種類以上の細胞から成っていると言われている（最近，「その根拠を求めて試算し直したところ，37兆個である」という説がでている．参照：http://informahealthcare.com/doi/abs/10.3109/03014460.2013.807878）が，いずれにしろ驚くほどの数である．これらの細胞のうち血球は，基本的に1個1個血液に浮遊して血管内を流れているが，その他の細胞は，同種の細胞同士あるいは異なった細胞と秩序だって集合し，【組織】⇒【臓器】⇒【個体】を形成する．これらの【細胞】－【組織】－【臓器】，そして【個体】が日々ダイナミックに，しなやかに生存するためには，お互いが融通無碍にコミュニケートする必要がある．すなわちダイナミック・システムを構築する必要がある．

◆ ダイナミック・システム体はハイウエイと一般道路，小路，あぜ道から成っている

　このダイナミック・システムを保障しているのが，動脈・静脈・毛細血管，リンパ管，すなわち脈管，循環系 Circulatory system である．心臓を開始基点とする Circulatory system は，進化論的には，節足生物（バッタやキリギリスなど）以降から発生してきている．すなわち腔腸生物はまだ無循環系生物で，節足生物になり循環系が発生してきたが，それでも節足生物では心臓から拍出された血液は脈管で運ばれるものの，一旦脈管外に出て，組織を還流してから，再び心臓に還ってくるという"開放循環系"である．我々のもつ「心臓⇒動脈⇒毛細血管⇒静脈⇒心臓」という閉鎖循環系が具備されてくるのは，節足生物以降のことである．

◆ 閉鎖循環系のメリットとデメリット

　血液は流れることで，新たな"意味，意義"を付加した．それまで考えられていたように「肝臓で厖大な量の血液を造る」ということであれば，相当の無駄が生ずるが，血液は流れるのでそのような無駄は無いわけである．その上，酸素や栄養物を送り，炭酸ガスや老廃物を持ち帰ることで，心臓という中枢は末梢の状態を時々刻々と知ることが出来るようになった．文字通り，閉鎖循環系こそ，フィードバック-フィードフォアワードというダイナミックなシステムの基本をなしているのである．

　「心臓から出て行った血液が，再び心臓に還ってくる」という血液循環説は，周知のごとくウイリアム・ハーヴェイ（William Harvey, 1578-1657）によって確立された．血液循環説は，今では小学生でも知っている地動説と同じ頃，奇しくも同じ大学，北イタリアのパドバ大学で誕生している．恐らく「物事が巡る，循環する」というコンセプトをハーヴェイは同じ環境の中で思いついたのであろう．

　心血管系を一つのシステムとして眺め，心血管系は閉じていること，そして生理学的視点，血液

は【心臓】⇒【動脈】−（毛細血管）⇒【静脈】を巡って，再び【心臓】に還ってくるという血液循環説（ただし，ハーヴェイは毛細血管については記載していない）を，ハーヴェイは1628年に「動物における心臓と血液の運動に関する解剖学的研究」として『プリンキピア』に発表した．「少量の血液が何度も何度も体内を循環する」という，当時にあっては画期的な説である．ちょうど，この5年あとの1633年という年は，かのガリレオ・ガリレイが地動説に対する異端審問の裁判で終身刑を受けた年である．同時代には，天体の運行法則に関する「ケプラーの法則」を発見したヨハネス・ケプラー（Johannes Kepler, 1571-1630）などの天文学者のほかに，芸術でも，単なる美を超えて，躍動する人体の構造と機能を描いたレオナルド・ダビンチ（Leonardo da Vinci, 1452-1519年）やミケランジェロ（Michelangelo di Lodovico Buonarroti Simoni, 1475-1564年）も出ているので，時代はまさしく，人々の関心が，もっぱら自分らの存在する静的な世界から，常に運動し，躍動する空間に向けられたのである．

翻って，ハーヴェイの確立した"閉鎖循環系"が十全に機能するためには，決して循環系内部が閉鎖されてはならない，常に円滑に循環すること，そして，逆に脈管破綻時には，"速やかに，そして自動的"にその部位で止血すること，という質，難易度共に高い"ヤーヌス守護神"の如き両全性が求められる．

不断に円滑に循環することと，血管が破綻したら直ちに止血，そして修復すること，その仕組みとしてのサイエンス，これが，止血血栓学のセントラルドグマ，中心教条である．

この「通常は不断に流れ，破綻時にはただちに当該部位のみで凝固・血小板反応が起きて止血する」というセントラルドグマが破綻した病態が血栓や出血である．前者は，凝固・血小板反応が不必要な部位で不必要な時期に惹起された結果であり，怪我（の出血）との戦いが最重要であった時代には思いも寄らぬ「閉鎖循環系のデメリット」である．我が国は世界に先駆けて超高齢社会に突入したので，21世紀は血栓症の時代であり，我々はこの「国民病」を制圧せねばならない．

本書はこのセントラルドグマの理解を目的として編纂された．何よりも「血栓症と出血症の症例を救命するために」．

◆ 記憶の場としてのテキストを目指して

我々はモノを文書で覚える際に，一緒にその記載「場所」をも覚える．すなわち"右のページの左上に書いてあった"とか．そして確かめる時には，その場所をオリエンテーション（目標；目じるし）としながらパラパラと本をめくり，「早捜し」をする．これは書物でのナビゲーションのメリットである．動物が匂いで記憶し，場所や敵味方を記憶識別するように，我々は書物の記載部位で，まず大まかな記憶をする．次には，そこを頼りに，記憶を確かめる．これはインターネットにはない，書物のメリットである．

血栓止血学の理解のみでなく，"記憶の場"を提供することを期待して，この本を編纂した．

編者　一瀬白帝
　　　丸山征郎

目次

推薦の言葉 ＜齋藤英彦＞ ……………………………………………………………………… i
巻頭言　定着を促進する"記憶の場"としてのテキスト ＜一瀬白帝・丸山征郎＞ ……… iii

I　止血機構と血栓症　オーバービュー ＜一瀬白帝・丸山征郎＞ ……………………… 1

1　「抗凝固」／「向凝固」をスイッチする血管内皮細胞 ………… 2
2　血管外向きの止血反応 ………… 3
3　細胞上で進む凝固反応 ………… 7
4　血流，クロット成分と血餅退縮反応　8
5　凝固系を制御するメカニズム ……… 8
6　クロットを溶かす線溶反応 ……… 10
7　血管内向きの血栓形成：凝固系の異常と血栓症 …………………… 12

II　血栓の意味論―生体防御的血栓と生体損傷的血栓 ＜丸山征郎＞ ……………… 15

1　血栓の二面性：生体防御的血栓と生体損傷的血栓 ……………… 15
2　血栓の意味論 ……………… 18

III　凝固線溶系因子の名称と国際疾病分類 ＜一瀬白帝＞ ……………………………… 19

1　名称に関する筆者のスタンス …… 19
2　正式名称と仮称，通称：基本的合意　19
3　国際的な正式名称と国内の正式名称の関係：変遷と尊重 …………… 20
4　誰のための疾患名か？ ………… 20
5　ICD（国際疾病分類）とは ………… 21
6　ICD-11への大改訂の進捗状況 …… 22
7　正式名称がある場合 ………… 22
8　正式名称がない場合1：栓友病と抗凝固タンパク質名 …………………… 23
9　正式名称がない場合2：不滅の通称である後天性血友病 ……………… 24
10　正式名称がない場合3：通称由来の仮称 ……………………………… 24
11　線溶系タンパク質の名称と関連疾患名：正式名称と通称の逆転 ………… 25
12　結　語 …………………… 26

IV　21世紀の研究と倫理：研究不正を防ぐために ＜岩江荘介・浅田祐士郎＞ ……… 28

1　「研究の公正さ」に基点を置く研究倫理 …………………………… 28
2　研究不正とは何か ………………… 29
3　研究不正をどう防ぐか ………… 30

1部　血管　33

1　血管病の分子病態：AVMを含む　オーバービュー ＜中神啓徳・森下竜一＞ …… 34

1　動静脈瘤 ………………… 34
2　動静脈奇形（arteriovenous malformation: AVM） ……………… 35
3　リンパ浮腫 ………………… 36
4　動脈硬化 ………………… 36

2　造血幹細胞を維持する骨髄の微小環境（ニッチ）　＜長澤丘司＞　40

1. 造血幹細胞ニッチとは？ ………… 40
2. 骨芽細胞とSNO細胞 …………… 41
3. 血管内皮細胞 …………………… 41
4. CAR細胞 ………………………… 42
5. Nestin陽性細胞 ………………… 42
6. シュワン細胞 …………………… 44
7. 造血幹細胞ニッチに特異的な細胞系列とその形成の分子機構 ……… 44

3　脈管形成：血管／リンパ管発生　＜鈴木康弘・佐藤靖史＞　50

1. 血管の発生 ……………………… 50
2. リンパ管の発生 ………………… 53

4　神経と血管のワイヤリング　＜高橋輝明・高橋淑子＞　57

1. 中枢神経組織における血管ネットワークの形成 ………………… 57
2. 血液脳関門 ……………………… 61
3. 末梢神経における血管ネットワークの形成 ……………………… 61
4. 血管から末梢神経への働きかけ … 62

5　血管と血流の相互作用　＜安藤譲二＞　65

1. 血管壁に作用する流体力学刺激 … 65
2. 剪断応力に対する内皮細胞応答 … 65
3. 剪断応力に対する遺伝子応答 …… 68
4. 層流と乱流の違い ……………… 69
5. 伸展張力に対する内皮細胞応答 … 69
6. メカノトランスダクション ……… 69
7. 剪断応力が循環調節に果たす役割 … 70

6　プロテアーゼ活性化受容体PAR　＜駒井太一＞　73

1. PARの一般的な構造と機能 ……… 73
2. 止血機構や動脈血栓症でのトロンビンの役割 …………………… 75
3. PAR1とPAR4の協調 …………… 77
4. PAR阻害薬 ……………………… 78

7　血管新生　＜高倉伸幸＞　82

1. 血管新生に関わる異なる3種類の内皮細胞そしてその起源とは …… 83
2. 血管新生開始の分子機序 ………… 84
3. 造血と血管形成の相互作用そして血管の成熟化 …………………… 85
4. 血管新生の抑制 ………………… 86

8　動脈の構造と動脈硬化の病理　＜浅田祐士郎＞　89

1. 動脈の構造 ……………………… 89
2. 粥状動脈硬化の分類 …………… 89
3. 動脈硬化の成り立ち …………… 90
4. 動脈硬化の進展 ………………… 92
5. 血管の部位による動脈硬化の差異 … 92
6. プラークの破綻 ………………… 93
7. メンケベルグ型中膜石灰化硬化と細動脈硬化 …………………… 94

9　メタボリック症候群と血栓症　＜須田将吉・南野　徹＞　96

1. メタボリック症候群における血栓症の疫学研究 ……………………… 96
2. 血管内皮障害と血栓症 ………… 97
3. メタボリック症候群と血管内皮障害 … 98

10　静脈血栓塞栓症の予防と治療　＜小林隆夫＞　102

1. わが国の現況 …………………… 102
2. 肺血栓塞栓症／深部静脈血栓症（静脈血栓塞栓症）予防ガイドライン … 104
3. VTEリスク評価 ………………… 107
4. 治療の手順 ……………………… 107
5. VTE治療後の妊娠中の管理 …… 109

11	末梢動脈閉塞症 ＜三浦拓也・左近賢人＞	111
1	病態と症候	111
2	診断	112
3	治療	113
4	その他の疾患	117

2部　血小板　119

12　血小板と血栓：オーバービュー ＜内山真一郎＞ … 120
1. 動脈血栓症の疫学 … 120
2. 血栓形成メカニズム … 124
3. 炎症と動脈硬化 … 125
4. 抗血小板療法 … 127

13　血小板産生のメカニズム ＜松原由美子＞ … 132
1. 巨核球分化・血小板産生過程の細胞表面マーカー … 132
2. 巨核球からの血小板産生 … 133
3. 巨核球分化・血小板産生に重要なサイトカイン … 134
4. 巨核球分化・血小板産生に重要な転写因子 … 134
5. 巨核球分化に関与するmicroRNA … 135

14　血小板の超微細形態 ＜鈴木英紀＞ … 137
1. 正常血小板の超微細形態 … 137
2. 異常血小板の超微細形態 … 141

15　血小板機能と血流 ＜杉本充彦＞ … 146
1. 生体血管内における血流環境（ずり応力） … 146
2. 血流下における血小板血栓形成メカニズム … 147

16　血小板反応とそのシグナル伝達機構 ＜井上克枝＞ … 153
1. 血小板の活性化機構 … 153
2. 血小板の活性化抑制機構 … 157

17　血栓形成制御とシミュレーション理論 ＜後藤信哉＞ … 158
1. 血小板細胞とその機能のモデル化, シミュレーション … 158
2. 血小板接着のシミュレーション … 159
3. 限界の多い「シミュレーション」を何に使うか？ … 160
4. 「血小板細胞の代謝, 活性化シミュレーション」 … 160

18　めでみる血栓形成過程：二光子顕微鏡の生体への応用 ＜西村　智＞ … 163
1. 生体イメージングとは … 163
2. 生体内の組織の可視化—生体分子イメージングの開発 … 163
3. 生体内の血栓形成過程の可視化 … 164
4. iPS由来人工血小板の体内イメージング … 166
5. マイクロ流路での血小板 … 167

19　先天性血小板異常症の今 ＜柏木浩和＞ … 169
1. 先天性血小板機能異常症 … 171
2. 先天性血小板減少症 … 175

20 ScramblaseとScott症候群 ＜小島 寛・上妻行則＞ ……… 180

1 phosphatidylserine（PS）exposure
　－血小板活性化と凝固の接点－ … 180
2 Scott症候群 …………………… 182
3 PS暴露制御タンパクの発見 ……… 183
4 TMEM16Fはscramblaseそのものか？
　………………………………… 185

21 von Willebrand病 ＜松下 正＞ ……… 187

1 遺伝子 ………………………… 187
2 VWFの生合成と分泌 …………… 188
3 機 能 ………………………… 189
4 von Willebrand病（VWD） ……… 189
5 VWDの分類 …………………… 191

22 ADAMTS13 ＜小亀浩市＞ ……… 197

1 機 能 ………………………… 197
2 発見の経緯 …………………… 198
3 構 造 ………………………… 198
4 構造と機能 …………………… 199
5 活性測定 ……………………… 200
6 遺伝子異常 …………………… 201
7 欠損マウス …………………… 201

23 TTPとaHUS ＜松本雅則＞ ……… 204

1 TTP …………………………… 205
2 aHUS ………………………… 208

24 ヘパリン起因性血小板減少症 ＜宮田茂樹＞ ……… 213

1 ヘパリン起因性血小板減少症の概略と
　現状 …………………………… 213
2 ヘパリン起因性血小板減少症（HIT）
　発症のメカニズム …………… 213
3 ヘパリン起因性血小板減少症の病因と
　その免疫学的特殊性（奇妙さ） …… 214
4 自然発生型HIT（spontaneous HIT syndrome） ……………………… 215
5 ヘパリン起因性血小板減少症の臨床
　経過 …………………………… 215
6 ヘパリン起因性血小板減少症の診断 216
7 ヘパリン起因性血小板減少症の治療 219
8 HIT既往患者にヘパリン再投与は可能？
　………………………………… 220

25 免疫性血小板減少症 ＜桑名正隆＞ ……… 223

1 疾患概念と分類 ……………… 223
2 疫 学 ………………………… 223
3 病 態 ………………………… 224
4 診 断 ………………………… 224
5 治療の基本方針 ……………… 226
6 治療アルゴリズム ……………… 227
7 緊急時，外科的処置時の治療 …… 229
8 妊娠合併ITPに対する診療 ……… 229

26 感染症と血小板 ＜伊藤隆史＞ ……… 231

1 感染防御と血栓形成 …………… 231
2 感染症と血小板減少 …………… 233

27 白血球・血小板複合体（NETs） ＜西田 修・下村泰代＞ ……… 237

1 NETsとは ……………………… 237
2 Suicidal NETosisとVital NETosis … 238
3 NETsによる病原体の捕捉 ……… 239
4 NETsに関与する疾患 …………… 239

日本語索引 ………………………………… 243
外国語索引 ………………………………… 248

I

止血機構と血栓症

オーバービュー

はじめに:「飢餓と怪我(と感染)」との闘いから「血栓症」との闘いへ

　止血機構とは,生存のための生体防御反応である.
　動物は,個体としての移動能力を得て栄養(獲物など)をより容易に獲得するようになり,栄養/老廃物,ガス交換にとって効率の良い閉鎖循環系である「血管」系が発達してさらに迅速に移動することが可能になった.しかし,同時に高速移動に伴う衝突,転倒/転落,そして闘争などによる外傷の機会も増大し,血管内を循環する体液である「血液」を失う状況,すなわち「出血」という重大な危険に曝されるようになった.したがって,大切な血液の喪失を防ぐために,その血液自体を固めて出血部位を塞ぐという「凝血反応」が進化し,秒速で出血を止めること(止血)を可能にした.また,外傷は,多くの場合皮膚という外界と生体内とのバリアーの破壊を伴うので,外界からの病原体の生体内への侵入を許し(感染),体内で増殖する危険に生体を曝すことになる.したがって,新たに外界から生体内への入り口となった出血部位を血小板やフィブリンからなる凝血塊(クロット)で塞ぎ,その部位に病原体を閉じ込めて隔離することは,感染防御のためにもきわめて重要である.事実,生きた化石であるカブトガニでさえも,開放循環系ではあるが止血機構が細菌の外毒素であるリポポリサッカライド(LPS)で発動して,外傷部位をクロット(コアグリンが主成分;フィブリンではない)で塞いで体液の喪失防止と同時に細菌の封じ込めを行っている.

　後述するように,ヒトにおいても少なくとも一部の細菌は凝固反応の結果クロットにトラップされるが,多くの細菌は逆にクロットのフィブリン網を切断する酵素を活性化する因子や補因子タンパク質(たとえば,スタフィロキナーゼやストレプトキナーゼ)を持つので,生体内に播種し易くなる方向に細菌自身が導いている.細胞内に侵入する際も,細菌はヒトの血漿タンパク質や細胞膜タンパク質を利用しており,進化の中での生存競争が遺伝子とタンパク質のレベルで闘われていることが示唆される.

　一方,傷害部以外での凝固系の活性化を制御するために,血管内皮細胞上には多くの抗凝固因子の受容体/結合物質や活性化物質などが存在しており,有害な「病的血栓」形成を抑制している.ところが,その抗凝固能を超えて血管内で過剰に血小板や凝固系が活性化されると病的血栓を形成し,血栓・塞栓症の発症リスクを高めることになる.

　わが国は20世紀の最後に「飽食の時代」を迎え,今世紀は世界で最初の「超高齢社会」となったため,動脈硬化が多くの人々の血管を蝕むようになった.「ヒトは血管とともに老いる」である.それに伴い,飢餓の時代にはヒトを出血から保護してきた血液凝固系が,逆に心筋梗塞や脳梗塞などの血栓症を多発させて癌と並ぶ主な死亡原因に

押し上げてしまった．このように，21世紀は「血栓症の時代」であり，医療界はこの国民病を制圧することが必要である[1]．

1 「抗凝固」/「向凝固」をスイッチする血管内皮細胞

生体内では，血液は液体として絶えず流動，循環しており，大量のクロットを生じることはない．血液には，迅速に止血栓を形成するための血小板も多くの凝固因子も含まれるが，①それらのほとんどは前駆体/不活性型として産生され，血中を循環している，②「酵素あるところにインヒビターあり」の原則で，凝固を促進する酵素に対して各種の抗凝固タンパク質が共存する，③阻害を免れた活性化凝固因子も血流に押し流されて希釈される．特に，内皮細胞は，抗凝固作用の中心的役割を果たしており（図1），①血管の内側を裏打ちしている一層の内皮細胞が，血管外の凝固促進物質［特に組織因子（tissue factor: TF）やコラーゲン］と血管内の血小板および凝固因子が接触しないように隔離している，②NO（一酸化窒素）やプロスタグランジンI_2（プロスタサイクリン）を放出したり，表面に ectonucleotidase CD39（ADP/ATP分解酵素）を発現して血小板凝集反応も抑制する，③生成したフィブリンを内皮細胞から放出される組織型plasminogenアクチベーター（TPA）が線溶系を発動させて分解・処理する，④さらに，内皮細胞は小さな塞栓を貪食して処理する[2]，などの理由により，クロットは生じ難いし長期間は残存できない．

ところが，細菌のLPSや炎症時のサイトカインなどの刺激，ウィルス感染により内皮細胞は様々な程度に傷害され，TFを発現したり，von Willebrand因子（VWF）のような凝固反応を促進するタンパク質を放出したり，フィブリン分解反応を阻害する方向に働くplasminogenアクチベーターインヒビター-1（PAI-1）を分泌するの

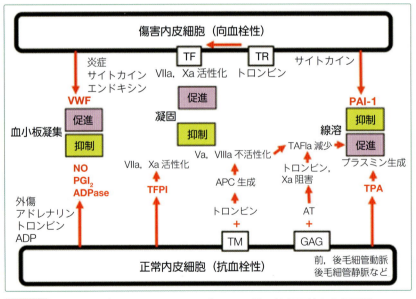

図1 内皮細胞（endothelial cell, EC）の2面性；抗凝固性と向凝固性

内皮細胞は，血小板凝集，凝固，線溶反応を状況によって抑制あるいは促進する．
TF: tissue factor; TR: thrombin receptor; VIIa, Xa: 活性型第VII, X因子; VWF: von Willebrand factor; PAI-1: plasminogen activator inhibitor-1; NO: nitrogen oxide; PGI_2: prostaglandin I_2; TFPI: tissue factor pathway inhibitor; Va, VIIIa: 活性型第V, VIII/8因子; APC:活性型プロテインC; TM: thrombomodulin; AT: antithrombin; GAG; glucosaminoglycan; TAFIa activated thrombin-activatable fibrinolysis inhibitor; TPA: tissue plasminogen activator.

で，逆に向凝固作用を発揮するようになる．すなわち，正常な内皮細胞は抗凝固作用を，傷害された内皮細胞は向凝固作用を持っており，血液の流動性と血管の保全という二面性を保持している（図 1）．

21 世紀は血栓の時代であるので，内皮細胞が正常に機能して抗血栓性を保つよう，若年期からバランスの取れた生活習慣を築くべきであろう．

2 血管外向きの止血反応

外傷に際しては，破断された血管から大量の血液が流出して血管外組織に接触するので，大量の血小板や凝固因子が活性化され，血小板・フィブリン塊を産生し，ゲル化して「クロット（血餅）」となり，傷口を塞いで止血する（止血栓）．この血餅は，多数の赤血球を含むので赤色のゲルである．体表では，これはやがて乾燥して痂皮となり，傷を被覆して形成中の肉芽組織を保護する．したがって，止血栓形成は創傷治癒過程の端緒となる生理的な生体防御反応である．

1）一次止血と二次止血

血管が傷害されると，まず血小板が損傷部位に接着・集合・凝集し，この血小板血栓がその部位を塞いで出血を止める．これを「一次止血」と呼ぶ．血小板血栓は脆く血流によって部分的に解離して，末梢で微小塞栓となる．しかし，血小板血栓形成の初期に血小板は活性化されて凝固系を作動させるので，最終的にフィブリン網が生成して活性化血小板の凝集塊を被い，本来は脆い血小板血栓を強固にする．これが血小板・フィブリン血栓であり，この止血過程を「二次止血」と呼ぶ．

a．血小板血栓形成の過程

血管損傷局所での血小板血栓形成には，以下のような，時と部位において協調的かつ連続した反応が関与している[3]．

① **開始相**（initiation phase）：血小板が露出した内皮下組織のコラーゲンや VWF，フィブロネクチンなどの細胞外マトリックス分子に接着して，活性化された血小板の単層を形成する．adhesive reaction（粘着反応）という．

② **拡大／増幅相**（extension phase）：より多くの血小板が集合し，顆粒から ADP，トロンボキサン，エピネフリン，セロトニンなど主要な血小板作動物質が局所へ放出され（脱顆粒／放出反応），少量のトロンビンを生じてそれぞれの受容体を介したシグナル伝達経路により，糖タンパク質（GP）IIb/IIIa などのインテグリンが活性化されて互いに接着しながら最初の血小板単層上に蓄積する．これを platelet aggregation（凝集反応）と呼ぶ．

③ **安定化／永続相**（stabilization/perpetuation phase）：創傷治癒が起こるまでの間，早過ぎる血小板凝集塊の解離を防止するために，大量に生じたトロンビンがフィブリン網を生成して血小板塊と共に安定化する．

血小板の活性化におけるシグナル伝達過程は，以下の 3 段階に分類される[4]．①血小板作動物質のそれぞれの受容体との相互作用と受容体を介した初期血小板活性化シグナル，②中期の共通シグナル過程，③後期のインテグリンの活性化（いわゆる inside-out signaling）と outside-in signaling である．血小板の活性化も，多数のフィードバック回路と異なる反応経路のクロストークを含む動的な過程である．なお，活性化血小板には，偽足を出してより多く相互に接触し，膜表面に翻転したリン脂質 phosphatidylserine と第 V 因子（FV）結合能を持つものの他に，より多くの phosphatidylserine とより高い FV 結合能を持つ super-activated platelets（あるいは coated platelets）と呼ばれる副次的集団（subpopulation）がある．後者は，コラーゲンが曝露された血管損傷部位に主に，血栓の表面にまばらに局在しており，その血小板膜の GPIIb/IIIa はむしろ不活性化されているが，その生理的役割は現時点では不明である[5]．血小板血栓形成は制御されている反面，凝固活性は亢進しているので，上述したように脆い血小板血栓をより強固な血小板・フィブリン血栓に「仕上げ」している可能性がある．

Phosphatidylserine の翻転に必須なカルシウム

依存性のscramblaseは*TMEM16F*遺伝子の産物Anoctamin 6で，最近出血性疾患であるScott症候群の原因遺伝子であることが判明した[6]．Scott症候群の血小板は，リン酸化やタンパク質分解反応の多彩な異常を伴っている．

なお，血小板は白血球，特に単球に多数接着し（血小板・単球凝集），凝固反応のみならず炎症反応の進展や感染防御反応にも関与している．

b. 凝固系の発動

凝固反応は，セリンプロテアーゼ前駆体と補因子からなる凝固因子が，基質である別のセリンプロテアーゼ前駆体（や補因子）を逐次的に活性化しながら，迅速に進行する（図2）．上流の凝固因子が次々と活性化されて，下流の凝固因子を次々と活性化して行くので，「段々滝（cascade）」に形が似ている．そこで，「カスケード反応」と呼ぶ．凝固反応や補体活性化反応がその典型である．各段階で活性化反応が増幅されるのできわめて効率が高い．なお，凝固因子の機能低下は出血傾向をもたらし，逆に機能亢進は血栓・塞栓症のリスクを高める．

凝固反応は，血管外に存在するTFによって開始される「外因系」凝固反応と，血管内の接触因子によって開始される「内因系」凝固反応に大別されている．

2）外因系凝固反応

血管中膜の平滑筋細胞や外膜の線維芽細胞はTFを発現している．特に後者は血管が破断した時に，

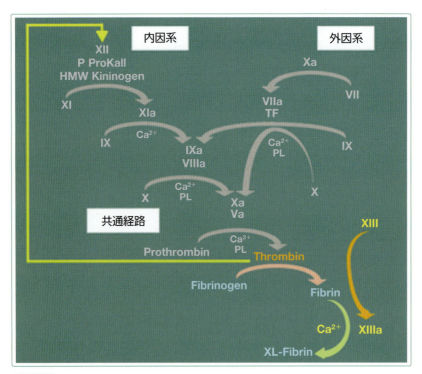

図2 凝固のカスケード反応

凝固因子の多くは，セリン型タンパク質分解酵素の前駆体であり，組織因子やVIII，V因子などの補因子に助けられて下流の酵素前駆体を次々に活性化し，最終的にトロンビンがフィブリノゲンをフィブリンに転換する．トロンビンは同時に第XIII因子を活性化するので，未熟な不安定フィブリンが活性型第XIII因子によって分子間架橋結合されて「安定化フィブリン」となる．これらの凝固因子をコードする遺伝子に欠陥が生じ，その産物が欠損すると凝固反応が障害されるので，傷害時の止血が不全となり，出血症状を呈する．HWM: high molecular weight; PL: phospholipid; XIII: 第XIII因子; XIIIa: 活性型第XIII因子; XL-: crosslinked.

「血管外に向かって」血栓塊を生成させるので，止血に資する（止血栓）．一方，内膜の内皮細胞や単球では通常発現していないが，傷害や刺激によってTFの発現が誘導される．傷害内皮細胞での大量のTFの発現誘導が起こると血管腔内に血栓を生じるので，大量であれば血管腔を閉塞してしまうが，少量であれば血管の破壊を防止しているのであろう．

外傷に際しては，内皮細胞の傷害によって中膜や外膜の血液との接触により，大量のTFと第VII因子（FVII，一部は活性型FVII [FVIIa]）が結合して第X因子（FX）活性化複合体（tenase）を形成し，直接FXを活性化する．次に，活性型FX（FXa）がその補因子である活性型第V因子（FVa）とともに phosphatidylserine とカルシウム存在下で結合してプロトロンビナーゼ複合体（pro-thrombinase）を形成し，プロトロンビン（pro-thrombin: FII）を活性化し，トロンビン（thrombin; activated factor II: FIIa）を生成する．

TFが乏しい状況では，FVIIは，細胞膜の内側から細胞表面に翻転した phosphatidylserine とカルシウム存在下で結合して，後述する内因系の第IX因子（FIX）を活性化してFX活性化複合体（tenase）を形成し，間接的にFXを活性化する．FXaはFVaの存在下で下流のプロトロンビンを活性化して，トロンビンを生成する（図2）．

トロンビンは，フィブリノゲン分子の一部（α鎖とβ鎖のN末端のペプチド）を切断してフィブリン単量体に変換する．フィブリン単量体は互いに高い親和性を持つEドメインとDドメインからなるので，フィブリン単量体同士が約1/2分子ずつズレながら互い違いに結合し，2本鎖のプロトフィブリルを形成する．プロトフィブリル同士が側々結合したり，分岐したりするので，やがてプロトフィブリルは3次元的なフィブリン線維に成長し，巨大なフィブリン網を形成する．このような超巨大分子はもはや水溶性をなくすのでゲル化する．これがフィブリン血栓の本態であり，その形成過程がTFとFVIIの結合から開始される「外因系凝固反応」である．なお，乏血小板血漿（platelet poor plasma: PPP）の入った試験管に外からTFとカルシウムを添加することにより凝固することが，「外因系」の語源である．

近年，TFは細胞表面や血漿中に存在するが，通常は補因子としては不活性な構造（encrypt：暗号化，潜在化）をとっており，protein disulfide isomerase（PDI）の働きによってS-S結合のパターンが変化することにより活性型構造をとり，FVII/FVIIaと結合して働くという「decryption（解読，顕在化）」仮説が提唱されている[7]．また，血漿中のTFは，活性化された単球，内皮細胞，白血球から放出される微小胞（microparticles: MP）に大量に含まれており，放出時の刺激により翻転した phosphatidylserine 上で tenase, pro-thrombinase の形成を促進し，凝固能を亢進させる[8]．なお，血小板から放出されるMPは本来はTFを持たないが，放出後に単球MPとの癒合によってTFがもたらされるという．

トロンビンは典型的なセリンプロテアーゼであるが，活性部位の両側に基質分子が結合する陰イオン結合部位（anion binding site: ABS）I，IIを持っており，それぞれが様々なタンパク質や多糖体と結合してアロステリックな変化をするため，それらの相互作用により活性自体や基質特異性が著しく変化するという「thrombin allostery（協同性）」仮説が提唱されている[9, 10]．トロンビンが多数のタンパク質と結合/相互作用し，多数の酵素前駆体や補因子を活性化することを考えると，その多彩な機能を説明する上で合理的である（トロンビンの多面性）．

3）内因系（接触相）凝固反応

ガラス試験管に入ったPPPは，カルシウムを添加するだけで凝固する．また，ガラス試験管でなくてもエラジン酸やカオリンをカルシウムとともに添加するだけでも凝固するので，この凝固過程を「内因系凝固反応」と呼ぶ（図2）．陰性荷電体表面に，高分子キニノーゲン（HMW-K），血漿プロカリクレイン（P ProKall；ISTH/SSC93に準じた），第XII因子（FXII）が結合して，その相互作用により活性型の血漿カリクレイン（P Kall），活性型FXII（FXIIa）を生成し，FXIIaがその下流

の第XI因子（FXI）を活性化して活性型FXI（FXIa）に変換し，さらにFXIaがその下流のFIXを活性化し，活性型FIX（FIXa）がその補因子である活性型第VIII因子（FVIIIa）の存在下で下流のFXを活性化する．これ以降は，外因系凝固反応と共通である．したがって，これより下流部分の反応過程を，凝固反応の「共通経路」と呼ぶ．また，HMW-K，P ProKall，FXIIが陰性荷電体に結合してFXIを活性化する過程を特に「接触相（contact phase）」，これら4種類の凝固因子を「接触系因子（contact factor）」と呼ぶ．

　内皮細胞の傷害による内皮下組織のコラーゲンの露出，細菌あるいは活性化血小板からのポリリン酸の放出[11]，好中球からのDNAを含むneutrophil extracellular traps（NETs）の放出[12]などによって，FXIIが活性化され，FXIIaがP ProKall/HMW-K複合体，FXI/HMW-K複合体を限定分解して，P Kall，FXIa，ブラジキニン（血圧調節および炎症発現に関与する生理活性ペプチド）を生成する．P KallはFXIIを活性化し，ポジティブフィードバックによって反応が促進される．一方，FXIaはFIXを活性化し，さらにFIXaはFVIIIaとともに活性化血小板表面のphosphatidylserine上でtenaseを形成し，FXaを生成する．これより下流は，外因系凝固反応と共通の経路をたどり，最終的には安定化フィブリン血栓を形成する．

　上記の凝固因子の多くは先天的に欠損すると止血機能が低下するので，生涯にわたって重篤な出血傾向を呈する．特に有名なのは血友病であり，血友病AはFVIII，血友病BはFIXの遺伝子異常に基づくX（染色体）連鎖性劣性遺伝疾患である．他の凝固因子欠乏症のほとんどは常染色体性劣性遺伝疾患である．

　内因系は，生理的には主に炎症反応や線溶反応に関与しているものと思われる．ただし，先天性HMW-K，P ProKall，FXII欠乏症が出血症状も血栓傾向も呈しないため，一時は，内因系は凝固反応に不要なのでFXIの上流は凝固反応から除外しようという意見もあった．しかし，その後陰性荷電の強い長鎖ポリリン酸が内因系を活性化することが判明し，多くの生体内の陰性荷電物質や細菌由来の物質（コラーゲン，ポリリン酸やDNA，細胞外RNAなど）によって接触相が活性化されること[13]，さらに病的血栓形成にも関与しているので血栓症の予防や治療の標的になる可能性が考えられるようになったため，現在では再び注目を浴びている．

4）ビタミンK依存性凝固因子

　プロトロンビン，FVII，FIX，FXなどは，肝臓で生合成され，還元型ビタミンKの存在下でN末端の約10個のグルタミン酸残基がカルボキシル化されて（γ-カルボキシグルタミン酸：Gla），分泌される．これがGlaドメインであり，カルシウムと結合して細胞表面のリン脂質（phospholipid：PL）と結合するので，これらの凝固因子が集合することによって反応が著しく促進される．経口抗凝固薬であるワルファリンは，これらの凝固因子のグルタミン酸残基のGla化を阻害するので，凝固反応の促進が妨げられる．したがって，抗血栓作用を発揮するが，過剰投与により出血という副作用を呈するので，要注意である．

5）ポジティブフィードバック機構

　凝固反応の最終段階で生じたトロンビンが，上流の補因子であるFVIII，FVを活性化して凝固反応を促進することは古くから知られている．それに加えて，トロンビンは内因系のFXIを活性化するので，凝固反応を一過性に終らせることなくその進行を維持して大量のトロンビンを発生させ，十分な量のフィブリンを生じるものと考えられるようになっている．これは，FXI欠乏症の患者が，個々人で程度は大きく異なるものの出血症状を呈することと一致する．

6）第XIII/13因子によるフィブリン安定化反応

　凝固反応の最終段階で生じたフィブリン網は，ある1分子のフィブリン単量体のEドメインと別の2分子のフィブリン単量体のDドメインとの親和性によって無数のフィブリン単量体が集合して多量体となり，三次元のネットワークを形成しているが，親和性のみの結合であるため物

理的な抵抗性は弱く,「不安定フィブリン」と呼ばれる.また,この不安定フィブリンはプラスミンという酵素によって比較的容易に分解される(フィブリン＝線維素溶解反応,線溶反応と略す).

トロンビンは血漿トランスグルタミナーゼの前駆体である第XIII因子（FXIII）を活性化するので,活性型FXIII（FXIIIa）がフィブリン分子同士や,フィブリンとα_2-plasmin inhibitor（α_2-PI）の間に共有結合を形成し,不安定フィブリンを安定化する（安定化フィブリン）.これを架橋結合反応と呼ぶ.なお,α_2-PIは,血漿におけるプラスミンの一義的な阻害因子である.この架橋結合反応の結果,安定化フィブリンは物理的抵抗性を獲得すると同時に,プラスミンによるタンパク質分解に対しても抵抗性を増す.

したがって,架橋結合酵素であるFXIII,その基質であるフィブリ（ノゲ）ン,α_2-PIの内どの因子が欠損しても,安定化フィブリンが形成されないので,出血症に至る.

3 細胞上で進む凝固反応

従来の凝固反応機構は,試験管内での生化学的反応過程であり,各ステップは精製された凝固因子を用いた実験によって解析され,カスケード反応理論が構築された.これに対して,生体内での血液凝固反応は,凝固タンパク質同士のみならず,各種の血球細胞,血管内皮細胞,さらには血管外の細胞の表面の物質,あるいは細胞内部から分泌される物質との相互作用によって,開始,増幅,増大するという「細胞基盤性凝固反応」仮説が90年代に提唱され（図3),現在では定説となっている[14].すなわち,血管内では刺激／活性化された単球／マクロファージや傷害された内皮細胞の表面に発現されたTFが血中のFVII/FVIIaと結合してFXを活性化して少量のトロンビンを生

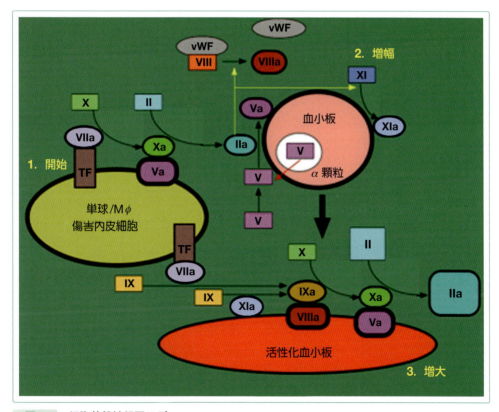

図3　細胞基盤性凝固モデル

生体内での凝固反応は,マクロファージや活性化血小板の細胞膜に結合した多くの凝固因子の相互作用で爆発的に進行する.II,プロトロンビン；IIa,トロンビン.

成する（開始期）．このトロンビンが血小板を活性化して，そのα顆粒からFVを放出させて活性化するとともに，血中のVWFと結合しているFVIIIを活性化してVWFから遊離させる（増幅期）．FVIIIaもFVaも活性化血小板に結合し，補因子としてそれぞれFIXa，FXaによるFX，プロトロンビンの活性化を促進し，大量のトロンビンを産生する（トロンビンバースト）．このトロンビンが大量のフィブリノゲンを切断してフィブリンを形成するのである（増大期）．

このように，細胞上で外因系と内因系の凝固反応が協調的かつ効率的に進行し，傷害部での迅速な止血栓形成が可能となる（図3）．

4 血流，クロット成分と血餅退縮反応

血液は，血漿成分のみならず血球成分（赤血球，白血球，血小板）を含んでいる．サイズが大きく変形能がある赤血球は主に血管の中心部を流れ（軸流），小さく固い血小板は血管壁に近い部分を流れるので（辺縁流），血漿成分の割合は辺縁流で高い．血流がある限り，血管壁には流れに沿った「ずり応力」が掛かり，血漿に含まれる超巨大分子VWF多量体が引き伸ばされて，血小板膜の活性型インテグリンや暴露された内皮下のコラーゲンとの結合部位が露出される．さらに，ずり応力はインテグリンGPIbのN末端を高親和性の「catch bond」型に変える．その結果，血流が早くずり応力が高い動脈側では，血小板を多く含むクロットが形成され（白色血栓），血流が遅くずり応力が低い静脈側では，赤血球を多く含むクロットが形成される（赤色血栓）．ただし，これはあくまで相対的な相違であり，実際には生体内で形成されたクロットは血小板と赤血球の両者を含む「混合血栓」である．なお，血管壁が平坦な場合には，血液は軸流～辺縁流も平行でスムーズに流れるが（層流），動脈硬化巣のような血管内腔への突出部や動脈の分岐部では乱流や渦流が生じて，ずり応力が高くなったり，うっ滞が生じたりして，クロットが形成されやすくなる．

こうして生じたクロットは，血小板のoutside-in signalingの最終効果器であるactomyosin系の収縮が血小板膜「脂質ラフト」の活性型GPIIb/IIIaを介してFXIIIa依存性に架橋結合されたフィブリンに伝達されるので，血小板・フィブリンクロット全体が縮小する（血餅退縮反応）．筆者らは，このメカニズムを「FXIIIa・フィブリン・活性型GPIIb/IIIa・actomyosin軸（仮説）」と呼んでいる[15]．血小板の収縮は活性化直後から開始され，15分後には完了する[16]．一方，フィブリンのプロトフィブリルの側々結合は，初期（約10分）は弱いフィブリン線維束の急速形成をもたらし，その後FXIIIaにより多数のα鎖が架橋結合されるので，緩徐な（時間の単位）堅いフィブリン線維束への凝縮に資する[17]．試験管内では，純粋な血小板血栓は約1/20に体積が減少するが，赤血球を含む全血は約1/3程度の収縮を示す．したがって，前者は動脈系の白色血栓，後者は静脈系の赤色血栓におけるクロットの強剛性とサイズに似ている[18]．血餅退縮反応の生理的意義は，血流の物理的なストレスに対抗して，「スクラムを組んで身を縮めて」クロットを安定化することであろう．

深部静脈血栓症のクロットは赤色血栓であるから脆い上，遊離血栓であるから破断しやすく，肺血栓塞栓症を惹起しやすい．一方，心房細動で左心耳に高率に生じるクロットは白色あるいは混合血栓であり，特にFXIIIAサブユニットを多く発現している血小板を含む血栓は発現の低いものよりは塞栓化しにくいという報告がある[19]．

5 凝固系を制御するメカニズム

凝固制御因子は，凝固因子と同様に細胞表面で機能することで効率的に凝固反応を制御している（図4）．凝固制御因子の欠損や分子異常は抗血栓機能を低下させるため，血栓症・塞栓症のリスクを高める．事実，抗凝固因子の先天性欠乏症は，先天性血栓性素因（thrombophilia）となり，主に深部静脈血栓症や肺血栓塞栓症を繰り返し，女性患者は習慣性流産を合併することが多い．凝固

制御系はプロテインC (protein C: PC) 系とプロテアーゼ阻害因子群に大別される.

1) PCによる凝固制御機構

凝固反応の増大（トロンビンバースト）の結果,過剰に生成したトロンビンは,血管内皮細胞膜上のトロンボモジュリン (thrombomodulin: TM) に捕捉される.捕捉されたトロンビンはフィブリンの形成, FXI, FV, FVIII, FXIII の活性化などの凝固活性を失う.一方,トロンビン／TM複合体は血管内皮PC／活性型PC (activated PC: APC) 受容体 (endothelial PC/APC receptor: EPCR) と結合したPCを限定分解してAPCを生成する（図4）.通常PCとトロンビン／TM複合体との親和性は低いが, PCとEPCR, トロンビンとTMが結合して細胞表面に濃縮されるとPCは効率的に限定分解を受けて活性化される[20].なお, TMは,わが国で組換えTM製剤（リコモジュリン）が世界で最初に開発され,播種性血管内凝固症 (DIC) の治療に著効を発揮している.

APCはその補因子プロテインS (PS) と傷害内皮細胞の phosphatidylserine 上で複合体を形成する（図4）.上述してきたように,この phosphatidylserine には各種の Vitamin K 依存性凝固因子が結合するために凝固反応の拠点となっており, prothrombinase (FXa/FVa 複合体) や tenase (FIXa/FVIIIa 複合体) も形成されているので,ここに APC が作用することによってきわめて効率良くFVaおよびFVIIIaを切断失活させて,凝固反応を遮断することができる.

2) プロテアーゼ阻害因子による凝固制御機構

「酵素あるところにインヒビターあり.」血液中には多数のプロテアーゼ阻害因子が存在し,活性型プロテアーゼの活性を阻害することで過度の凝固反応を阻止する.この阻害因子は分子構造,阻

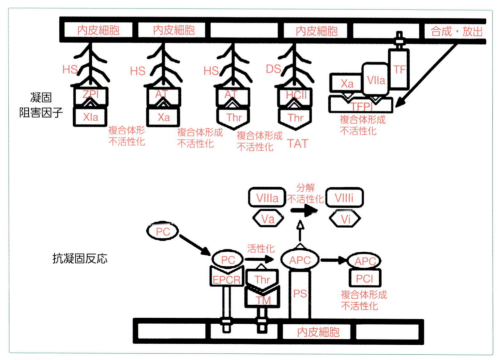

図4　凝固抑制反応

内皮細胞膜の多糖体に結合した凝固阻害因子や,糖タンパク質に結合した抗凝固因子が活性化凝固因子を捕捉したり,補因子を切断したりして不活性化する.
HS: heparan sulfate; DS: dermatan sulfate; ZPI: Protein Z 依存性プロテアーゼインヒビター; XIa: 活性型第 XI 因子; HCII: heparin cofactor II; TAT: thirombin-antithrombin complex; PC: プロテイン C; EPCR: 内皮細胞PC受容体; PS: プロテインS; PCI: プロテインCインヒビター; Vi, VIIIi: 不活性型 V, VIII 因子.

害機構の特徴から2つのタンパク質ファミリーに分類される．すなわちアンチトロンビン（antithrombin: AT），ヘパリンコファクターII（heparin cofactor II: HCII），プロテインZ（PZ）依存性凝固阻害因子（PZ-dependent protease inhibitor: ZPI）などの serine protease inhibitor（SERPIN）ファミリーに属するものと，組織因子経路阻害因子（TF-pathway inhibitor: TFPI）のような Kunitz ファミリーに属するものである．

a. SERPIN ファミリー

AT，HCII はいずれも単独では低反応性状態で存在するが，ヘパリン，ヘパラン硫酸，デルマタン硫酸などのグルコサミノグリカンと結合することで構造変化を起こし，AT はトロンビン，FXa，FVIIa，FIXa，FXIa，FXIIa を，HCII は主にトロンビンの活性を阻害する．AT はヘパラン硫酸に，HCII はデルマタン硫酸に，より高い親和性を示す．血管内皮細胞表面にはヘパラン硫酸，血管平滑筋細胞や線維芽細胞表面にはデルマタン硫酸が存在するため，血管内でのトロンビンの活性阻害はおもに AT が担い，血管外に漏れ出たあるいは血管外で生じたトロンビンの活性阻害は HCII が担うと考えられる[21]．なお，トロンビンを阻害する SERPIN として PC インヒビター（PCI），プロテアーゼネキシンI（PNI）も知られており，これらは多くの細胞で発現されているが，ヒトでそれらの先天的欠乏症は発見されておらず，生体内での役割は不明である[22]．

ZPI は SERPIN の一種で，PZ を補因子として FXa の活性を阻害する．ZPI の FXa 活性阻害はリン脂質上の PZ と複合体を形成することによって数百倍増強される．したがって，活性化血小板膜で働くものと思われる．ZPI 単独ではヘパリンと結合して FXIa を阻害するので，内皮細胞上のヘパラン硫酸に結合して凝固系のフィードバック機構を遮断している可能性がある（図4）．

b. Kunitz ファミリー

TFPI は3つの Kunitz 型阻害領域（Kn1-Kn3）をもっており，Kn2 領域が FXa の触媒部位に結合すると，Kn1 領域が FVIIa の触媒部位に結合して外因系凝固の開始反応を抑制する．PS は TFPI の FXa に対する親和性（解離定数）を10倍増強するので[23]，PS の欠乏症では PC 凝固制御系のみならず TFPI も十分に機能しなくなり，血栓症のリスクが高くなると考えられる．

6 クロットを溶かす線溶反応

外傷や血管炎・動脈硬化巣のような血管病変によって生体内で生成したフィブリンは，plasminogen activator（PA）によって活性化されたプラスミンにより溶解される（線維素溶解反応，略して線溶）（図5）．血管内腔や組織内の血栓が存続すると円滑な血流の回復や創傷治癒過程の妨げとなるので，適度な線溶能は生体にとって重要である．新しい血栓には，TPA と plasminogen が両者のクリングル（K）ドメインを介してフィブリンの lysine 残基に結合し，濃縮されて比較的効率良く溶解されるが，溶解されずに残った古い血栓は線溶に抵抗性で器質化される．たとえば，大血管の Zahn 線条や動脈硬化巣の血栓のように，古い血栓から新しい血栓まで層状になっているのが観察される．

従来，先天性 plasminogen 欠乏症は血栓症の原因と考えられてきたが，実際には血栓症を合併した症例の報告はなく，本疾患は木質性（木の皮のようになった）偽膜性結膜炎，木質性偽膜性歯齦炎をはじめ，全身性の慢性偽膜性粘膜炎であることが明らかになった．女性症例では，木質性偽膜性頸管炎のため不妊となることが多い．木質性偽膜の主成分はフィブリンであり，プラスミン以外の酵素でもエラスターゼやマトリックスメタロプロテアーゼによっても分解されるので，これらの酵素やマクロファージの貪食作用が血中の「代替的」線溶機構を担っていると考えられる．粘膜はこれらの酵素が不十分なので，血液からの plasminogen の供給が欠如すると偽膜中のフィブリンが分解されず残存するのであろう．

一方，plasminogen の分子異常症のあるタイプ（Ala601Thr 多型）は，日本人，韓国人，中国人

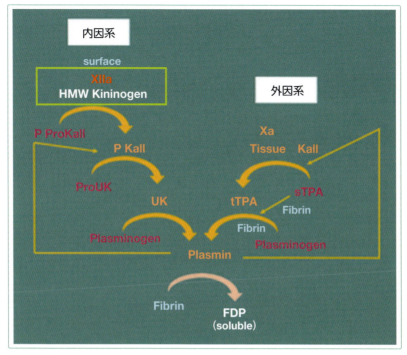

図5　線溶反応

内因系凝固反応で活性化された血漿カリクレイン（P Kall）がurokinase（UK）前駆体proUKを活性化して，UKがplasminogenを活性化する．外因系では組織型plasminogen活性化酵素TPAが，フィブリン存在下で効果的にplasminogenを活性化する．
surface: 陰性荷電表面；P ProKall: 血漿プロカリクレイン；sTPA: 一本鎖TPA；tTPA: 二本鎖TPA；FDP: fibrin/fibrinogen degradation products.

などのモンゴロイドの数％に認められるが，白人には皆無である．現在では，この遺伝的多型の病的意義は否定的である．

なお，最近，plasminogenのX線結晶構造が解明され[24]，活性化の機構や分子異常症や欠乏症の構造機能関連の分子レベルでの理解も可能になっている．

細菌の少なくとも一部は，ストレプトキナーゼやスタフィロキナーゼのようなPA，さらにplasminogen結合タンパク質を持っており，宿主であるヒトの線溶系を利用して，一旦は細菌自身が捕捉されたフィブリン網を分解して全身に播種したり，他の部位へ侵入することが知られている[25]．

1）外因性線溶反応

TPAは，N末端から順にフィブロネクチンタイプ1, EGF, K1, K2, セリンプロテアーゼドメインからなっている．アドレナリンや低酸素などの刺激によって内皮細胞から一本鎖のタンパク質として放出され，K2ドメインを介してフィブリンに結合して，同じくフィブリンに結合したplasminogenをプラスミンへとTPA単独よりも約1,000倍効率良く活性化する．生成したプラスミンは，一本鎖TPAを二本鎖へと変換するが，PA活性自体は数倍しか増加しない．ただし，二本鎖TPAはPAI-1により一本鎖よりも容易に阻害されるので，過剰に線溶が進行することを抑制するシステムの一部となっているものと思われる．

2）内因性線溶反応

わが国では，古くから尿由来のウロキナーゼ（urokinase: UKあるいはurokinase型PA，UPA）が血栓溶解薬として血栓症の治療に用いられてきた．生体内では，各種の細胞で一本鎖のUK前駆体（プロUK）として産生され，血中にも存在する．プロUKはN末端から順にEGF, K, セリンプロ

テアーゼドメインからなっている．接触相のP Kallによって限定分解されて活性化され，二本鎖の高分子UKとして働く．内因系凝固反応が内因系線溶反応を開始することから，炎症反応と凝固・線溶系が協働することを示唆している．また，生成したプラスミンもプロUKを活性化する．トロンビンが先にプロUKを切断するとP Kallやプラスミンによって活性化されなくなるので，生体内では線溶よりも組織でのタンパク質分解反応に関与している可能性が高い．なお，尿中にはN末端部分が切断された低分子UKが大量に排泄されるので，長年医療用に使用されている．

3）細胞性線溶反応

前述したようにTPAやUKは血栓溶解療法に用いられているが，これらのPAやその受容体は生体の多くの細胞によって産生されているので，近年，血栓溶解以外の機能が追究されるようになった．たとえば，神経系ではプラスミン非依存性に記憶，学習，行動などの生理的機能やてんかん／痙攣，認知症，多発性硬化症など疾患にも関与しているという．また，各種の細胞はαエノレースやアネキシンなどのplasminogen受容体を持っていることが知られているが，最近，新規のplasminogen受容体が同定され，Plg-R$_{KT}$と名付けられた[26]．この受容体は，ほとんどの正常細胞と多くの腫瘍細胞で発現しているが，特に単球から分化したマクロファージの膜表面にも多く存在し，炎症反応における組織への細胞補充／遊走に関与しているという．Plg-R$_{KT}$のC末Lys残基にplasminogenのみならずTPAが結合するし，UK受容体とも共局在するので，実際にプラスミンを生成しうることが示されている．

4）抗線溶因子

線溶反応は，①plasminogenの活性化段階，②プラスミンの作用段階，③plasminogen（とTPA）のフィブリン結合促進段階，の3点で制御されている．

前述したPAI-1は，肝細胞，内皮細胞，血小板，脂肪細胞から放出され，TPAのみならずUKを阻害する．メタボリックシンドロームの症例では血中濃度が増加しており，血栓症の発症に関与しているとして注目されている．一方，その先天性欠乏症は，線溶阻害活性の低下により，出血症状を繰り返す．

生体内の一義的かつ即時的プラスミン阻害因子は，α_2-PIであり，前述したFXIIIaによってフィブリンα鎖に架橋結合され，フィブリンクロットをプラスミン分解から保護する．ただし，フィブリンや細胞表面のプラスミ（ノゲ）ン受容体に結合したプラスミンに対しては反応性が低い．先天性α_2-PI欠乏症も，線溶阻害活性の低下により，重度の出血症状を呈する．なお，FXIII，α_2-PI，PAI-1欠乏症の出血症状は，一旦止血されてから半日〜2日後の後出血（delayed bleeding）であることが共通であり，止血栓を過度に早期に溶解する線溶亢進状態がその原因である．

トロンビン活性化線溶インヒビター（Thrombin-activatable fibrinolysis inhibitor: TAFI，またはカルボキシペプチダーゼB, U, R）は，トロンビン，プラスミン，エラスターゼなどの酵素によって活性化されるカルボキシルペプチダーゼであり，プラスミンで分解されつつあるフィブリン分子のC末端Lysine残基を切除する．その結果，フィブリンがプラスミン／plasminogenのKドメインの結合部位を失い，分解されにくくなる．なお，トロンビンがTMと結合するとTAFIの活性化は1,000倍以上増強される．

7　血管内向きの血栓形成：凝固系の異常と血栓症

内皮細胞がLPSや炎症性サイトカインで高度に傷害，刺激されたり，血流の強い力が加わることによって血管内面から剥離すると，内皮下組織のコラーゲン線維や線維芽細胞表面のTFが血流内の血小板や凝固因子（特にFVII）と直接接触し，結合するようになる．動脈硬化巣が破綻して，内皮下組織と血流が接触する場合も同様であり，血管の内腔へ向かって血小板・フィブリン塊が形成される．この血栓が成長すると血流を阻害するの

みならず，傷害部位の血管内を閉塞したり，下流に流されてその血管を閉塞する（塞栓）．その結果，高度な虚血に陥った組織は壊死するので（梗塞），これは「病的血栓」である．

凝固系は後天的な要因によって変動し，凝固因子（特にFVII，FVIII）の血中濃度の増加，血管内皮細胞の傷害によるTMの減少，あるいはTF発現の増加などがみられる．たとえば，腫瘍，特に膵癌や胃癌，肺癌の症例では静脈血栓症のリスクが高いが，腫瘍細胞でのTF発現が増加しており，その細胞から放出されるMP（腫瘍細胞由来MP）が血栓形成に関与しているという[27]．また，癌の化学療法における血栓症リスクの増加は，崩壊した腫瘍細胞からのTFや核酸の放出やphosphatidylserine翻転の増加によることが示唆されている．

感染症においては，細菌自身が内因系凝固活性の強いポリリン酸を放出する．また，前述したNETsが体内に侵入した細菌を捕捉して拡散を防ぎつつ攻撃するのみならず，好中球から放出されたDNAやエラスターゼが，それぞれFXIIを活性化したり，TFPIを分解／不活性化したりするので，内因系，外因系凝固反応が促進され，血栓形成が亢進する[13]．さらに，好中球から放出されるエラスターゼやカテプシンGは内皮細胞表面のTMを切断して遊離させるので，少なくとも局所では抗血栓性が低下＝凝固能が亢進することになる．エボラ出血熱，デング熱，単純ヘルペスなどのウィルスは，内皮細胞に感染したり，サイトカイン産生を刺激してTF発現を誘導したり，宿主細胞から獲得したTFやphosphatidylserineをエンベロープに表出したりして，凝固反応を促進する[28]．

このようにして，悪性腫瘍，敗血症，ウィルス感染症は，「凝固・線溶系の嵐」と呼ばれるDICを惹起する．

一般に向炎症，抗線溶作用は血栓・塞栓症のリスクを高めることが知られているが，多くの凝固因子，凝固制御因子が炎症応答や線溶反応の制御にも関わっていることが明らかになっている．たとえば，FXII，P Pro-Kall，HMW-K，FXIからなる接触相の反応は向炎症，向線溶に働くが[29]，FXIa自身は多形核白血球と結合して抗炎症機能を発揮する[30]．また，ポジティブフィードバック機構を介してトロンビン産生を増加することによってTAFIを活性化して線溶反応を抑制する[31]．一方，PCは炎症応答を抑制して細胞を保護し[32]，TAFIやPAI-1を抑制することで向線溶に働く．血栓症の病態を理解し，治療，予防するためには，凝固系，線溶系，免疫／炎症系を含めた総合的な視点が必要である．もちろん，Virchowの血栓の3原則，血管，血液，血流の何れも重要であることは言うまでもない．

おわりに

生体は，生理的には止血のための凝固反応を重層的に装備し，過剰量の凝固因子を血中に蓄え，血小板や単球を巡回させて血管の破綻を監視しており，「一旦緩急あれば＝血管が破れれば」即時的に出血を停止させる．ところが，80年代からわが国も飽食の時代に入り，倹約遺伝子thrifty geneは逆に動脈硬化を促進するようになり，交通機関の発達に伴い自力での移動が激減したため，血流も停滞し易くなり，病的血栓形成の原因となることが多くなった．その結果，超高齢社会である21世紀のわが国は，心筋梗塞，脳梗塞，肺血栓塞栓症などの血栓症が死因の約1/3を占めるようになっている．欧米では，血栓症の死因に占める割合は約1/2であり，わが国もさらに高くなる可能性がある．

死因の約1/3を占めるガンの制圧には，「ガン治療の均てん化」をスローガンに前世紀から巨額の国費が投入されているが，「血栓症の制圧」に投入される国費は微々たるものである．ここで，国民は自らの生命と健康，生活を守るために発想の転換をして，国民病としての血栓症に挑戦するべきであろう．

参考文献

1) 一瀬白帝. 緒言: 21世紀の国民病 血栓症の制圧に向けて. 一瀬 白帝編, 図説 血栓・止血・血管学 −血栓症制

圧のために−. 東京: 中外医学社, 2005; 前付け.
2) Grutzendler J. Angiophagy: mechanism of microvascular recanalization independent of the fibrinolytic system. Stroke 2013; 44(6 Suppl 1): S84-S86.
3) Rivera J, Lozano ML, Navarro-Núñez L, et al. Platelet receptors and signaling in the dynamics of thrombus formation. Haematologica 2009; 94: 700-711.
4) Li Z, Delaney MK, O'Brien KA, et al. Signaling during platelet adhesion and activation. Arterioscler Thromb Vasc Biol 2010; 30: 2341-2349.
5) Mazepa M, Hoffman M, Monroe D. Superactivated platelets: thrombus regulators, thrombin generators, and potential clinical targets. Arterioscler Thromb Vasc Biol 2013; 33: 1747-1752.
6) Suzuki J, Umeda M, Sims PJ, et al. Calcium-dependent phospholipid scrambling by TMEM16F. Nature 2010; 468: 834-838.
7) Chen VM, Hogg PJ. Encryption and decryption of tissue factor. J Thromb Haemost 2013; 11 (Suppl 1): 277-284.
8) Lacroix R, Dubois C, Leroyer AS, et al. Revisited role of microparticles in arterial and venous thrombosis. J Thromb Haemost 2013; 11(Suppl 1): 24-35.
9) Lechtenberg BC, Freund SM, Huntington JA. An ensemble view of thrombin allostery. Biol Chem 2012; 393: 889-898.
10) Krishnaswamy S. The transition of prothrombin to thrombin. J Thromb Haemost 2013; 11(Suppl 1): 265-276.
11) Morrissey JH, Choi SH, Smith S. Polyphosphate: an ancient molecule that links platelets, coagulation, and inflammation. Blood 2012; 119: 5972-5979.
12) Schulz C, Engelmann B, Massberg S. Crossroads of coagulation and innate immunity: the case of deep vein thrombosis. J Thromb Haemost 2013; 11(Suppl 1): 233-241.
13) Maas C, Renné T. Regulatory mechanisms of the plasma contact system. Thromb Res 2012; 129(Suppl 2): S73-S76.
14) Hoffman M, Dargaud Y. Mechanisms and monitoring of bypassing agent therapy. J Thromb Haemost 2012; 10: 1478-1485.
15) Kasahara K, Kaneda M, Miki T, et al. Clot retraction is mediated by factor XIII-dependent fibrin-αIIbβ3-myosin axis in platelet sphingomyelin-rich membrane rafts. Blood 2013; 122: 3340-3348.
16) Lam WA, Chaudhuri O, Crow A, et al. Mechanics and contraction dynamics of single platelets and implications for clot stiffening. Nat Mater 2011; 10: 61-66.
17) Kurniawan NA, Grimbergen J, Koopman J, et al. Factor XIII stiffens fibrin clots by causing fiber compaction. J Thromb Haemost 2014; 12: 1687-1696.
18) Aleman MM, Byrnes JR, Wang JG, et al. Factor XIII activity mediates red blood cell retention in venous thrombi. J Clin Invest 2014; 124: 3590-3600.
19) Gosk-Bierska I, McBane RD, Wu Y, et al. Platelet factor XIII gene expression and embolic propensity in atrial fibrillation. Thromb Haemost 2011; 106: 75-82.
20) Fukudome K, Ye X, Tsuneyoshi N, et al. Activation mechanism of anticoagulant protein C in large blood vessels involving the endothelial cell protein C receptor. J Exp Med 1998; 187: 1029-1035.
21) Tollefsen DM. Heparin cofactor II modulates the response to vascular injury. Arterioscler Thromb Vasc Biol 2007; 27: 454-460.
22) Huntington JA. Thrombin inhibition by the serpins. J Thromb Haemost 2013; 11(Suppl 1): 254-264.
23) Hackeng TM, Seré KM, Tans G, et al. Protein S stimulates inhibition of the tissue factor pathway by tissue factor pathway inhibitor. Proc Natl Acad Sci USA 2006; 103: 3106-3111.
24) Law RH, Caradoc-Davies T, Cowieson N, et al. The X-ray crystal structure of full-length human plasminogen. Cell Rep 2012; 1: 185-190.
25) Bhattacharya S, Ploplis VA, Castellino FJ. Bacterial plasminogen receptors utilize host plasminogen system for effective invasion and dissemination. J Biomed Biotechnol 2012; 2012: 482096.
26) Miles LA, Lighvani S, Baik N, et al. New insights into the role of Plg-RKT in macrophage recruitment. Int Rev Cell Mol Biol 2014; 309: 259-302.
27) Geddings JE, Mackman N. Tumor-derived tissue factor-positive microparticles and venous thrombosis in cancer patients. Blood 2013; 122: 1873-1880.
28) Antoniak S, Mackman N. Multiple roles of the coagulation protease cascade during virus infection. Blood 2014; 123: 2605-2613.
29) Woodruff RS, Sullenger B, Becker RC. The many faces of the contact pathway and their role in thrombosis. J Thromb Thrombolysis 2011; 32: 9-20.
30) Itakura A, Verbout NG, Phillips KG, et al. Activated factor XI inhibits chemotaxis of polymorphonuclear leukocytes. J Leukoc Biol 2011; 90: 923-927.
31) Von dem Borne PA, Bajzar L, Meijers JC, et al. Thrombin-mediated activation of factor XI results in a thrombin-activatable fibrinolysis inhibitor-dependent inhibition of fibrinolysis. J Clin Invest 1997; 99: 2323-2327.
32) Bouwens EA, Stavenuiter F, Mosnier LO. Mechanisms of anticoagulant and cytoprotective actions of the protein C pathway. J Thromb Haemost 2013; 11(Suppl 1): 242-253.

血栓の意味論

―― 生体防御的血栓と生体損傷的血栓 ――

はじめに

「血栓」という単語は，現代では脳血栓とか静脈血栓とか，どちらかというと「病的」な響きが強い．しかし血管損傷の際の止血反応，すなわち止血血栓は，出血（失血）を防ぎ，病原体や体外異物の侵入を防ぐという生体防御的反応である．また生体内で組織が破壊されて発生したDAMPs（Damage Associated Molecular Patterns）や病原体（細菌，ウイルスなど）そのものあるいは病原体由来の分子群PAMPs（Pattern Associated Molecular Patterns）が体内に侵入してきた場合にも凝固反応が活性化されて，血管内で血栓が発生して，DAMPsや病原体／PAMPsの拡散を防止するという意味も血栓にはあり，これも生体防御的な意義をもつ（図1）．本章では血栓のもつ意味を広く生体への影響という面から論じる．

1　血栓の二面性：生体防御的血栓と生体損傷的血栓

ヒトをはじめとする哺乳類，魚類，鳥類などの循環系は「閉鎖循環系」である（図2-A ③）．閉鎖循環系においては，血液が円滑に循環すること，そして万一血管が破損した場合には瞬時に破損部位からの出血を防ぐと同時に，体外からの異物や病原体の侵入を防止する必要がある．そのために破損部位のみで，かつ迅速に，止血と病原体の侵入を阻止するための血栓，すなわち止血血栓が生成される．すなわち血管内の血液には，非凝固性と瞬時の凝固性という相反する性質が要求されていることになる（図2-B）．しかし逆の面からみると，動脈硬化や血管炎などの病態が血管に発生すると，血管損傷の場合と同じく，凝固系が誤作動

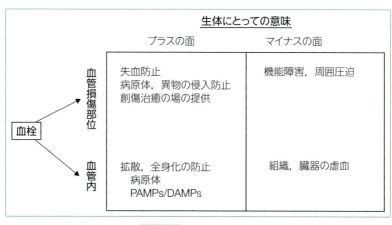

図1　血栓の意味論

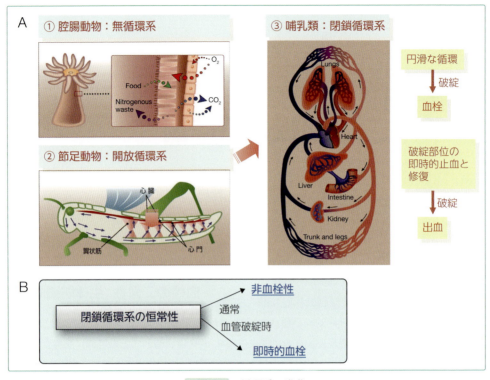

図2　循環系の進化
無循環系，開放循環系を経て閉鎖循環系へ

し，血栓が血管内部に発生し，臓器の虚血を招く．これが生体に有害な心筋梗塞や脳梗塞などの基本的発生病理である．

このような血栓のもつ二面性をあと少しく解説する．

1）生理的血管内での血液の流動性と非血栓性

血液には円滑な流動性を保持し，円滑に循環する性質が要求される．この血液の流動性と非血栓性は，血管の最内側を覆っている血管内皮細胞が担っている．すなわち血管内皮細胞は血小板，凝固カスケードの活性化を抑制し，万一血栓が生成されてもそれを瞬時に溶解する線溶系が備わっている（図3）．この内皮細胞の抗血栓活性に関しては別項に解説するが，いずれにしろ，正常な血管内皮細胞は抗血栓活性を発現して，閉鎖循環系内部の円滑な流動性に大きな役割を果たしている．

しかし逆の面からみると，この抗血栓性のシールドの欠損した部位，すなわち怪我の部位だけで，止血系が作動する仕組みとなっているといいうる．

血管内皮細胞剝離部位では内皮下組織に発現している組織因子（tissue factor）が凝固外因系を活性化し，コラーゲンが血小板を活性化して，血小板凝集が起こる．かくして血管損傷部位のみで，迅速な止血が起こるのである（図4）．そしてこの止血血栓は，同時に病原体や異物の体内への侵入も防いで，生体防御網を形成することになる．

2）病的血栓

動脈硬化や血管炎では，この内皮細胞の抗血栓性が劣化し，逆に組織因子やDAMPs，炎症性サイトカインが発現しているが，これによって凝固系が誤作動する．また動脈硬化で，内腔が狭くなっていると，ここで血小板が高いずり応力の刺激を受け，これにより血小板が活性化される（Shear Induced Platelet Activation）．かくして血管内で血栓が発生する．

癌の場合にも，病的血栓が発生することがある．この場合，癌の発見前に血栓を発症することがあり，これはトルーソー（Trousseau）症候群といわ

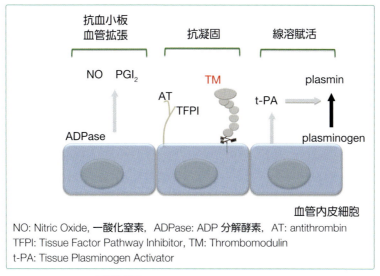

図3　血管内皮細胞の抗血栓活性

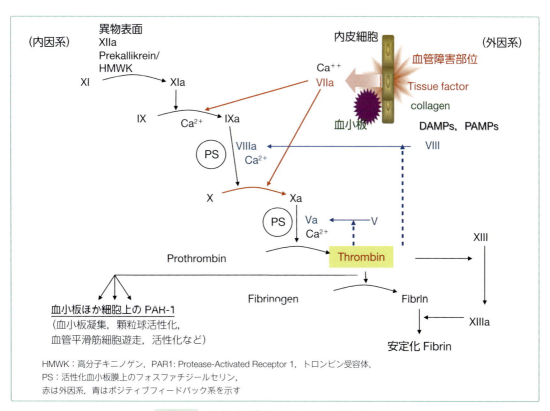

図4　血管破綻部位のみで止血反応が起こる

れる．本症候群発症のメカニズムとしては，癌細胞に発現した組織因子や凝固促進物質（cancer procoagulant），あるいは宿主細胞からのTNFαなどによる凝固系活性化などが考えられている．これは癌の発見前に血栓症が発症し，それが契機で癌の発見に至ることもあり，結果としては，宿主に対して有利に働いた血栓という捉え方もできる．

3）病原微生物の拡散を防ぐ血栓

閉鎖循環系内部に病原体が侵入すると，全身に拡散し，菌血症，敗血症，ウイルス血症などをきたす．これらの場合には病原体により血管内血栓が発生して，結果として病原体の拡散が防止される．これには以下のような機序が働く．①直接凝固系や血小板が活性化されて，血管内血栓が発生する．あるいは，②内皮細胞の活性化・損傷で，内皮細胞の抗血栓性が損なわれて向血栓性となり，血栓が発生する．③病原体によりマクロファージ，単球などの免疫細胞，あるいは内皮細胞から炎症性サイトカイン（IL-1β, IL-6, TNFα など）が産生されて，これがパラクライン，オートクラインで単球，マクロファージ，内皮細胞などに作用し，組織因子や tissue plasminogen activator inhibitor-1 の発現を介して，血栓形成に至る，などの機序である．

2 血栓の意味論

人類生存の歴史は，怪我，感染，飢餓，乏塩などの劣悪な環境との闘いの過程であった．このうち怪我に対しては，瞬間的な止血システムを立ち上げて生存の方策としてきた．すなわち，止血系は爆発的に進行するカスケード型反応であり，これにより瞬時の止血が可能となってきている．感染症，飢餓応答系，乏塩などに対してもカスケード型反応で克服してきている．しかし，怪我，感染症，飢餓，乏塩など生存に危機となる劣悪な環境を克服してきた現代人にとっては，これらのカスケード型反応は重装備過ぎて，現代人は，血栓症，アトピー・アレルギー・自己免疫病，糖尿病，高血圧に病んでいる．自慢の生体システムと生活環境のミスマッチである．

さらに皮肉なことにアトピー・アレルギー・自己免疫病，糖尿病，高血圧などは，動脈硬化，血管炎をきたす病態でもあり，病的な血栓の原因ともなっている．言い換えると，生体が長い歴史の末に勝ち取ってきた生体システムとのトレードオフとしての血栓症であり，それに対する対応は，単に治療医学に留まらず，広く社会的課題となってきている．

凝固線溶系因子の名称と国際疾病分類

1 名称に関する筆者のスタンス

　筆者は，国際血栓止血学会（ISTH）の科学及び標準化委員会（SSC）の凝固第XIII因子（Factor XIII）小委員会の元委員長（2000〜2002）で，第XIII因子関連用語の改訂を主導し，ISTHの公式用語としてその学会誌 Journal of Thrombosis and Hemostasis（JTH）に発表した[1]．国内では，最初で最後の日本血栓止血学会広報委員長（1999〜2006）として，学会HPの初代用語集を作成した．また，日本血栓止血学会の用語担当理事として日本医学会医学用語委員を務めて，後述する日本医学会用語集の改訂に協力している．

　現在は，世界保健機関（WHO）の国際疾病分類第10版（以後，International Classification of Diseases 10th Revision；ICD-10と略す．2015年版が最新；http://apps.who.int/classifications/icd10/browse/2015/en）の第11版（ICD-11）への改訂に，内科学諮問グループ（Topic Advisory Group：TAG）中のHematologyワーキンググループ（WG）のメンバーにWHOから任命され，血栓止血領域の責任者として関わっている．

　本書の前身である「図説・血栓止血血管学[2]」や「図説・分子病態学」を編む時にも，名称問題には大いに悩ませられた．そこで，本書を編集するにあたり，基本的な考え方を明らかにして，少なくとも1冊の成書の中での用語が混乱しないよう努めたい．

2 正式名称と仮称，通称：基本的合意

　モノゴトの名前には，各種／各段階がある．正式名称，仮称，通称，略称などである．Appleコンピュータの辞書によれば，仮称とは「a tentative name；正式な呼び名がない場合に，仮に名づけておくこと．また，その仮の名」，通称とは「a popular name；正式ではないが世間一般で呼ばれている名称．とおり名」，略称とは「an abbreviated designation；正式な名称を省略して呼ぶこと．また，その呼び名」などであり，これらについてはほとんどの読者が大凡諒承されるであろう．

　ところが，正式名称についてはかなり難しい．「正式な｜〔改まった〕formal；〔公式な〕official；〔法にかなった〕legal〔名・形動〕定められた正しい方式や，簡略化しない本来の形式に従っていること．また，そのさま」プラス「a name；**呼び名．名前．呼称．事物や人に付けた呼び名**」である．複合語なのでややこしい．**正当な権限**を持った組織／団体が**公式に決めた**呼称というのが，最も実状に合っているであろう．

　ここでは，筆者が専門領域としている凝固線溶因子の「Nomenclature；1（特定の学問芸術で用いられる）用語体系，用語法；（分類学的な）命名法．2《集合的》（体系的組織的な）用語，専門語，術語，学名．3名称，呼称．4一覧表，目録．」あるいは，「terminology；1《集合的》術語，専門用語　2術語学．に記載されたもの」に限定して記述する．基本的には，後述する**公的な学術**

団体／保健組織の用語集，述語集に記載されている言葉を，正式名称として**尊重して頂きたい**．以下，これを基本姿勢として，論を進めさせて頂く．

3 国際的な正式名称と国内の正式名称の関係：変遷と尊重

タンパク質名については，混乱の極みであった凝固因子の名称が**欧米の研究者が中心**となって（委員23名中日本人は1名のみ）1955〜1963年に整理，統一され（factor I〜IX の名称は 1958年のローマでの委員会で承認されている），その30年後に ISTH/SSC が中心になって凝固線溶血小板関係のタンパク質の名称を改訂し，「推奨」している（ISTH/SSC93）[3]．そして，今も ISTH/SSC の各委員会でそれぞれが関連するタンパク質やそのドメイン，機能構造部位の名称の整理，統一が検討されている．用語は，明快で，誤解の余地がなく，理解しやすく，情報に富んだコミュニケーションを促すものであることが肝要である[3]．

しかし，ISTH/SSC には**疾患に命名する公的権限**はない．現在，世界中で唯一正式名称として認められ，もっぱら利用されているのは，上述したWHO がまとめる国際的標準疾患名のリスト ICDである（後述する）．

一方，**国内**の用語集は，古来国際的な名称を輸入して和訳されたものが基本で，日本内科学会の内科学用語集（内科学会と略）[4]，**日本医学会医学用語辞典**（医学会と略）[5]，文部科学省学術用語集医学編（文科省と略）[6] の 3 つが主流であろう．いずれも，権威ある学術団体／保健機構が正式に委員会を設置して作成／標準化した用語集であり，膨大な数に上る名称を点検し整理するために**改訂を繰り返している**ので，これらを尊重しなければ作成／改訂に携わった人達の努力は報われない．一方，日々新しい物質，疾患概念が誕生しているので，当然，**用語も絶えず変化して行くものである**．古い用語にしがみつかず**新しい知見や概念を導入する**べきであり，不断の努力を放棄すれば昔日のような混乱を招来することは明白である．

4 誰のための疾患名か？

用語集の対象が，専門医か，非専門医か，一般国民かで，命名の目的が異なるのは自明であろう．日本血栓止血学会が「DIC」などをホームページの現行用語集に使用するのは，非専門医やコメディカル，一般国民にも公開するのが目的であれば配慮不足といわざるを得ない（専門家同士の「専門語」を除く）．事実，国立国語研究所「病院の言葉」委員会のデータでは，「DIC」の認知率はわずか 4.3% である（http://www.ninjal.ac.jp/byoin/teian/pdf/index.html）．それに対して「血栓」のそれは何と 94.6%（理解率は 90.8%）に上る．筆者らが学会用語集を創設した時に，理事会で何度も議論し，最終的には「血栓という名称を周知するよう努力する」という決定を下して学会員に周知し，「血栓症」をテーマにした全国版および地方版の市民公開講座を毎年開催し続けたことも，要因の一つと自負している．

閑話休題．

一般社会の人々を対象とした基本的な用語；医療安全と説明責任；医学専門家を対象とした内科学会や医学会とは異なり，文科省のスタンスは，より広い領域を含み，「医学専門家のためのものではなく」一般社会の人々を対象とした基本的な用語を収載することである[6]．事実，第 8, 9, 5 因子欠乏症のように凝固因子に**アラビア数字**を用いている（表1）．第 13, 8, 9 因子などアラビア数字は，以前から血液製剤，生体糊製剤，検査キット，検査項目などの名称として，医師，患者，薬剤師，検査技師，製薬会社，検査試薬会社，検査受託会社などによって広く一般社会で用いられている．前述した ISTH/SSC の名称についての論文には[3]，「凝固因子の推奨名は communication が目的であり，**臨床家や検査技師の用語を標準化する意図はない**」と明記されており，わが国における凝固因子のアラビア数字使用と矛盾はない．

逆に，ローマ数字の VIII と XIII, XII は，論文の著者達のみならず[7-13]，医学生，臨床医，血液学者，出版社，検査試薬会社，さらに厚労省でさえ

表1 国内外の代表的な用語集における疾患名と凝固因子（タンパク質）名

組織／用語集名	因子名	疾患名
ISTH/SSC93/FXIII 2003	Factor XIII	関与しない
WHO ICD-10	関与しない	Hereditary deficiency of FXIII [fibrin-stabilizing]
日本内科学会／内科学用語集	第 XIII 因子（フィブリン安定化因子）	無し
日本医学会／医学用語辞典	第 XIII 因子	第 XIII 因子欠乏症
文部科学省／学術用語集医学編	無し	無し
ISTH/SSC93	Factor V, VIII, IX, XI	関与しない
WHO ICD-10	関与しない	Hereditary factor V, VIII, IX, XI Deficiency, vWD Hemophilia (—*, -A, -B, -C, angio-/vascular-)
日本内科学会／内科学用語集	第 V, VIII, IX, XI 因子	第 V, VIII, IX, XI 因子欠乏症，血友病（パラ -, -A, -B, -C, 偽 -)
日本医学会／医学用語辞典	第 V, VIII, IX, XI 因子	第 V, VIII, IX 因子欠乏症，血友病（パラ -, -A, -B, -C, 偽 -, 血管 -)
文部科学省／学術用語集医学編	第 5, 8, 9 因子	第 5, 8, 9 因子欠乏症，血友病（パラ -, -A)，クリスマス病
ISTH/SSC93	Plasmin Inhibitor	関与しない
WHO ICD-10	関与しない	無し
日本内科学会／内科学用語集	Antiplasmin	無し
日本医学会／医学用語辞典	Antiplasmin	無し
文部科学省／学術用語集医学編	無し	無し

＊：para hemophilia はない

しばしば間違うので，筆者は，少なくとも正確な検査や治療が要求される臨床現場では，**医療安全**のため，「第 XIII（13）因子」，「出血性後天性第 XIII（13）因子欠乏症」，「後天性血友病 XIII（13）」を用いるように提唱している（XIII/13 も同意で可）．これは，ひとえに患者と医療従事者のためであり，欧米人を中心とした国際学会の正式名称に過剰に拘って医療過誤を惹き起こし，患者の生命を危険に曝してはならないと考える．

なお，医学専門家を対象とした日本医学会にも「標準を**強制**するものではない」と明記されている．また，その医学用語管理委員会は，2011年4月に，公開シンポジウム「市民と共に医学用語を考える」の開催を企画した（ただし，3.11 東日本大震災の影響で中止）．科学者が真のスポンサーである納税者／国民への「説明責任」を果た

すことが現代の潮流である．

そこで，執筆要項に明記したように，本書は「若手研究者，臨床医，関連の方々」のために作成するので，**問違いにくい正式用語**を使用することとする．

5 ICD（国際疾病分類）とは

WHO ICD は，「疫学，保険管理，臨床医学のための標準的な診断の道具／手段であり，ある住民グループの総合的な健康状態の分析に使用される．疾病や他の健康問題の発生，流行を監視し，国々や住民の総合的健康状態の全体像を提供する．ICD は，医師，看護師，他の医療提供者，研究者，健康情報管理者と入力者，健康情報技術者，政策立案者，保険組合／会社，患者組織によって，死

亡証明書と健康／診療録を含む各種の健康と生活記録に記載された疾患と他の健康問題を分類するために使用される．これらの記録は，臨床的，疫学的，データの品質維持などの目的で，診断的情報の保存と検索を可能にすることに加え，WHOメンバーである国々による国全体の死亡率や罹患率の統計をまとめる基盤も提供する．最後に，ICDは各国が，医療費の償還，医療資源の配分を意思決定するのにも用いられる」（http://www.who.int/classifications/icd/en/ より）

なお，ICDは，長期的な疾病動向の変化に応じて改訂（revision）されたり，数年おきの大更新（major updata）やほぼ毎年の小更新（minor updata）が加えられている．最新のICD-10は，その第10版として1990年5月の第43回世界保健総会において承認され，1994年から世界中のメンバー国で使用開始されたものである．43の言語に翻訳されており，117か国で死亡のデータや健康状態の基本指標の報告に使用されている．わが国の「疾病及び関連保健問題の国際統計分類」もその一つで，厚労省の社会保険審議会統計分科会の「疾病，傷害及び死因分類部会」が担当している．（http://www.mhlw.go.jp/toukei/sippei/ より）ICD-10 2003年版に準拠しているので，8章で述べるように最新の2015年版とは少し相違がある．

6 ICD-11への大改訂の進捗状況

ICD-10は20年以上使用されているので，現在，所定の改訂手順（疾患概念が正しいか，削除，分割，統合，移動するべきか，一次医療，診療，研究に使用するかなどの再点検）によって大改訂中であり，最終目標が「使い勝手が良く科学的にも信頼性の高い分類としてのICD-11」は2017年が公表期限である．ただし，ICD-10への改訂には約15年かかっており，今回も2年以上作業が遅延している．

36か国からの136名以上の科学者とWHOの全地域が貢献しており，血液疾患名の改訂は，日本血液学会，ヨーロッパ血液学会，米国血液学会が共同で委嘱され，日本血液学会（代表；慶応大学岡本真一郎教授）は「骨髄増殖性疾患／骨髄機能不全」と「凝固と血小板」を担当している．著者は，WHOから任命されて後者の責任者として名古屋大学の松下正教授と大阪大学の冨山佳昭准教授のご協力の下，2回にわたり新分類案を提出した．2009年12月提出の第1回分類案はロジカルかつ大規模な変更を含むものであったため，ICD-10との円滑な移行を考慮して再検討するようにという要請があり，2011年11月には使用されなくなった旧名称を削除して新名称を追加するという，よりマイルドな中規模改訂の第2回分類案を提出したのである．ところが，翌月Rare Disease TAGが別途WHOに止血血栓領域の分類草案を提出して回覧されていたことが判明し，混乱状態に陥って現在も調整中である．

最新情報では，「Hematology WG案はRare disease TAG案と並行して記載されており，最終的にはいずれかを選択することになる．2015年の2月に決まる予定で，現時点ではHematology WGの提案を土台に，そこに欠けているRare Disease TAGの項目を取り込むことで話がまとまりつつある」とのことである．

改訂案を作成するにあたり，筆者が約20名の止血血栓領域の関係者に問い合わせたところ，患者を直接診療する臨床研究者達はICDに関心があり，中規模改訂を望んでいることが明確になった．ICDは医療統計のみならず保険診療報酬の項目でもあるので，指導的立場の方々にも注目して頂きたいものである．

7 正式名称がある場合

凝固線溶タンパク質名は，前述したように1955〜1963年の命名を元に1993年にISTH/SSCが改訂したローマ数字の「factor V〜XIII」とfibrinogen, prothrombinなどがある．ただし，以下のように問題が山積している．

複数の正式名称の存在：WHO ICD-10には，「hereditary deficiency of clotting factors VIII, IX, XI, V, von Willebrand factor」と同時に「hemophilia

A, B, C, (para- はない), angio-, vascular-hemo-philia」が記載されている（**表1**）．hereditary factor VIII deficiency には classic hemophilia, hereditary factor IX deficiency には Christmas disease という正式名称もある．つまり，1つの疾患に複数の正式名称が存在する．

　国内では，内科学会には，遺伝性第 VIII, IX, XI, V, von Willebrand 因子欠乏症などと血友病 A, B, C, パラ-, 偽-血友病などが記載されている（**表1**）．医学会も同様である．このように，国内でも1つの疾患に複数の正式名称が存在する．文科省にも，第 VIII, IX, V 因子欠乏症などと血友病 A, クリスマス病，パラ血友病など両方の記載がある．

　どちらを用いるか自由であるが，本書では**初出時に併記**することにしたい．

　日本語への翻訳問題：これも枚挙に暇がない．たとえば，頻繁に問題になるのは，「deficiency」を欠損症，欠乏症のいずれに翻訳するか，である．筆者は，長年，遺伝性疾患は？因子欠損症，後天性疾患は？因子欠乏症と区別して使用してきたが，欠乏は「乏しいこと．不足すること」であるのに対して，欠損は「物の一部が欠けてなくなること」なので，両者の意味は重複／連続しており，明確に区別するのは困難である．

　ちなみに，国内の用語集すべてで「deficiency」は「欠乏，欠損」と記載してあるが，医学会では凝固因子の deficiency はすべて「欠乏症」であるのに対して，補体系はすべて「欠損症」となっている．ただし，内科学会，文科省も凝固因子の deficiency は欠乏症であるので，本書でも**欠乏症とするべきであろう**．

　発音／表記の問題：約10年前に，国内で von Willebrand disease & factor の正式名称が問題になったことがある．これは，内科学会では「ヴォン・ヴィレブランド病」，文科省では「フォンヴィレブランド因子（同病はない）」，そして医学会では「フォンウィルブランド病」である．わが国の代表的な用語集のすべてで名称が異なるという究極の例である．第一症例の**発見者名**の発音が関わっているので悩ましい．現時点では，（学生の学科試験など）いずれも OK として，今後統一を目指すべきであろう．なお，本書では初出時に「フォンヴィレブランド因子（フォンウィルブランド因子）」と併記，あるいは英文で表記した．

　ちなみに，**疾患名に人名**を用いるのは現在では推奨されない．その疾患の成立に貢献した人物を顕彰するという意義はあるが，その原因，症状，所見，治療法などを示唆しないので，診断にも治療にも役に立たない．

8　正式名称がない場合1：栓友病と抗凝固タンパク質名

　数年前，立て続けに thrombophilia＝栓友病（通称；血友病の love of blood に対応して love of thrombus として命名された）関連タンパク質やその欠乏症の名称問題について問い合わせや意見のメールを頂いたので，この機会に読者の皆さんにこれらの名称の現状を解説させて頂く．

　国際専門組織である SSC/ISTH では，1993年版の推奨語は「Antithrombin, Protein C, Protein S」なので，これらのタンパク質の方は正式名称としてお認め頂きたい．疾患名の方は，WHO ICD-10 の 2008 年小改訂版まで Antithrombin, Protein C, Protein S の付く名称はなかったが，2010 年から Primary Thrombophilia として Antithrombin-, Protein C-, Protein S-deficiency が追加された．

　国内では，内科学会には，「アンチトロンビン，抗トロンビン」とプロテイン C，プロテイン S があり，医学会には，「アンチトロンビン，アンチトロンビン III」とプロテイン C，プロテイン S の名称とアンチトロンビン III 欠乏症，プロテイン C 欠乏症，プロテイン S 欠損症の疾患名があり，最新の Web 版では「血栓形成傾向」もある．文科省には，抗トロンビンだけがあり，プロテイン C，S は入っていないし，関連の病名もない．

　以上のように，現時点で国内外に存在する栓友病関係疾患の正式名称は，医学会のアンチトロンビン III 欠乏症，プロテイン C 欠乏症，プロテイ

ンS欠損症の3つだけである.

このままでは，WHO ICD-10の「Antithrombin deficiency」と不適合である．そこで，筆者は，この場合は，最も似た正式名称をmodifyしたもの，すなわち，仮称を作成して通称にするとともに，複数名を併記するなどして，混乱を避けることを提案する．たとえば，「アンチトロンビン＝アンチトロンビンIII」なのだからこれらを置き換えれば，国内外のタンパク質の正式名称に合わせて，「アンチトロンビン欠乏症」と仮称することが，ロジカルに可能である．これならば，厳密にはあくまで仮称ではあるが，正式名称に限りなく近い「仮称」となる．そして，いずれは，国内3大用語集の改訂時に「アンチトロンビン欠乏症」を正式名称にするとよい．それまでは通称である．

それでは，「プロテインS欠損症」のほうはどうするか？　これは，上述したように同義として置き換えて，「プロテインS欠乏症」とすることがロジカルに可能である．正式名称に限りなく近い「仮称」である．これは単に翻訳の問題なので国内matterであり，たとえば日本血栓止血学会が中心になって関連学会と協議，調整，決定し，医学会の次回の改訂で修正（内科学会，文科省には新規追加）すればこと足りる．

9　正式名称がない場合2：不滅の通称である後天性血友病

近年国内でもよく知られるようになった「acquired hemophilia」は，WHO ICD-10にないので，まったくの「仮称」であり，単なる「通称」である．したがって，「acquired hemophilia A, B」も同様に通称である．PubMedで検索すると，「acquired hemophilia」が最初に現れたのは，1962年の論文のタイトルである[14]．それ以前は，「acquired hemophilia-like disease」という名称を記した1953年の論文がある[15]．何故，「acquired hemophilia」が未だにWHO ICDに登場しないのかは不明であるが，50年以上の歴史をもつ「永遠不滅の通称」である．

国内でも3つの用語集に「後天性血友病」は記載されておらず，矢張り国内でも「通称」である．

それでは，この国内外で通称でしかない「acquired hemophilia／後天性血友病」をどう扱うか？　用語担当者として筆者は，WHOのICD-11への改訂でまずこれを国際的な正式名称にして，国内用語集の次期改訂で国内の正式名称にするのが正道であると考える．ただし，こういう作業には時間がかかる．それまでは，仮称かつ通称であることを念頭におきつつ使用するのが現実的であろう．

10　正式名称がない場合3：通称由来の仮称

筆者が専門としている「factor XIII」も1963年に命名され，30年後の改訂版でも推奨名として残ったが，従来の名前「フィブリン安定化因子」や「血漿トランスグルタミナーゼ」は非推奨語とされている．ただし，これではヒトゲノムに9種類存在する他のトランスグルタミナーゼとの整合性に欠ける．また，factor XIII 抑制物質については，1993年改訂版では「factor XIII antibody」が推奨され，「factor XIII inhibitor」は非推奨である．これでは，非抗体性物質による抑制物質が除外されてしまう．そこで，前述したように，筆者ら3代にわたる第XIII因子小委員会の委員長は，さらなる修正版を作成し，2006年に公表した[1]．この最新版では，実態不明の第XIII因子インヒビターについての命名は先送りし，血栓止血領域以外の9種類のトランスグルタミナーゼに配慮して，血漿トランスグルタミナーゼを非推奨としなかったので，筆者はしばしばこれらを論文中で併記している．なお，国際生化学連合（現在の国際生化学分子生物学連合）の酵素委員会によって1961年に作られた「タンパク質 - グルタミンγ-グルタミルトランスフェラーゼ」という「系統名」をどう扱うかについても，積み残した問題である．

疾患名については，WHO ICD-10には「hereditary deficiency of factor XIII」のみが記載されている．一方，国内の用語集では，医学会には「第XIII因子欠乏症」があるが[4]，内科学会と文科省

には記載がない[5,6]．「**後天性第XIII因子欠乏症**」はどの用語集にもないので，当然これは仮称，通称の類いである．

「**後天性**第XIII因子欠乏症」の症例は無数に存在し，その内「重篤な出血症状を呈する」**出血性**後天性第XIII因子欠乏症は緊急に加療を要する．さらに，わが国が世界で最初に超高齢社会に突入してから増え続けている**抗第XIII因子自己抗体に基づく後天性出血病**（仮称）は，致命的な出血を呈する難治性疾患である[16]．したがって，本疾患に名称がないのはきわめて不都合である．

そこで，筆者は，本疾患の症状，原因，病態，治療が酷似していることから，2008年に本疾患を「第XIII因子欠乏による」後天性血友病という仮称を考案し，「後天性血友病XIII」と略称して，国内外に提唱した．血友病研究者であるGreenらが提唱した「各種の凝固因子に対する自己抗体が原因」の**後天性血友病**[17]をmodifyしたものである．また，血友病ならば一般人も知っているので，どういう病気かわかりやすい．前述した通り，後天性血友病自体が国内外の用語集に記載されていないので正式名称でなく単なる仮称／通称であり，それに由来する「後天性血友病XIII」も仮称である．

ところが，この仮称には国内のある血友病専門家から，「血友病は遺伝性の疾患のみに用いるべきだ」というクレームがついた．筆者は1978年に卒業して最初に書いた論文が血友病についてであり，約400編の文献を読み漁った．その中に，かの有名なBrinkhous博士の論文があり，hemophiliaは「love of blood」であり，hemorrha-phliaすなわち「love of hemorrhage/bleeding」が適当であると記載されていた[18]．そこで，現行の（遺伝性の）血友病と区別するために後天性出血（血友）病と併記するように変更して，さらに最近は，英語では「autoimmune hemorrhaphilia due to anti-Factor XIII/13 antibodies (AH13)」，日本語では自己免疫性出血性第XIII/13因子欠乏症あるいは自己免疫性出血病XIII/13と記述している．「出血病」であれば，非医療関係者，一般国民にも理解できるからである．非専門医に対しても，自己免疫性であるから免疫抑制療法が必須であること，XIII/13因子濃縮製剤が止血に有効であることも示唆する新しい「仮称」である．

11 線溶系タンパク質の名称と関連疾患名：正式名称と通称の逆転

線溶系因子でも名称問題が解決していないものがある．かつて日欧の研究者によって別々の仮称が付けられ，激しい議論の末，ISTH/SSCの1993年改訂版では「Plasmin inhibitor」が推奨された．しかし実際には，SSC前委員長をはじめとする有力な学会員でさえ，非推奨の「**Antiplasmin（通称）**」をISTHの**学会誌JTHで使用している**．なお，WHO ICD-10にはPlasmin inhibitor/Antiplasmin deficiencyは記載されていない（**表1**）．国内では，ISTH推奨のプラスミンインヒビターではなく，**通称のアンチプラスミン**が内科学会と医学会に収載されている．文科省には記載自体がない．

このように，国内外での正式名称が入れ替わって異なる場合はどうするか？　歴史的な経緯もあり，国際的な正式名称と国内での通称（Plasmin inhibitor，プラスミンインヒビター），国際的な通称と国内での正式名称（Antiplasmin，アンチプラスミン）を**併記**することが最も現実的な解決法であろうと，筆者は考えている．（大手検査受託会社などはとっくの昔からそうしている．）

また，1993年以降に新しく凝固線溶血小板関係のタンパク質と認識されるようになったThrombin-activatable fibrinolysis inhibitor (TAFI)も仮称／通称であり，生化学領域では古くからcarboxypeptidase B, R, Uなどと呼ばれている．そもそも，1つのモノ／コトは立場や分野によって複数の名称をもつのが常であり，それぞれの専門領域外ではこのタンパク質も**複数名の併記が必要**であろう．何よりも**共通の概念が誤解なく伝わる**ことが用語の**基本的な目的**だからである．

表2 正式名称使用のすすめ

1) 正式名称として，公的な学術団体／保健組織の用語集，述語集に記載されている言葉を尊重する
    - a：まず，以下の正式名称が存在することを認識する
    - b：タンパク質名；国際的にはISTH/SSCの用語集，国内では日本内科学会の内科学用語集，日本医学会医学用語辞典，文部科学省学術用語集医学編など
    - c：疾患名；国際的にはWHO ICD，国内では日本内科学会の内科学用語集，日本医学会医学用語辞典，文部科学省学術用語集医学編など

2) 正式名称がある場合
    - a：複数の正式名称が存在する；初出時に併記する
    - b：日本語への翻訳した言葉が異なる；初出時に併記して，1巻の中では統一する
    - c：発音／表記が異なる；1巻の中では統一する
    - d：通称が正式名称を凌駕している；初出時に併記して，1巻の中では統一する

3) 正式名称がない場合
    - a：正式名称に限りなく近い「仮称」を，通称とする
    - b：仮称かつ通称であることを念頭におきつつ使用する
    - c：専門家が社会性と科学性*のバランスを熟慮して適切な仮称を提唱する

4) 正式名称／用語の使用はあくまで「推奨」であって「強制」ではないことを理解する

5) 言葉狩りによって他人の言論の自由や表現の自由を侵害しない

* ：社会性；国民が理解，納得するために「普通」の言葉を使用し，差別語，不快語，「医療安全」などに留意する
科学性；疾患の特徴を表す言葉（原因，病理，病態，症状，遺伝性，治療法，予後など）を使用する

12 結語

ことほどさように，因子や疾患の名称は複雑であり，正式名称，仮称，通称のいずれであっても，結局は使用者の選択によって定まるものではあるが，無用な混乱を避けるためには，まず，国際的にも国内的にも正式名称を記載した用語集が存在するということを認識して頂きたい．その上で，なるべくそれらの用語集，述語集に記載されている言葉を正式名称として尊重して頂き，正式名称のないものについては専門家が社会性と科学性のバランスを熟慮して提唱する適切な仮称を使用して通称にし，いずれは正式名称にまで育てて頂きたい．その間，複数の仮称，通称が存在する場合は，初出時だけでも併記して頂きたい（表2）．

最後に，正式名称／用語の使用はあくまで「推奨（recommendation）」であって「強制（compulsion）」ではないことを強調したい．査読，編集など一定の権限をもった方々が，言葉狩り（word-hunting）により言論の自由（freedom of speech）や表現の自由（freedom of expression）を侵害するという不正／罪を，ゆめ犯すことがないようにご配慮頂ければ幸いである．

参考文献

1) Muszbek L, Ariëns RA, Ichinose A; ISTH SSC SUBCOMMITTEE ON FACTOR XIII. Factor XIII: recommended terms and abbreviations. J Thromb Haemost. 2007; 5(1): 181-183. Epub 2006 Aug 23.
2) 一瀬白帝編. 図説 血栓・止血・血管学 ―血栓症制圧のために―. 中外医学社, 2005.
3) Blombäck M, Abildgaard U, van den Besselaar AM, et al. Nomenclature of quantities and units in thrombosis and haemostasis (recommendation 1993). A Collaborative project of the Scientific and Standardization Committee of the International Society on Thrombosis and Haemostasis (ISTH/SSC) and the Commission/Committee on Quantities and Units (in Clinical Chemistry) of the International Union of Pure and Applied Chemistry-International Federation of Clinical Chemistry (IUPAC-IFCC/CQU (CC)). Thromb Haemost 1994; 71: 375-394.
4) 社団法人日本内科学会編. 内科学用語集（第5版）. 医学書院, 東京, 1998.

5) 日本医学会医学用語管理委員会編. 日本医学会医学用語辞典 英和（第3版）. 南山堂, 東京, 2007（2013年6月より「医学会医学用語辞典 Web版」が提供され, 2014年4月から一般公開されている).

6) 独立行政法人日本学術振興会. 文部科学省学術用語集 医学編. 東京, 2003.

7) Uteg KH, Tausendfreund K. [Donor selection for the production of factor XIII preparations]. Folia Haematol Int Mag Klin Morphol Blutforsch 1985; 112: 447-455.

8) Nilsson IM. [Haemophilia--then and now]. Sydsven Medicinhist Sallsk Arsskr 1994; 31: 33-52.

9) Brackmann HH, Egbring R, Ferster A, et al. Pharmacokinetics and tolerability of factor XIII concentrates prepared from human placenta or plasma: a crossover randomised study. Thromb Haemost 1995; 74: 622-625.

10) Mutch NJ, Koikkalainen JS, Fraser SR, et al. Model thrombi formed under flow reveal the role of factor XIII-mediated cross-linking in resistance to fibrinolysis. J Thromb Haemost 2010; 8: 2017-2024.

11) Mannucci PM. Bleeding symptoms in heterozygous factor VIII deficiency. Haematologica 2010; 95: e6: Mannucci PM. Bleeding symptoms in heterozygous factor XIII [corrected] deficiency. Haematologica 2010; 95: e6. Erratum in Haematologica 2010; 95: 1800.

12) Biswas A, Ivaskevicius V, Thomas A, et al. Coagulation factor XIII deficiency. Diagnosis, prevalence and management of inherited and acquired forms. Hamostaseologie 2014; 34: 160-166.

13) Kurniawan NA, Grimbergen J, Koopman J, et al. Factor XIII stiffens fibrin clots by causing fiber compaction. J Thromb Haemost 2014; 12: 1687-1696.

14) Horowitz HI, Fujimoto MM. Acquired hemophilia due to a circulating anticoagulant. Report of two cases, with review of the literature. Am J Med 1962; 33: 501-509.

15) Frick PG. Hemophilia-like disease following pregnancy with transplacental transfer of an acquired circulating anticoagulant. Blood 1953; 8: 598-608.

16) Ichinose A; Japanese Collaborative Research Group (JCRG) on AH13 Hemorrhagic Acquired Coagulopathies. Inhibitors of Factor XIII/13 in older patients. Semin Thromb Hemost 2014; 40: 704-711.

17) Boggio LN, Green D. Acquired hemophilia. Rev Clin Exp Hematol 2001; 5: 389-404.

18) Brinkhous KM. A short history of hemophilia, with some comments on the word "Hemophilia." In: KM Brinkhous and HC Hemker, editors. Handbook of Hemophilia, Part 1, Amsterdam, New York: Excerpta Medica, American Elsevier Pub. Co.; 1975, pp3-20.

21世紀の研究と倫理

研究不正を防ぐために

はじめに

日本で，医学研究の倫理が重視され始めたのは，ヒトゲノム指針（2001年），疫学指針（2002年），臨床研究指針（2003年）といった主たるガイドラインが出そろった頃からといえる．倫理に配慮した研究の実施が研究機関の責任であると明記されたのもこの時期である．

ところで，研究倫理は大きく分けて2種類ある．一つは研究対象者の身体の安全確保やプライバシーなど権利の保護を目指す倫理である．狭義の生命倫理や医療倫理はこれにあたる．問題となった例として，患者から無断で採取した組織・血液を研究に使用した事案（読売新聞・2012年3月20日朝刊など），カルテ情報を無断で研究利用した事案（読売新聞・2013年8月21日朝刊など）が挙げられる．

もう一方の研究倫理は，研究の公正さや信頼性の確保を目指す倫理である．この種の倫理に反する行為の一部が，研究不正と呼ばれている．問題となった例として，降圧剤「バルサルタン」の効果に関する臨床試験で，実験データの改ざん，捏造が見つかった事案（毎日新聞・2013年2月6日朝刊など）が挙げられる．

本章では「研究不正を防ぐために」をサブタイトルに掲げているため，後者の研究の公正さや信頼性の確保を目指す倫理を扱う．そして，なぜ研究が公正に実施されなければならないのか，なぜ研究不正が起きるのか，どう研究不正を防ぐのか，を中心に考察する．

本章以下において，まず研究倫理とは何かについて概観する．次に，研究不正とは何かについて検討する．そして，研究不正が起きてしまう背景について考える．最後に，研究不正を防ぐために何をすべきかについて考察する．

1 「研究の公正さ」に基点を置く研究倫理

1）2つの研究倫理

研究の倫理というものが盛んに議論されるようになった昨今であるが，医学系研究の倫理は大きく二つに分けることができる．一つは，研究対象者の身体や権利の保護を目指す，「研究対象者の保護」に軸足を置く倫理である．もう一つは，研究者が研究を正しく実施し，その内容の信頼性の確保を目指す，「研究の公正さ」に軸足を置いた倫理である．

本章では後者の「研究の公正さ」に軸足を置いた倫理を扱うが，その詳細に入る前に両者の違いを少しみておきたい．なぜなら，この二つを混同してしまうと，実務レベルで有効な施策を打ち出せなくなるためである．たとえば，インフォームド・コンセントがどれだけ丁寧に行われても，データ解析の場面における研究者の振る舞いの正しさが確保される訳ではない．逆に，データ解析がどれだけ正しく実施されたとしても，研究対象者の安全や権利が保証される訳ではない．

2) 研究対象者の保護を目的とする倫理

わが国を含む先進国の医学系研究の倫理に関する指針やガイドラインの多くは，主に研究対象者の保護に関連するものである．なぜ，研究対象者の身体や権利を保護する必要があるのか．20世紀だけを取っても，研究対象者の意思を確認したり立場を理解したりすることなく，彼・彼女たちを研究のための手段・道具のごとく利用する非人道的な医学系研究が多くあった．

最もよく引用される例として，1972年の米国におけるタスキギー梅毒事件に関する一連の報道である．同研究では，研究に関する説明や参加の意思確認は実施されないまま，貧困層の梅毒患者や健常人が研究対象者とされていた．さらに連邦政府（公衆衛生局）の助成を長年にわたって受けた研究でもあった．それら事実がニューヨークタイムズ紙にスクープされたのである．この事件をきっかけに，研究者の良心と研究者コミュニティの自浄作用に依存した，それまでの研究倫理のあり方が根本から見直されることとなった．その結果，第三者による介入が研究の倫理性を担保するには必要と考えられた．

そして，1974年に『国家研究法』が制定され，同法を受け1979年に『ベルモント・レポート』として研究対象者保護の基本原則と方針が打ち出された．研究組織から独立した機関内倫理委員会（IRB: Institutional Review Board）による事前審査や，研究計画書や説明同意文書を作成する際の倫理的基礎となる4原則「自律・善行・無危害・公平」が打ち出されたのもこのころである．

このように，今となっては当然に行われている倫理委員会による事前審査やインフォームド・コンセントは研究対象者の保護を巡る歴史の中で形成されてきた[1]．

3) 研究の公正さを目指す倫理

なぜ，研究は公正に実施されなければならないのか．それは，正しくない研究を行うことは科学そのものへの冒涜であり，科学に対する社会的信頼を失墜させる行為とみなされるからである[2]．しかも，不公正な研究が流布すれば，その成果を利用する別の研究にマイナスの影響を与えることになる．それは，科学の発展を妨害するだけでなく，税金など多くの公共財の浪費にもつながる．

公正さや信頼性が確保されていることが，優れた研究の必須条件となる．そこで「知の品質管理」[3]という考えが提唱されている．企業が自社製品の品質を保証することは極当然であり，それをおろそかにする企業はいずれ市場の信頼を失って衰退することになる．研究者にとっての論文は，企業にとっての製品と同じである．そこで，研究活動全般にわたって品質管理や品質保証の手法を取り入れて，研究内容の信頼性が担保される仕組みが必要となる[4]．2015年4月に施行された『人を対象とする医学系研究に関する倫理指針』で導入されたモニタリングや監査に関する規定は，品質管理・保証の手法によって研究の信頼性や公正さを確保しようと意図するものである．

また「発表なくして科学研究は存在しない」[6]として，研究の公正さを目指す倫理は「研究発表・出版の倫理」であるといわれている．ある研究成果が研究者コミュニティや社会で認知されるためには，それが発表され評価される必要がある．研究者は，研究成果の発表によってこそ業績を重ねることができるのである．同時に，研究者はその研究が公正に行われたことに対しても責任を負うことになる[5]．つまり，研究を発表したり出版したりする場面の倫理を追求することは，研究デザインからデータ解析さらに論文発表に至る研究活動の全工程の質や信頼性を根本的に問うことにつながるのである．実際，研究不正の典型とされる改ざん，捏造および盗用は，いずれも研究発表に関連するものである．

2 研究不正とは何か

どういった行為や振る舞いが研究不正とみなされるのか．ここでは，研究不正の定義について検討し，ガイドラインや指針違反とみられがちな研究不正に対する法的な懲罰の可能性について検討する．

1）研究不正の定義

まず，ガイドラインなどの中で研究不正がどのように定義されているのかを確認しておきたい．研究不正には様々な形態があるため，その定義を巡って多くの議論が行われてきた[6]．1つのスタンダードとして，米国の研究公正局（ORI: Office of Research Integrity）による定義があり，研究不正を実験データや結果の「捏造」（Fabrication）および「改ざん」（Falsification），ならびに他者の研究成果の「盗用」（Plagiarism）の3つに限定している．そして，それぞれの頭文字を取った「FFP」は，研究不正の通称とされている．わが国における公的ガイドラインでも，研究不正はこのFFPが第1義とされている[7]．ただし，FFPに該当すると思われても，故意によるものと証明されない限り不正行為とみなされない．

FFPに加えて，同じ内容の論文を使い回すなどの二重投稿や，実質的貢献がない研究者まで著者に加えるといった不適切なオーサーシップに対しても，厳正に対処することが求められている．それらは，近年の研究環境の変化を反映して増加しており，研究実績の水増しなど研究倫理に反する行為を生む要因とされている．そのため，不正行為防止の観点から，不正行為の対象をFFP以外にも拡大すべきであるとの意見がある[8]．

2）法律違反行為としての研究不正

研究不正は研究倫理に関するガイドラインや指針に違反する行為である．しかし，行為の内容によっては法律違反として刑事罰や損害賠償請求の対象となる可能性もある[9]．

加藤[9]によると，捏造や改ざんが原因で第三者に被害を与えた場合，不法行為（民法709条）に基づいて損害賠償を請求される可能性があるという．また，捏造や改ざんによって研究助成金を獲得した場合などは，詐欺行為として刑事罰（刑法246条）が課せられる可能性もある．さらに，詐欺行為に基づいて特許を受けた者は，特許法における罰則規定も適用される可能性がある．盗用については，特許法違反に加え，他人の著作物の無断利用に該当するとして著作権法の罰則規定も適用され，さらに損害賠償請求の対象とされることが考えられる．

確かに，刑事罰という言葉に過剰反応して研究活動が萎縮してしまっては元も子もない．しかし，研究不正が，刑事罰や多額の損害賠償の対象になることもあり得る，ということを理解しておく必要はある．

3 研究不正をどう防ぐか

不正防止の方策として，研究機関が不正に対し厳しい姿勢を取ることがまず考えられる．一方で，公正な研究活動を推進することも研究機関の責任である．そこで，研究倫理に関する教育・啓発活動を地道に行うことが求められる．実際，不正行為に及んだ理由には，「不正行為とは知らなかった」や「やむを得なく行った」といった教育の不十分さや競争の激しさを示唆するものが少なくない[10]．以下において，まず不正行為の発生と関係がある主な背景を確認し，次にガイドラインなどで規定されている防止策の内容を概観する．

1）背景①：産学連携

研究不正が起こりやすくなる1つの要因として，産学連携の拡大が挙げられる[11]．アメリカでは，1980年を境に，企業などからの研究助成の金額が連邦政府からのそれを上回り，1990年代には，アカデミアの研究は企業からの資金で支えられるという構図ができあがった．わが国でもアメリカと似た状況となっており，たとえば2006年の国立大学法人の財政状況に関する調査で，科研費など公的研究助成よりも受託研究や寄付金など外部資金の比率が高いことが指摘されている[3]．

科学研究コミュニティにとって，世俗からある程度距離を置いて真理を探究することは，一種の伝統でありアイデンティティの一部であった．しかし，企業とアカデミアの連携が進むほど，その伝統も資本主義の論理からの影響を受けることになる．たとえば，企業は投資効率の観点から，実用的な成果をより早く得ようとする．研究者の方としても，キャリアアップのため研究資金を獲得

し続けなければならず，目に見える成果をなるべく早く出そうとする．研究の中立性や公正さの確保が強調されるようになった．

　産学連携によって新しい技術の産業化が円滑に進んで，基礎から応用までの時間も短縮されることで，一国家としての経済競争力は向上するだろう．一方で，営利団体からの支援を積極的に受入れた結果，研究者や研究機関は利益相反という問題と付き合わざるを得なくなった．今や，研究者と研究機関は，研究不正のリスクをコントロールしながら研究を推進する必要に迫られている．そのためにも，研究者は高い良識や倫理観をもつこと，研究機関は責任をもって研究不正の防止に努めることに特段の努力が求められるようになった．

2）背景②：研究・教育環境

　「21世紀は知の大競争時代」[2]と呼ばれるように，科学研究における国際競争は年々激しさを増している．それに対応すべく，わが国でも様々な政策が1990年代以降に実施されてきた．具体的には，科学技術基本法（1995年）が制定され，それを受けて第1期科学技術基本計画（1996年）および第2期科学技術計画（2001年）が実施された．それら政策を通じて，競争的資金が増加し，特に経済的効果が見込める分野（ライフサイエンス分野やIT分野など）への予算の重点配分が実施され，アカデミアにも競争原理が積極的に導入された．

　ただ，それら政策は研究・教育環境にも少なからぬ影響を与えており，研究不正を増加させる原因の一部になっているという意見がある[2,5]．たとえば，不正行為に及んだ原因や動機に関する調査[10]によると，「論文等の研究価値を高めるため」や「論文の締め切りや業績に対するあせり」といった研究競争の激しさを物語るものが全体の約18％を占めている．また，同調査では，研究倫理についての教育の不十分さも指摘している．具体的には，「ミスや不注意」あるいは「認識不足や誤認」といった，知識不足を原因とするものが全体の約27％に及んでいる．

　確かに大競争時代がここまで進んでしまっては，競争を控えることは現実的に難しい．ただ，そんな厳しい現実の中でこそ，研究者が高い良識と倫理観をもって公正に研究活動できる環境の整備が，研究機関には求められる．たとえば，研究倫理に関する教育・啓発の機会を増やしたり，研究者たちが抱える悩みやストレスなどを持ち込める相談窓口を設置したりすることが考えられる．

3）研究不正を防ぐために

　我々が報道を通じて知るところとなった不正行為は氷山の一角かもしれない[12]．というのも，データの改ざんや捏造は，研究に係わった者でない限り見抜くことは難しく，組織的・制度的な防止策にも限界がある[5]．また，不正の取り締まりを強化し過ぎると，研究活動そのものを萎縮させる恐れもある．そのため，文部科学省のガイドラインでは，研究者や研究者コミュニティの自律や自浄作用を高めること研究不正防止の基本とされている[7]．

　ただ，若手研究者が研究倫理を学ぶ機会は少なく，大学院教育の拡大の影響もあって，一昔前のようなきめ細かい研究指導を受けたことのない大学院生やポスドク研究者も増えている．研究者コミュニティの自律や自浄作用の向上は容易ではないだろう．

　しかし，研究の発表や出版の倫理に関する訓練を教育プログラムとして実践すべきである．研究者が自分の研究活動について説明責任を果たし，透明性を確保する実践を通じてこそ，自律や自浄作用というものは効果的に機能するのである．具体的には，研究ノートなどの作成・保管や研究用試料・データなどの保管，さらに研究発表で求められる作法といったことが，もれなく教育される必要がある．さらに，若手研究者からの相談や助言の求めに応じるメンター制度の充実も欠かせない．そのためにも，指導的な役割を担う研究者のための教育研修も必要となる．

おわりに

　ここまで，なぜ研究が公正に実施されなければ

ならないのか，研究不正とは何か，なぜ研究不正が起きるのか，どうすれば研究不正を防ぐことができるのか，について考察してきた．結論としては，研究不正を防ぐためには，取り締まりを強化するだけでは不十分であり，研究者や研究機関をとりまく環境にも目を向けた方策も打ち出して行くべきということである．

また，研究不正の形態も，FFPといった典型的なものだけではなくなってきている．現在の研究不正は，当該研究者の個人的な野心だけが動機ではない．研究者が置かれた立場やプレッシャーから，不正に及んでしまう例も少なくない．あるいは，「知らなかった」「気付かなかった」といった研究者の研究倫理リテラシーの低さも要因の一つである．したがって，管理的手法だけでなく，教育・啓発活動の拡充や，メンター制度などケアの手法も織り交ぜて研究不正の防止に当たる必要がある．研究不正は公共の利益を侵害する行為でもあるため，研究機関は包括的で，具体的な施策を持って不正防止に取り組む必要がある．

参考文献

1) 香川知晶. 生命倫理の成立. 東京: 勁草書房, 2000.
2) 文部科学省 科学技術・学術審議会 研究活動の不正行為に関する特別委員会. 研究活動の不正行為への対応のガイドラインについて－研究活動の不正行為に関する特別委員会報告書－. 2006. http://www.mext.go.jp/b_menu/shingi/gijyutu/gijyutu12/houkoku/__icsFiles/afieldfile/2013/05/07/1213547_001.pdf (2014/12/13 閲覧)
3) 文部科学省 科学技術政策研究所 第1調査研究グループ. 国立大学法人の財務分析. 2008. http://www.nistep.go.jp/achiev/ftx/jpn/mat150j/pdf/mat150j.pdf (2014/12/13 閲覧)
4) 三宅康夫. 科学論文の捏造など研究における不正行為－その1ショッキングな実情. Pharm Tech Japan 2008; 24(1): 67-75.
5) 三宅康夫. 科学論文の捏造など研究における不正行為－その2研究活動における不正行為の背景と不正研究行為の防止. Pharm Tech Japan 2008; 24(2): 63-71.
6) 山崎茂明. 科学の不正行為と出版倫理. 実験医学 2003; 21(7): 944-947.
7) 文部科学省. 研究活動における不正行為への対応等に関するガイドライン. 2014. http://www.mext.go.jp/b_menu/houdou/26/08/__icsFiles/afieldfile/2014/08/26/1351568_02_1.pdf (2014/12/13 閲覧)
8) 日本学術会議 科学研究における健全性の向上に関する検討委員会. 提言: 研究活動における不正の防止策と事後措置－科学の健全性向上ために－. 2013. http://www.scj.go.jp/ja/info/kohyo/pdf/kohyo-22-t131226.pdf (2014/12/13 閲覧)
9) 加藤 浩. 研究活動における不正行為と法的規制. 薬学図書館 2014; 59(3): 196-203.
10) 松澤孝明. わが国における研究不正: 公開情報の基づくマクロ分析(2). 情報管理 2013; 56(4): 222-235.
11) 山崎茂明. 薬学領域における研究者倫理: 利益相反を考えるために. 薬学図書館 2009; 54(3): 168-174.
12) 松澤孝明. わが国における研究不正: 公開情報の基づくマクロ分析(1). 情報管理 2013; 56(3): 156-165.

1部 血管

1

血管病の分子病態

AVMを含む　オーバービュー

はじめに

　血管は動脈・静脈・リンパ管に大別され，それぞれの組織（脳・心臓・下肢など）でそれぞれ動脈・静脈・リンパ管に起因する血管病が存在する．本章では，それぞれの代表的な疾患として，動静脈瘤・動静脈奇形・リンパ浮腫・動脈硬化・血管石灰化などを紹介し，またその発症に至る代表的なメカニズムとして血管炎症・血管内皮機能の関与も概説する．

1　動静脈瘤

1）動脈瘤の分類

　動静脈瘤とは動静脈の壁が膨らみ，血管が拡大した状態と定義される．動脈瘤は場所・形・血管壁の状態によって以下のように分類される．

①生じる場所による分類
・胸部大動脈瘤：横隔膜から上の胸部の大動脈．
・腹部大動脈瘤：横隔膜から下の腹部の大動脈．
・内臓器動脈瘤：肝臓，脾臓，腎臓などの臓器に向かう動脈．
・末梢動脈瘤：上肢や下肢の動脈．
・脳動脈瘤：頭の中の動脈．
・冠動脈瘤：心臓を養う動脈．

②形による分類
・紡錘状動脈瘤：膨らみの上下が細く，真ん中が全体に大きい．

・嚢状動脈瘤：部分的に突出している．

③血管壁の状態による分類
・真性動脈瘤：血管壁を維持したまま膨らんでいる．
・解離性動脈瘤：血管壁が割れて偽腔と呼ばれる血管内腔ができて膨らむ．
・仮性動脈瘤：動脈出血後の血栓が溶け残り，その分壁が膨らんでいる．

2）動脈瘤のリスクと治療

　動脈瘤の最も高いリスクは破裂である．大動脈の完全な破裂では無症状から一転して血圧低下をきたしショック状態になるため，突然死の原因として知られている．破裂部位によっては，激烈な胸背部痛や吐血や血便などの症状も認められる．完全に破裂していない場合でも強い痛みを伴うことがある．特に，嚢状の動脈瘤は小さくても破裂しやすいことが知られており，発見されれば治療の対象になる．紡錘状の動脈瘤は大きさによって治療方針を決める場合が多く，一般に胸部では最大径が5 cm以上，腹部では4 cm以上で手術適応とされている．

　次に高いリスクは動脈解離・血栓塞栓症である．上記の解離性大動脈では拡張した動脈に解離が生じ，偽腔と呼ばれる血管壁に血液が流入することとなる．解離は大動脈弁閉鎖不全・心筋梗塞・脳梗塞の原因となり，臓器・組織の虚血の原因にもなる．また，拡張した動脈の内側には血栓ができることも多く，その血栓が末梢血管を閉塞する疾

患は血栓塞栓症と呼ばれ，臓器・組織の虚血による障害をきたす．

動脈瘤の治療は破裂や解離をする前に基本的に手術で人工血管置換することが求められる．この人工血管置換術は確立された治療法ではあるが，高齢者や他に重篤な病気を有する患者に対して，近年血管内治療としてステントを用いて血管内に人工血管を固定する方法もある．

3）静脈瘤

足の表面の表在静脈が拡張・蛇行屈曲して，外見上浮き出た状態である．多くが静脈弁の機能不全による一次性静脈瘤であるが，先天性静脈拡張症のような二次性静脈瘤もある．立ち仕事の多い女性が夕方に多く認められるが，足を挙上することにより一晩寝ると朝には消失していることが多い．解剖学的には，表面を走る表在静脈系（大伏在静脈など）と深部を走る深在静脈系（大腿骨静脈など）の間は交通枝という静脈があり，表在静脈系と交通枝には逆流防止の弁がある．この弁の機能不全により下肢から重力に抗して静脈を送ることができず，表在静脈がうっ滞し，拡張・怒張することになる．

症状が進むと立位での下肢のだるさや浮腫・疼痛・知覚異常・かゆみなどの症状も出現する．慢性期になると，皮膚の色素沈着，難治性潰瘍，血栓性静脈炎様症状などが出現し，時に難治性潰瘍となることもある．初期の軽度のものでは，長時間の立位を避け，弾性ストッキングを着用し，夜間に患肢を挙上することによって，症状は改善する．症状が強く大きな静脈瘤があるもの，うっ血が著しくて下肢の挙上でも改善しないもの，血栓性静脈炎を繰り返すものなどに対しては，大小伏在静脈の皮下抜去（ストリッピング），静脈の高位結紮剥離，静脈瘤の切除などが行われる．

2　動静脈奇形（arteriovenous malformation：AVM）

脳血管では動脈と静脈の間には毛細血管が網目のように形成されているが，脳動静脈奇形（AVM）では，この毛細血管が先天的に欠損して，動脈と静脈が直接つながった状態になっている．すなわち，動脈血が直接静脈に流れ込むため，血管が塊（ナイダス）になり，非常に高い圧力がかかり破裂をしやすい状態となっており，破裂をすると脳出血やくも膜下出血などの重篤な疾患となる．突然の頭痛，嘔吐があり，片麻痺などの局所脳症状が進み，出血した例の10％前後が死亡する．AVMは普通無症状であるが，痙攣をきっかけとして検査をして初めてわかる例があり，小児や若年者の痙攣で隠れたAVMを診断できる例がある．AVMの出血は若い人（20〜40歳代）に多く，若い人の脳出血特に脳葉出血，くも膜下出血はAVMを疑う．診断は造影CTで確定診断となるので，出血・痙攣の場合でAVMが念頭にある場合には必ず一度は造影CTを行う．また，MRIは造影剤を使わなくてもAVMを診断することができる．AVMの存在は造影CTやMRIでわかるが，治療のためにどの動脈から入って，どの静脈にでるのかを知るために脳血管撮影を行う．

AVMの出血頻度は年間2〜3％程度と考えられているが，一度出血したAVMは1年以内に再出血する率が6％と高くなることから，破裂をして脳出血やくも膜下出血を起こしたAVMでは，再破裂を防ぐために可能であれば完全にAVMを摘出することが理想である．また，破裂をしていないAVMでも，治療が安全にできる部位にAVMがある場合は全摘出が一番の治療となる．しかしAVMのうち5cm以上の大きな場合や，血管構築が複雑なもの，脳の中で重要な機能をもっている場所にあるAVMは直接手術ができないとされている．現在，治療の方法には3通りに大別される．

1）開頭手術によるAVM摘出術

これは最も確実な治療法である一方で非常に大きなAVM，脳の深部にあるAVM，運動中枢や言語中枢など重要な脳機能のある部位にあるAVMなどは手術ができないことがある．

2）脳血管内治療によるAVM塞栓術

直径1mmのカテーテルを血管内に挿入し流入動脈まで進め，プラチナでできた細いコイル（GDCコイル）や血管の中で固まる接着剤をAVMの中に流し込んで固める方法．開頭せずに治療ができる利点の一方で，大きなAVMではこの方法だけで病気が完全に治すことは困難である．

3）放射線治療

ガンマナイフという特殊な照射装置で，AVMに集中的に強い放射線を照射し閉塞する．血管内治療と同様，開頭せずに治療ができ脳の深部でも治療が可能である．しかし，大きなAVMは完全治癒しないため，3cm以下の大きさのものだけが適応となること，放射線照射からAVMが消失するまで1～数年程度かかることがあり，完全閉塞まで出血するリスクが続くことが欠点となる．

実際のAVM治療では，これらの3つの治療を組み合わせて治療が行われている．

3 リンパ浮腫

リンパは脂肪を吸収する小腸をはじめとして全身の臓器，組織の隙間にあり，ゆっくり流れている無色の蛋白質とリンパ球に富む液体である．リンパ系は組織の毛細リンパ管網という細い管から始まり，リンパ管，リンパ節につながり，胸管という太いリンパ管に合流して首の下方の静脈に開いている．このように，リンパ系は血液の循環と異なり求心路のみから成り立ち，中をリンパ液が流れ最終的に静脈に合流し血管系に合流する．

リンパ管の圧迫や狭窄のためにリンパ管の流れが悪くなると，リンパ管の内容物がリンパ管の外にしみ出し，むくみが現れるが，これをリンパ浮腫と呼ぶ．特に重要なのが蛋白質で，蛋白質がリンパ管からもれて組織内に蓄積されると，組織細胞の変性と線維化が起こり，その部分の皮膚が次第に硬くなる．リンパ浮腫は原因不明の一次性と，子宮癌や乳癌などの術後に多くみられるリンパ管の圧迫や狭窄などが原因で起こる二次性に分類されるがほとんどが二次性である．若い女性に多く，最初は夕方になると足，かかと，手の甲の腫れがあるが，翌朝になると腫れは治る．症状が進むとむくみが消えてなくなったあとに，皮膚が線維化して硬くなり，さらに進むと皮膚が硬く変形し象皮症といわれる状態になる．

手足の浮腫を認めた場合には，その原因となる低栄養，静脈不全，心不全，肥満などと区別する必要があるが，リンパ浮腫が疑われた場合には，アイソトープによるリンパ管造影が最も一般的で，リンパ管での取り込み不良，不均一性，リンパ節の活性低下などから診断する．静脈性浮腫との区別には静脈造影が有効である．治療法は患肢の挙上，マッサージ，軽い運動，温浴，弾性ストッキング着用などがあるが，利尿薬は無効なことが多くあまり使われない．皮膚が線維化した重症例ではリンパ誘導手術，リンパ管静脈吻合手術などを行う場合もある．

4 動脈硬化

動脈硬化は血管壁細胞成分により血管内腔の閉塞をきたす疾患であり，一般に粥状動脈硬化（アテローム硬化），中膜硬化（メンケベルグ型硬化）ならびに細動脈硬化の3つに分類されるが，最も虚血性疾患の直接の原因となりやすいのは粥状動脈硬化である．その病巣中には内皮細胞や血中から浸潤したマクロファージ，リンパ球，さらには増殖性に富む血管平滑筋細胞の集積がみられ，血栓を伴う場合も多い．動脈硬化の初期病変の特徴として脂肪線状（fatty streak）と呼ばれる細胞内に大量のエステル化コレステロールを蓄積した泡沫細胞（foam cell）の血管内皮下の局所的集積が認められる．このような泡沫細胞は初期の病変では大部分がマクロファージ由来とされ，マクロファージは酸化などの変性を受けた低比重リポ蛋白（LDL）をその特異的な受容体を介して取り込むことなどにより泡沫細胞となることが知られている．さらに病変が進行すると血管平滑筋細胞の内膜への遊走，増殖を伴った複雑な病変になり，血管内腔を狭めていく．血管内に侵入したマクロファージは泡沫細胞になり，さらにはサイトカイ

ン，あるいは増殖因子を生産し放出することにより，動脈硬化病変の進行を促すと考えられている[1,2]．こうした動脈硬化病変への単球，リンパ球の侵入機構の一つとして，血管内皮細胞表面に発現される接着分子を介する機構が考えられている．

単球，リンパ球の血管内皮細胞への接着機構には複数の分子による多段階の機構があるものと考えられている．流速のある血管内を流れる白血球はまず，セレクチンとそのリガンドとの緩やかな結合に支えられ，血管内皮表面を転がる（ローリング）．この最初の接着により白血球は活性化され，インテグリンの活性化と血管内皮細胞上のICAM-1 との間の結合による接着が起こる．また，他に VCAM-1 と VLA-4 との接着機構によっても強固な接着をきたす．VCAM-1, ICAM-1 は IL-1, TNF などのサイトカインによりその発現が誘導されることが知られている．また，T リンパ球由来である IL-4 は培養血管内皮細胞に VCAM-1 の細胞表面での発現を選択的に誘導し，その結果，単球の血管内皮細胞への接着を増加させることが示されている．したがって，血管内壁内に侵入した単球，リンパ球が産生放出するこれらのサイトカインが血管内皮細胞を刺激して，VCAM-1, ICAM-1 などを発現させ，さらにモノサイト，リンパ球の侵入を増幅する機構が考えられる．この

ように，接着分子とインターロイキンは相互に促進的に働き，動脈硬化の進展に関与しているものと思われる[3]．

粥状動脈硬化を惹起する要因として，血中コレステロールの増加，特に LDL が単独として最も重要な危険因子であることがわかっている．遺伝的に血中 LDL が高値である家族性高コレステロール血症の患者においては若年時より動脈硬化が急速に進行する事実もこれを支持する．血清脂質には，コレステロール以外にも中性脂肪，リン脂質，遊離脂肪酸などが存在する．これらの脂質の役割や意味は種類によって異なるが，実際に血清中ではこれらの脂質が単独にバラバラで存在するのではなく，塊となって存在するため，リポ蛋白と呼ばれている．脂質はアポ蛋白という蛋白質に結合しながら，1 つの塊（リポ蛋白）を形成して初めて，血清中で安定な状態になることができる．LDL は，リポ蛋白の中でもコレステロールを豊富に含み血管壁に取り込まれやすいため，動脈硬化の形成に深く関係する．高脂血症では，血中のリポ蛋白が増加し，内膜下に侵入するリポ蛋白も増加している．このリポ蛋白は LDL の場合，マクロファージや内皮細胞と接触し，酸化されて酸化 LDL となる．酸化 LDL は，マクロファージに存在するスカベンジャー受容体（酸化 LDL のような変性したリポ蛋白を特異的に細胞内に取り

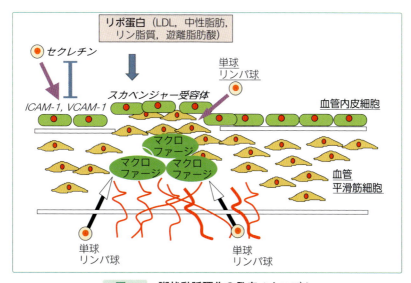

図1　粥状動脈硬化の発症メカニズム

込む）を介して，細胞内に取り込まれていく[4]．この受容体を介する酸化 LDL は，取り込まれ続けやがて泡沫化を起こすと考えられる．泡沫化したマクロファージは，破裂して内皮細胞を脱落させ傷害し，血栓形成を引き起こす．またマクロファージは様々な物質を放出し，周辺の組織や細胞を傷害し，平滑筋細胞を標的とする種々の因子を分泌して病変を進行させる[5]．このようにプラーク形成には細胞成分ではマクロファージと平滑筋細胞が，脂質成分としては酸化 LDL が重要な役割を果たしている．酸化 LDL はそれ自体が細胞内に蓄積され泡沫細胞を形成するだけでなく，プラーク形成から粥状動脈硬化症の発症までのすべての段階を促進している（図 1）．

1）血管炎症

「炎症」とは元々は外的刺激に対する生理学的な生体反応であり，病理学的には急性期の好中球の浸潤，それに続くリンパ球・マクロファージなどの炎症細胞の浸潤が生じ，同時に血管新生・リンパ管新生，線維芽細胞の増殖と細胞外基質の沈着が起こり，やがては膠原線維などで置換されて瘢痕化されるという時系列で進行するとされている．近年，自然免疫系の活性化の分子機構の解明とともに，炎症起点となる分子が多様化してきており，動脈硬化などの疾患において，長期にわたる炎症が疾患形成に寄与していることが明らかとなった．このような長期にわたる炎症は「慢性炎症」と創傷される．

実際に，ヒト動脈硬化症の発症・進展に関与するといわれる脂質代謝異常・高血圧・糖尿病・喫煙などは血管局所の酸化ストレスを増加させて炎症を惹起することがわかっているが，このいわゆる慢性炎症がどのように発症・維持されて，どのようにコントロールされているのかに関しては，未だわからない点も多い．近年の基礎研究では，外的に対する防御機構と考えられてきた自然免疫系が遊離脂肪酸などの内因性蛋白によっても活性化されることがわかり，慢性炎症の発症起点の可能性が報告されており，他にもインフラマソームといわれる分子複合体の障害血管後のリモデリングに関与することも報告されている[6]．この自然免疫系の活性化は炎症性サイトカインの分泌を強く誘導しそこに炎症細胞の浸潤を伴うために，いわゆる血管局所での炎症起点として作用している可能性が遺伝子欠損マウスを用いた解析から示唆されている．しかし，いわゆる急性炎症と比較して動脈硬化での炎症は明らかな外的刺激が病態発症の起点になるわけではなく，内因性の蛋白による持続的・慢性的な炎症と捉えることができる．

2）血管内皮機能

血管内皮細胞は血管組織の最も内側に存在し，成人では 10^{13} 個の血管内皮細胞が存在し，約 1 kg の重量となる．全身の血管と血液成分のちょうど境目の層となることから，血管内皮細胞は血管透過性の調節を含めたバリアー機能を担っているが，同時に血管内皮細胞への様々なストレス刺激がサイトカインや増殖因子，あるいは接着因子の発現変化を及ぼすことで血管機能不全の最初の機転となることが知られている．すなわち，血管炎症に起因する動脈硬化などの血管病は血管内皮細胞の障害に端を発しているといえる．

血管内皮機能は内皮依存性血管弛緩反応，すなわちアセチルコリンによって誘導される血流量の増加を指標に測定でき，動脈硬化が進展した患者では下肢や上肢の血流量で測定されるところの動脈レベルのみならず，腸管膜動脈などの細小血管レベルでも血管弛緩反応の低下が認められる．動脈硬化部位では血管内皮細胞の機能低下が早期から確認されており，血管のケミカルバリアー機能の破綻が動脈硬化初期病変においてきわめて重要なイベントと考えられる．

この反応は主として内皮から産生される一酸化窒素（nitric oxide：NO）が仲介する反応であるため，糖尿病状態では NO の働きが抑制されていることが推察されるが，近年の活性酸素に関する研究で，高血圧，高脂血症，糖尿病などのいわゆる動脈硬化の危険因子が組織局所での活性酸素の産生を増加させて NO の発現・活性を低下されるが明らかとなっている．

3）血管石灰化

血管石灰化は加齢・動脈硬化に伴いみられるものとして理解されてきたが，近年の画像技術の発展により，より鋭敏に捉えられるようになり，近年は心血管病の予後規定因子としての報告が相次いでいる．近年，血管の動脈硬化あるいは石灰化に伴い，血管局所での骨形成分子の発現が増加していることが明らかとなり，この骨関連分子が血管の石灰化に関連しているという報告が相次いだ．中でもTGF-betaスーパーファミリーに属するBMP-2 (Bone Morphogenic protein-2)はヒト動脈硬化病変に発現することが明らかとなり，血管石灰化に関連する血管構成細胞（血管内皮細胞・平滑筋細胞・マクロファージなど）に発現することがわかった[7]．また，血管平滑筋特異的にLaczを発現させたマウス（SM22a-CreとRosa26マウスの掛け合わせ）の血管石灰化を誘導させたところ，血管中膜のLacZ陽性平滑筋細胞がオステオポンチン陽性の骨軟骨細胞に分化したことから，血管平滑筋細胞が骨分化して血管石灰化に関連することが示唆される[8]．

おわりに

血管病は組織学的・分子生物学的な解析の発展に伴い，その病態解明が日々進んでいる．動脈硬化の機序に関しては，これまでRussell Rossの傷害反応説 (response-to-injury hypothesis) を基盤としてきたが[9]，近年の様々な基礎的な検討から血管局所の炎症が重要な役割を果たしていることがわかってきた．今後は治療の観点からさらなる発展が望まれる．

参考文献

1) Ross R. Atherosclerosis — an inflammatory disease. N Eng J Med 1999; 340: 115-126.
2) Lee RT, Libby P. The unstable atheroma. Circulation 1997; 17: 1859.
3) Butcher EC. Leukocyte-endothelial recognition: three (or more) steps to specificity and deiversity. Cell 1991; 67: 1033.
4) Kodama T, Freeman M, Rohrer L, et al. Type I macrophage scavenger receptor contains alpha-helical and collagen-like coiled coils. Nature 1990; 343: 531-535.
5) Suzuki H, Kurihara Y, Takeya M, et al. AS role for macrophage scavenger receptors in atherosclerosis and susceptibility to infection. Nature 1997; 386: 292-296.
6) Takahashi M. NLRP3 inflammasome as a novel player in myocardial infarction. Int Heart J 2014; 55(2): 101-105.
7) Bostrom K, Watson KE, Horn S, et al. Bone morphogenetic protein expression in human atherosclerotic lesions. J Clin Inverst 1993; 91: 1800-1809.
8) Speer MY, Yang HY, Brabb T, et al. Smooth muscle cells give rise to osteochondrogenic precursors and chondrocytes in calcifying arteries. Circ Res 2009; 104: 733-741.
9) Ross R, Glomset JA. The pathogenesis of atherosclerosis. N Eng J Med 1976; 295: 369-377.

2 造血幹細胞を維持する骨髄の微小環境（ニッチ）

はじめに

　哺乳類の成体では，血液細胞の多くは日常的に細胞死で失われるが，大部分の血液細胞の起源となる造血幹細胞が補給を続けることで恒常性が維持されている．生体の組織では，大部分の成熟細胞は細胞分裂を行わず，未分化な細胞のうち，細胞分裂を行うがその回数が有限である細胞は前駆細胞と呼ばれるのに対し，制限なく細胞分裂できる自己複製能と，組織を構成する複数種類の細胞を産生する多分化能を両方もった細胞は組織幹細胞と総称され，造血幹細胞は，血液・免疫系の組織幹細胞であり，成体では，骨髄に局在する．したがって，造血幹細胞や造血前駆細胞の増殖や分化の調節による健常時での造血の維持や，感染症・炎症において必要な種類の血液細胞を適切な細胞数供給するためには骨髄の微小環境が重要であると考えられてきたが，その実体は長年不明であった．本章では，骨髄の造血幹細胞・前駆細胞を制御する微小環境（ニッチ）を構成する細胞について，最新の知見を含めて紹介したい．

1 造血幹細胞ニッチとは？

　血液細胞と血清や培養液のみで試験管内で造血を再現することができないことから，古くから骨髄の血液細胞以外の細胞の造血における役割が注目されてきた．1976年に米国のWeissらは，電子顕微鏡による形態学的解析で，洞様毛細血管の外側を取り囲み突起をもつ傍血管細網細胞（adventitial reticular cells）が血球と接着することから，細網細胞が造血を維持しているのではないかと予想したが，その機能や細胞種は不明であった[1]．1977年に英国のDexterらによって，骨髄のすべての細胞を試験管内に取り出して培養条件を工夫すると，未分化な血液細胞を3か月間維持できることが示され[2]，その中で培養容器の底面を覆うストローマ細胞と呼ばれる付着性の細胞が造血を維持すると考えられた．しかし，この培養法でのストローマ細胞は複数の細胞種を含み，大部分はマクロファージであり[3]，株化されたストローマ細胞の分化能や遺伝子発現は多様で，細胞種や骨髄内での局在が特定されるには至らなかった．一方，1978年に英国のSchofieldは，造血幹細胞を維持する特別な微小環境が骨髄の一部に存在すると予想してニッチ（niche）と呼んだ[4]．ニッチとは小物を置くために室内の壁面に設けられた小さなくぼみをさすフランス語を語源とする．現在，ある標的細胞（幹細胞）のニッチとは，(a)細胞培養の培養液のような均質な体液環境ではない限局した微小環境である，(b)標的細胞（幹細胞）が接着または近傍に局在する，(c)標的細胞（幹細胞）の維持や機能に必須である，という条件をすべて満たす環境であると考えられる．生体骨髄での造血幹細胞ニッチの実体は長年不明であったが，最近10年間に造血幹細胞ニッチを構成する細胞の候補が多数報告されている．

2 骨芽細胞とSNO細胞

生体の骨髄に存在する細胞種の中で, 造血幹細胞ニッチを構成する細胞の候補としてはじめて報告されたのは骨芽細胞である. 1994年, 未分化な血液細胞が新生児から分離された骨芽細胞との共培養により試験管内で維持されたことから, 骨芽細胞が造血に重要である可能性が示された[5]. 2003年, Ia型BMP受容体遺伝子の欠損マウス[6]や副甲状腺ホルモン (PTH) の投与[7]で骨表面の骨芽細胞の増加と造血幹細胞の増加が同時に認められたこと, 10日間投与されたBrdUを70日間保持している細胞分裂の頻度が少ない細胞 (10～70日BrdU保持細胞) の多くが骨表面のN-カドヘリン (N-cadherin) を高発現する骨芽細胞の一種 (SNO細胞) に接着していたこと[6]から, 骨芽細胞とSNO細胞が造血幹細胞ニッチを構成する (骨内膜ニッチ) と報告された. ショウジョウバエの生殖幹細胞ニッチでは, 少数のニッチ細胞 (Cap細胞) がE-カドヘリン (E-cadherin) を介して直接接着できる少数の細胞のみを幹細胞として維持することが示されており[8,9], 骨内膜ニッチは, これと似ていることから, 動物種や臓器を越えて保存された機構として広く受け入れられた. その後, I型コラーゲンプロモーター (Col2.3) が働いている細胞を欠損させたマウスでB細胞と赤血球が著減することが示された[10]. また, 未分化な血液細胞はTie-2陽性で, Tie-2のリガンドであるAngiopoietin-1 (Ang-1) は, 免疫染色で骨芽細胞で陽性となり, アデノウイルスベクターで高発現させると静止期の造血幹細胞が増加したことから, 骨内膜ニッチ説の新しい分子基盤であると報告された[11].

しかし, 米国のMorrisonらは, 大部分の造血幹細胞はLiらの手法で組織学的に観察した10～70日BrdU保持細胞には含まれないこと[12], 免疫染色で観察できる$CD150^+CD41^-CD48^-$細胞分画は造血幹細胞を濃縮するが骨表面にはほとんど局在していないことを報告した[13,14]. さらに, 骨内膜ニッチ説の分子基盤の一つであるN-カドヘリンの遺伝子を成体で欠損させたマウス[15]と骨芽細胞特異的に欠損させたマウス[16,17]の造血幹細胞数や造血は正常であることが示された. また, Ang-1, Ia型BMP受容体, PTH受容体, I型コラーゲンは後で述べるCAR細胞でも発現していることから必ずしも骨芽細胞特異的ではないこともわかってきた[18]. また, PTHの投与によって, 造血前駆細胞は増加するが造血幹細胞は影響を受けないとの報告も出された[19].

一方, 現在までにstem cell factor (SCF), thrombopoietin (TPO) とケモカインファミリーに属するCXC chemokine ligand (CXCL) 12の3つのサイトカインが造血幹細胞の維持に必須であることが示されており[20-28], いずれのサイトカインも骨芽細胞での発現が報告されている. しかし, SCF遺伝子またはCXCL12遺伝子をosteocalcin-Cre, Col2.3-Creマウスを用いて骨芽細胞特異的に欠損させても造血幹細胞数は正常であった[22,27,28]. 以上より, 骨内膜ニッチ説は, 提唱されてから10年を経て, 根拠が十分ではなくなっており, さらなる研究が必要である.

3 血管内皮細胞

骨髄腔には, 洞様毛細血管と呼ばれる血管のネットワークがあり, 血液細胞の一部が洞様毛細血管の骨髄腔側に接着していることから古くから造血との関連が想定されていた. 2005年にMorrisonらは, 造血幹細胞を濃縮する$CD150^+CD41^-CD48^-$細胞の約60％が骨髄腔内の洞様毛細血管に接着していることから, 血管内皮細胞が造血幹細胞ニッチを構成すると報告した (血管ニッチ)[13] (図1A). 最近, 彼らは血管内皮細胞特異的にSCFまたはCXCL12を欠損させたTie2-Cre/SCF$^{flox/flox}$マウスまたは, Tie2-Cre/SCF$^{flox/flox}$マウスでは, 野生型マウスと比較して造血幹細胞数が減少していたことから, 血管内皮細胞が造血幹細胞ニッチの構成に必須であることを証明した[22,27,28]. しかし, 骨髄の血管内皮細胞でのCXCL12, SCFのmRNAの発現がCAR細胞 (後述) より著明に少ないことを考えると[18,22], 髄外の血管内皮細胞で産生され血清中に含まれる

SCFやCXCL12が造血幹細胞の維持に寄与している可能性もある．

4 CAR細胞

CXCL12は，胎生期の造血幹細胞の骨髄へのホーミング（移動，定着）と成体骨髄での造血幹細胞の維持と免疫担当細胞の産生に必須である[26-31]．筆者らは，CXCL12の遺伝子座に蛍光タンパク質（GFP）の遺伝子を挿入しCXCL12発現細胞を可視化したCXCL12-GFPノックインマウスを用いて，骨髄でCXCL12を特に高発現する細網細胞の一種（CXCL12-abundant reticular［CAR］細胞）を同定した（図1A）[26, 30, 31]．CAR細胞は骨髄腔内にびまん性に分布する長い突起を持つ細胞で，洞様毛細血管はCAR細胞に取り囲まれており，$CD150^+CD41^-CD48^-$造血幹細胞分画や$c-kit^+Sca-1^+$未分化造血細胞の大部分（94％）がCAR細胞の突起に接着していた[26]．

次いで，ジフテリア毒素（DT）受容体遺伝子をCXCL12遺伝子座に挿入することで，DTの投与によりCAR細胞特異的な細胞死を誘導できるマウスを作製し，CAR細胞の細胞死誘導後2日目の骨髄を解析した（CAR細胞欠損マウス）[18]．CAR細胞欠損マウスでは，細胞分裂している造血幹細胞，B前駆細胞と赤血球前駆細胞の細胞数は著減し，骨髄球への分化を誘導する転写因子PU.1やM-CSF受容体遺伝子の発現量が著しく増加していた．以上より，CAR細胞は造血幹細胞の増殖と未分化性の維持，B細胞と赤血球の前駆細胞の増殖に必須のニッチを構成する細胞であることが示された（図1B）．また，CAR細胞は骨髄の他の分画の細胞よりSCF mRNAを高発現しており，CAR細胞欠損マウス骨髄では，CXCL12の他，SCFのタンパク質量が著明に減少していたことから，CAR細胞はCXCL12とSCFの骨髄での主たる産生細胞であることが示された[18]．最近，SCF遺伝子座にGFP遺伝子を挿入してSCFを発現する細胞を可視化できるSCF-GFPノックインマウスが作製され，骨髄のSCF高発現細胞は，レプチン受容体（leptin receptor：lepr）を特異的に高発現することが示された．CAR細胞はSCFの主たる産生細胞であり，SCFやleprを高発現する細胞はCAR細胞とほぼ同一である[18, 28]（図1B）．Lepr-Cre/SCF$^{flox/flox}$マウスを用いてCAR細胞特異的にSCFを欠損させると造血幹細胞数が1/5以下に減少したことからCAR細胞は造血幹細胞の維持に必須であることが示された[22]．CAR細胞の細胞表面には，Sca-1は発現せず，PDGF受容体β（PDGFRβが高発現する．一方，個々のCAR細胞の大部分がOsterix, PPARγなど，それぞれ骨芽細胞，脂肪細胞の発生に必須の転写因子を両方高発現しており，分化誘導培養により大部分のCAR細胞が骨芽細胞または脂肪細胞に分化したことから[18]，CAR細胞は骨芽細胞と脂肪細胞への分化能をもった前駆細胞であることが示された（☞47頁，図4）．さらに，最近，Lepr-CreノックインマウスとCreの発現で蛍光蛋白質を産生するレポーターマウスを交配することによって，14か月齢のマウスの骨では，61〜81％の骨芽細胞，大部分の脂肪細胞が，レプチン受容体を高発現するCAR細胞に由来することが示された（☞47頁，図4）[32]．

5 Nestin陽性細胞

米国のFrenetteらは，中間径フィラメントの一種であるnestinの神経幹細胞特異的プロモーターによってGFPが発現するnestin-GFPトランスジェニック（Tg）マウス[33]を用いて骨髄腔に局在する少数のnestin-GFP陽性細胞を同定し，$CD150^+CD41^-CD48^-$造血幹細胞の約60％がNestin-GFP陽性細胞と接着すると報告した[34]．また，誘導性nestin-Cre TgマウスとCreによってDTRが発現するTgマウスとを交配したマウスで，DT投与によりnestin-Cre陽性細胞の細胞死を誘導すると，造血幹細胞数が骨髄で約1/2に減少するが脾臓では増加することから造血幹細胞特異的ニッチを構成すると報告した[34]．一方，彼らは，nestin-GFP陽性細胞は，試験管内で骨芽細胞や脂肪細胞に分化する細胞とコロニーを形成する細胞（CFU-F）を含むことから，間葉系幹

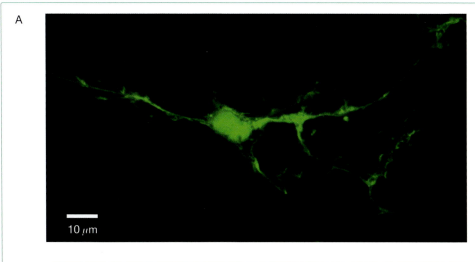

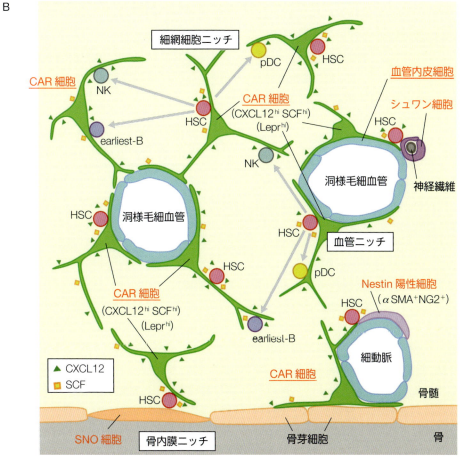

図1 骨髄の造血幹細胞・前駆細胞ニッチの候補細胞

(A) 成体骨髄でCXCL12とSCFを高発現し,長い突起を伸ばしている細網細胞(CAR細胞)がCXCL12-GFPノックインマウスで観察された.(B) 造血幹細胞の約94%はCAR細胞の突起と接着し[26],約60%が血管内皮細胞とも接着する[13].造血幹細胞は骨表面に局在する骨芽細胞やSNO細胞と接着するが[6,7,20],その頻度は少ない[13,14].また,動脈に沿ったNestin-GFP強陽性αSMA陽性NG2陽性細胞[34,35],動脈に沿った末梢神経と接着するGFAP陽性シュワン細胞が造血幹細胞特異的ニッチを構成する可能性が報告されている[36](文献43より改変).
HSC: hematopoietic stem cell, pDC: plasmacytoid dendritic cell, NK: natural killer cell

細胞でもあると結論した[34]．しかし，このnestin陽性細胞の研究には次のような問題がある．(a) nestin-GFP陽性細胞は特定のnestin-GFP Tgマウス系統で観察できるが，内因性のnestin mRNAを発現せず[32,35]，nestin陽性細胞とは呼べない．(b) nestin-GFP陽性細胞は，その中で多分化能を持つ細胞の頻度が不明で，増殖能が確認された細胞（CFU-F）は0.7％にすぎず[34]，有限でない自己複製能と，複数種類の間葉系細胞への分化能を併せもつ間葉系幹細胞であるとはいえない．(c) nestin陽性細胞が造血幹細胞ニッチとして必須の機能を持つことを証明するために用いられたnestin-Cre陽性細胞はnestin-GFP陽性細胞と一致せず[22]，CFU-Fをほとんど含まない[32]．(d) Nestin-Cre陽性細胞特異的にSCFまたはCXCL12を欠損させたマウスでは，造血幹細胞数が正常であった[22,28]．したがって，nestin陽性細胞の実体と機能については，さらなる検討が必要である．

最近，Kunisaki，Frenetteらは，改めて造血幹細胞ニッチは，骨髄腔の動脈に接着し，平滑筋マーカーαSMAとNG2を発現するnestin-GFP強陽性細胞であると報告した[35]．彼らの結論は，数理解析を用いると，造血幹細胞は，洞様毛細血管とは有意な近接はなく，動脈との距離は有意に近接していること，誘導性NG2-CreTgマウスとCreによってDT受容体遺伝子を発現するマウスを用いてNG2-Cre発現細胞の細胞死を誘導すると造血幹細胞が約1/3に減少することを根拠としている．しかし，Morrisonや筆者らの解析結果では，造血幹細胞の約60％が洞様毛細血管と接着しており，造血幹細胞と洞様毛細血管とが有意に近接していることが示唆される[12]．また，最近，NG2-Cre発現細胞は，平滑筋細胞，GFAP陽性シュワン細胞，骨細胞，軟骨細胞など多様な細胞を含むことが報告され[32]，その細胞死を誘導すると多種の細胞の細胞死が誘導される可能性がある．したがって，彼らの知見だけでnestin-GFP強陽性NG2陽性細胞が造血幹細胞ニッチとはいえないであろう．

6 シュワン細胞

山崎，中内らは，成体マウスのII型TGFβ受容体遺伝子の欠損を誘導すると，2週間後に造血幹細胞の細胞数が減少し細胞分裂が亢進すること，TGFβを活性化するインテグリンβ8が動脈に並走する神経と接着するGFAP陽性シュワン細胞で発現すること，$CD150^+CD41^-CD48^-$造血幹細胞分画の約25％がGFAP陽性シュワン細胞と接着すること，下肢の自律神経を切断すると支配下の骨髄でのみGFAP陽性シュワン細胞と造血幹細胞が共に減少することから，GFAP陽性シュワン細胞がTGFβファミリー分子を活性化する造血幹細胞ニッチとして働くと報告した[36]（☞図1B）．GFAP陽性シュワン細胞自身とそこで発現するインテグリンβ8が造血幹細胞の維持に必須であることを示す研究が待たれる．

7 造血幹細胞ニッチに特異的な細胞系列とその形成の分子機構

これまで述べたニッチを形成する細胞の候補は，いずれもニッチ特異的な細胞系列であるとはいえなかった．骨芽細胞は骨基質を産生する細胞であり，血管壁を形成する血管内皮細胞や神経細胞を保護するシュワン細胞は全身に分布する．また，CAR細胞は，骨芽細胞・脂肪細胞前駆細胞であるが，骨芽細胞・脂肪細胞前駆細胞は骨格筋や脂肪組織など，造血臓器以外にも存在する．そこで筆者らは，CAR細胞で特異的に発現し，その造血幹細胞・前駆細胞ニッチの機能形成と維持に必須の遺伝子の同定を試みた．CAR細胞は，骨芽細胞・脂肪細胞前駆細胞であり，骨芽細胞の発生に関連する遺伝子を発現するが，骨芽細胞分画と比較すると，ニッチ機能に重要なCXCL12とSCFの発現が著明に高いことに注目し，骨芽細胞とCAR細胞との間で遺伝子発現を比較することによって，フォークヘッドファミリーに属する転写因子FoxclがCAR細胞で著明に高いことを見出した[37]．Foxclは，ヒトで先天性の緑内障[38]や水頭症[39]の原因遺伝子として知られ，その遺伝

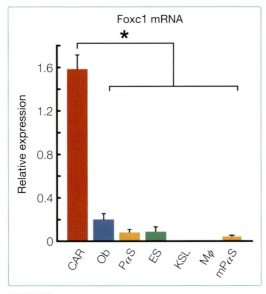

図2　成体骨髄でのFoxc1の発現

成体マウスの骨髄で，Foxc1 mRNA（対G3PDH）はCAR細胞で特異的に高発現している．CAR；CAR細胞，Ob；骨芽細胞，EC；血管内皮細胞，KSL；c-kit$^+$ Sca-1$^+$ Lin$^-$ 未分化造血細胞，mPαS；骨格筋のSca-1$^+$ CD31$^-$ PDGFRα$^+$ PαS細胞（文献38より転載）．

子欠損マウスは水頭症を伴い生後すぐに死亡する[40]．胎生期の四肢の骨形成では，はじめに軟骨が形成され，胎生14.5日の軟骨を取り囲む軟骨膜細胞でOsterixが発現し[41]，胎生16.5日に骨髄に侵入するOsterix陽性細胞の一部がPDGFRβを発現し，Osterix陽性PDGFRβ陽性細胞でFoxc1の発現が増加していた[37]．また，成体の骨髄でもFoxc1の発現はCAR細胞特異的であった（図2）[37]．

次に筆者らは，Foxc1のCAR細胞での機能を解析するために，久米らによって作製されたCre遺伝子の発現によりFoxc1遺伝子が欠損するFoxc1 floxマウスを，全てのCAR細胞を含む四肢の間葉系細胞でCre発現するPrx1-Creトランスジェニック（Tg）マウス[27]，大部分のCAR細胞でCAR細胞特異的にCreを発現するLepr-Creノックインマウスと交配し，CAR細胞でFoxc1を欠損するマウスを作製した．Prx1-Cre/Foxc1 flox/floxマウスの骨髄では，生後，造血幹細胞・前駆細胞の細胞数が減少し，次いで脂肪細胞が増加してゆき，3週齢では，造血幹細胞・前駆細胞やCAR細胞は著減して骨髄腔が脂肪細胞で満たされるに至った（図3）．一方，変異マウス骨髄の骨芽細胞や未分化な間葉系細胞であるSca-1$^+$CD31$^-$ PDGFRα$^+$ PαS細胞[42]は正常に存在していた．Lepr-Cre/Foxc1 flox/flox マウスでも造血幹細胞・前駆細胞の著減と脂肪細胞の著増が観察された[37]．次に，薬剤（タモキシフェン）投与で遺伝子欠損を誘導できるUbc-CreERT2 Tgマウスを用いて成体の骨髄でFoxc1の欠損を誘導すると，CAR細胞は存在するものの，CXCL12とSCFの発現量は低下し，造血幹細胞・前駆細胞の細胞数も著明に減少していた[37]．これらの知見より，Foxc1はCAR細胞特異的に発現し，発生過程のCAR細胞において，造血幹細胞・前駆細胞ニッチの形成と脂肪細胞への分化の抑制，成体のCAR細胞ではニッチの維持に必須であることが明らかになった（図4）[37]．この発見によって，脊椎動物ではじめて多能性組織幹細胞ニッチの形成と維持・調節の分子機構が明らかになり，同時に幹細胞ニッチに特化した細胞系列が存在することが初めて分子レベルで実証された．

おわりに

以上のように，近年，これまで不明であった造血幹細胞ニッチの実体が明らかになりつつある．骨芽細胞，Nestin-GFP強陽性NG2陽性細胞，GFAP陽性シュワン細胞は，生体骨髄での機能が十分明らかではないことから，造血幹細胞ニッチの条件をすべて満たすニッチを構成することが証明された細胞は，CAR細胞（SCF, lepr高発現細胞）と血管内皮細胞である．特にCAR細胞は，ニッチの構成に特化した細胞であり，この細胞を基盤とした研究によって，造血幹細胞・前駆細胞ニッチに関する理解が大きく深まることが期待される．しかし，現状では，造血幹細胞・前駆細胞ニッチの作用機構の全貌が解明されるには至っていない．たとえば，CAR細胞や血管内皮細胞の細胞数は，造血幹細胞・前駆細胞の細胞数より著明に多く，ショウジョウバエの生殖幹細胞ニッチを構成する細胞のように，その細胞数で幹細胞の

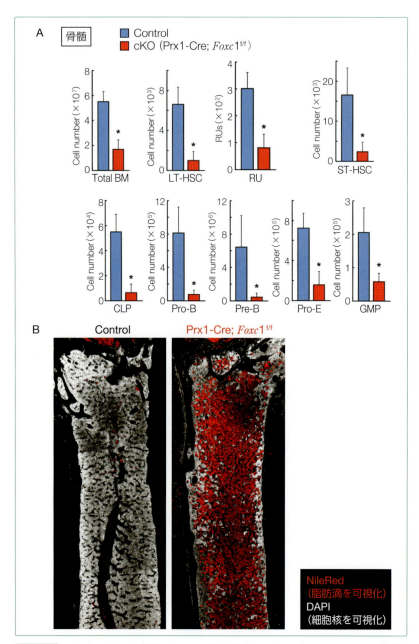

図3 すべてのCAR細胞でFoxc1を欠損するマウス(Prx1-Cre/$Foxc1^{flox/flox}$マウス)の骨髄

3週令の骨髄での造血幹細胞・前駆細胞数(A)と組織像(B).生後,CAR細胞と造血幹細胞・前駆細胞の細胞数が著明に減少し,3週令になると骨髄腔が脂肪細胞で満たされるに至った.Nile Red染色(脂肪滴;赤).DAPI染色(細胞核;白)(文献37より引用).

細胞数の調節機構を説明できない.また,各血球系列への分化の決定におけるニッチの関与,血球系列特異的ニッチの存在の有無も不明である.一方,造血幹細胞の大部分の細胞周期は広義の静止期(G0またはG1)であり,その維持機構は長年不明である.CXCL12やTGFβシグナルの関与が報告されているが,それらの遺伝子を欠損させても造血幹細胞の大部分は細胞分裂していない[26, 27, 36].また,CAR細胞やNestin-Cre陽性細胞を欠損させたマウスの造血幹細胞の細胞周期は亢進

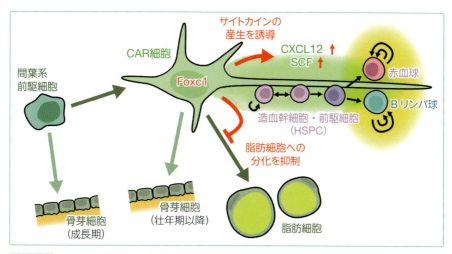

図4 CAR細胞の形成と機能

CAR細胞は，胎生期の軟骨膜細胞の一部より形成される脂肪細胞と骨芽細胞の前駆細胞であり，造血幹細胞の増殖と未分化性の維持，B前駆細胞や赤血球前駆細胞の増殖に必須のニッチを構成する．転写因子Foxc1は，CAR細胞特異的に発現し，CAR細胞の形成と維持，脂肪細胞への分化の抑制に必須である[37]．

しておらず[18]，造血幹細胞の静止期の維持におけるニッチの役割や作用機構は明らかではない．造血幹細胞の維持に必須のTPOは肝臓や腎臓で多く産生されていること，末梢血中を巡回している造血幹細胞は静止期で生存していることを考えると，造血幹細胞の静止期の維持には末梢血中に含まれるサイトカインで十分である可能性もある．造血幹細胞・前駆細胞が，CXCL12やSCFを高発現するCAR細胞の突起のネットワークの一部に散在する状況で，どのようにして造血幹細胞・前駆細胞や成熟血液細胞の細胞数が一定に維持されるのかは今後の重要な問題である．近年は，ニッチ細胞の分離や，機能遺伝子をニッチ細胞特異的に欠損させる研究が可能となっている．今後，造血幹細胞ニッチに関する研究により，正常の造血幹細胞・前駆細胞の制御機構に加え，ニッチによって抗がん剤から保護される可能性がある白血病幹細胞の維持機構の理解が深まり，これらを基盤とした新しい白血病治療法の開発が期待される．

参考文献

1) Weiss L. The hematopoietic microenvironment of the bone marrow: an ultrastructural study of the stroma in rats. Anat Rec 1976; 186(2): 161-184.
2) Dexter TM, Allen TD, Lajtha LG. Conditions controlling the proliferation of haemopoietic stem cells in vitro. J Cell Physiol 1977; 91(3): 335-344.
3) Katayama Y, Frenette PS. Galactocerebrosides are required postnatally for stromal-dependent bone marrow lymphopoiesis. Immunity 2003; 18(6): 789-800.
4) Schofield R. The relationship between the spleen colony-forming cell and the haemopoietic stem cell. Blood Cells 1978; 4: 7-25.
5) Taichman RS, Emerson SG. Human osteoblasts support hematopoiesis through the production of granulocyte colony-stimulating factor. J Exp Med 1994; 179(5): 1677-1682.
6) Zhang J, Niu C, Ye L, et al. Identification of the haematopoietic stem cell niche and control of the niche size. Nature 2003; 425, 836-841.
7) Calvi LM, Adams GB, Weibrecht KW, et al. Osteoblastic cells regulate the haematopoietic stem cell niche. Nature 2003; 425, 841-846.
8) Xie T, Spradling AC. A niche maintaining germ line stem cells in the Drosophila ovary. Science 2000; 290(5490): 328-330.
9) Song X, Zhu CH, Doan C, et al. Germline stem cells anchored by adherens junctions in the Drosophila ovary niches. Science 2002; 296: 1855-1857.
10) Visnjic D, Kalajzic Z, Rowe DW, et al. Hematopoiesis is severely altered in mice with an induced osteoblast deficiency. Blood 2004; 103, 3258-3264.
11) Arai F, Hirao A, Ohmura M, et al. Tie2/angiopoietin-1 signaling regulates hematopoietic stem cell quiescence in the bone marrow niche. Cell 2004; 118: 149-161.

12) Kiel MJ, He S, Ashkenazi R, et al. Haematopoietic stem cells do not asymmetrically segregate chromosomes or retain BrdU. Nature 2007; 449(7159): 238-242.
13) Kiel, MJ. Yilmaz OH, Iwashita T, et al. SLAM family receptors distinguish hematopoietic stem and progenitor cells and reveal endothelial niches for stem cells. Cell 2005; 121: 1109-1121.
14) Kiel MJ, Radice GL, Morrison SJ. Lack of evidence that hematopoietic stem cells depend on N-cadherin-mediated adhesion to osteoblasts for their maintenance. Cell Stem Cell 2007; 1: 204-217.
15) Kiel MJ, Acar M, Radice GL, et al. Hematopoietic stem cells do not depend on N-cadherin to regulate their maintenance. Cell Stem Cell 2009; 4: 170-179
16) Greenbaum AM, Revollo LD, Woloszynek JR, et al. N-cadherin in osteolineage cells is not required for maintenance of hematopoietic stem cells. Blood 2012; 120(2): 295-302.
17) Bromberg O, Frisch BJ, Weber JM, et al. Osteoblastic N-cadherin is not required for microenvironmental support and regulation of hematopoietic stem and progenitor cells. Blood 2012; 120(2): 303-313.
18) Omatsu Y, Sugiyama T, Kohara H, et al. The essential functions of adipo-osteogenic progenitors as the hematopoietic stem and progenitor cell niche. Immunity 2010; 33(3): 387-399.
19) Li JY, Adams J, Calvi LM, et al. PTH expands short-term murine hemopoietic stem cells through T cells. Blood 2012; 120(22): 4352-4362.
20) Miller CL, Rebel VI, Lemieux ME, et al. Studies of W mutant mice provide evidence for alternate mechanisms capable of activating hematopoietic stem cells. Exp Hematol 1996; 24(2): 185-194.
21) Kimura Y, Ding B, Imai N, et al. c-Kit-mediated functional positioning of stem cells to their niches is essential for maintenance and regeneration of adult hematopoiesis. PLoS One 2011; 6(10): e26918.
22) Ding L, Saunders TL, Enikolopov G, et al. Endothelial and perivascular cells maintain haematopoietic stem cells. Nature 2012; 481(7382): 457-462.
23) Oguro H, Ding L, Morrison SJ. SLAM Family Markers Resolve Functionally Distinct Subpopulations of Hematopoietic Stem Cells and Multipotent Progenitors. Cell Stem Cell 2013; 13(1): 102-116.
24) Kimura S, Roberts AW, Metcalf D. Hematopoietic stem cell deficiencies in mice lacking c-Mpl, the receptor for thrombopoietin. Proc Natl Acad Sci U S A 1998; 95(3): 1195-1200.
25) Buza-Vidas N, Antonchuk J, Qian H, et al. Cytokines regulate postnatal hematopoietic stem cell expansion: opposing roles of thrombopoietin and LNK. Genes 2006; 20(15): 2018-2023.
26) Sugiyama T, Kohara H, Noda M, et al. Maintenance of the hematopoietic stem cell pool by CXCL12-CXCR4 chemokine signaling in bone marrow stromal cell niches. Immunity 2006; 25: 977-988.
27) Greenbaum A, Hsu YM, Day RB, et al. CXCL12 in early mesenchymal progenitors is required for haematopoietic stem-cell maintenance. Nature 2013; 495: 227-230.
28) Ding L, Morrison SJ. Haematopoietic stem cells and early lymphoid progenitors occupy distinct bone marrow niches. Nature 2013; 495: 231-235.
29) Nagasawa T, Hirota S, Tachibana K, et al. Defects of B-cell lymphopoiesis and bone-marrow myelopoiesis in mice lacking the CXC chemokine PBSF/SDF-1. Nature 1996; .382: 635-638.
30) Ara T, Tokoyoda K, Sugiyama T, et al. Long-term hematopoietic stem cells require stromal cell-derived factor-1 for colonizing bone marrow during ontogeny. Immunity 2003; 19: 257-267.
31) Tokoyoda K, Egawa T, Sugiyama T, et al. Cellular niches controlling B lymphocyte behavior within bone marrow during development. Immunity 2004; 20(6): 707-718.
32) Zhou BO, Yue R, Murphy MM, et al. Leptin-Receptor-Expressing Mesenchymal Stromal Cells Represent the Main Source of Bone Formed by Adult Bone Marrow. Cell Stem Cell 2014; 15: 154-168.
33) Day K, Shefer G, Richardson JB, et al. Nestin-GFP reporter expression defines the quiescent state of skeletal muscle satellite cells. Dev Biol 2007; 304: 246-259.
34) Méndez-Ferrer S, Michurina TV, Ferraro F,. et al. Mesenchymal and haematopoietic stem cells form a unique bone marrow niche. Nature 2010; 466: 829-834.
35) Kunisaki Y, Bruns I, Scheiermann C, et al. Arteriolar niches maintain haematopoietic stem cell quiescence. Nature 2013; 502(7473): 637-643.
36) Yamazaki S, Ema H, Karlsson G, et al. Nonmyelinating Schwann cells maintain hematopoietic stem cell hibernation in the bone marrow niche. Cell 2011; 147(5): 1146-1158.
37) Omatsu Y, Seike M, Sugiyama T, et al. Foxc1 is a critical regulator of haematopoietic stem/progenitor cell niche formation. Nature2014; 508(7497): 536-540.
38) Nishimura DY, Swiderski RE, Alward WL, et al. The forkhead transcription factor gene FKHL7 is responsible for glaucoma phenotypes which map to 6p25. Nat Genet 1998; 19(2): 140-147.
39) Aldinger KA, Lehmann OJ, Hudgins L, et al. FOXC1 is required for normal cerebellar development and is a major contributor to chromosome 6p25.3 Dandy-Walker malformation. Nat Genet 2009; 41(9): 1037-1042.
40) Kume T, Deng KY, Winfrey V, et al. The forkhead/winged helix gene Mf1 is disrupted in the pleiotropic

mouse mutation congenital hydrocephalus. Cell 1998; 12; 93(6): 985-996.
41) Maes C, Kobayashi T, Selig MK, et al. Osteoblast precursors, but not mature osteoblasts, move into developing and fractured bones along with invading blood vessels. Dev Cell 2010; 19: 329-344.
42) Morikawa S, Mabuchi Y, Kubota Y, et al. Prospective identification, isolation, and systemic transplantation of multipotent mesenchymal stem cells in murine bone marrow. J Exp Med 2009; 206: 2483-2496.
43) Nagasawa T, Omatsu Y, Sugiyama T. Control of hematopoietic stem cells by the bone marrow stromal niche: the role of reticular cells. Trends Immunol 2011; 32(7): 315-320.

3

脈管形成

血管／リンパ管発生

はじめに

　生体内の隅々に広がる脈管のネットワークは，脊椎動物における体内循環システムを担い，個体発生・生命維持にとって必要不可欠な役割を果たしている．以前は，脈管は単に血液やリンパ液などを運搬するためだけの管状ネットワークと考えられてきたが，周辺組織との相互作用を通じて微小環境を制御し，発生過程，臓器形成と機能維持，種々の病態形成にも積極的に関わっている．脊椎動物の脈管は閉鎖性の血管系と開放性のリンパ管系に大別され，血管系は動脈・静脈・毛細血管，リンパ管系は毛細リンパ管・集合リンパ管に分類され，各々に特徴的な機能と構造を有する（図1）．発生における脈管形成の過程は，中胚葉における血管内皮細胞の発生（分化）に始まり，初期血管網の形成，血管の成熟化とリモデリング，静脈内皮細胞からリンパ管内皮細胞の発生，血管・リンパ管の多様化へと順次展開される．

　従来の解剖学・発生学を主体とした形態学的解析に加え，近年急激に発展してきた分子生物学的手法を用いた解析により，血管とリンパ管の発生や形成を制御する因子とその作用メカニズムの理解が急激に進んでいる．本章では，内皮細胞を中心に血管系とリンパ管系の形成メカニズムについて概説する．

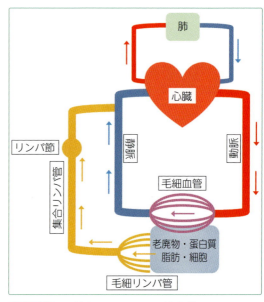

図1 脈管ネットワークの基本構造

脈管は血管系とリンパ系に大別され，血管系は動脈・静脈・毛細血管，リンパ管系は毛細リンパ管・集合リンパ管に分類される．末端組織では，毛細血管を介して酸素や栄養分の交換が行われる．同時に，高分子の蛋白質・脂肪・免疫細胞などは毛細リンパ管から取り込まれ，集合リンパ管を経て血管系へ還流される．

1 血管の発生

1）血管の構造

　血管の基本的な構造は，血管の内腔側を覆う血管内皮細胞とその周辺を取り囲む壁細胞（ペリサイトと血管平滑筋細胞）の2種類の細胞によって維持されている．毛細血管では，内皮細胞とペリサイトが共に基底膜に包まれた構造をしており，

互いに接触している．大動静脈では，血管壁は内膜・中膜・外膜の三層からなり，内膜の内側を単層の内皮細胞が覆い，基底膜・内弾性板を挟んで，中膜に平滑筋細胞が存在している．動脈と静脈では基本的に同様の構造をしているが，動脈は心臓から押し出された血液を流すために強い圧力がかかる影響で中膜が厚くなる特徴がある．一方，動脈のような圧力の負荷がない静脈には，血液の逆流を防ぐために静脈弁が形成される．

2）血管の発生

血管は，胎児の発生において最も早期に形成される臓器の一つである．発生初期において，中胚葉性細胞が血管前駆細胞を経て内皮細胞へと分化し，まったく新しい脈管系を形成する過程を脈管形成（vasculogenesis）という（図2)[1-4]．血管前駆細胞の出現に特に重要と考えられている因子は，血管内皮増殖因子（vascular endothelial growth factor：VEGF）の受容体であるVFGFR2（Flk1）

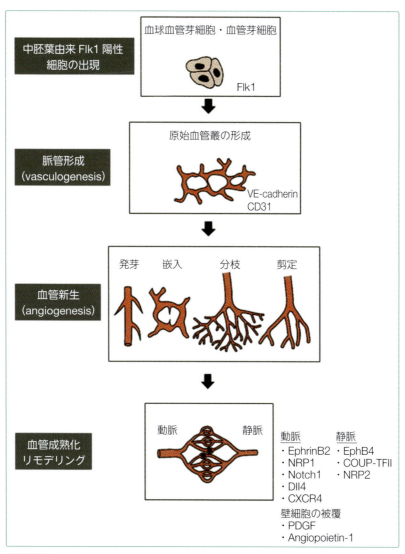

図2 血管形成の過程

胎児の発生過程において，中胚葉由来の血球血管芽細胞や血管芽細胞は内皮細胞に分化して，原始血管叢を形成し，続いて血管新生により全身へ血管のネットワークを広げていく．並行して，内皮細胞によって構成された血管は，壁細胞によって裏打ち構造が形成され成熟した血管となる．

である．卵黄嚢においては，血球血管芽細胞（ヘマンジオブラスト）が血島と呼ばれる細胞集団を形成し，その集団の外側の細胞群が内皮細胞となり原始血管叢が作られ，内側の細胞は胎児型の血球細胞系へと分化する．胎仔においても，中胚葉領域からFlk1陽性の血管芽細胞（アンジオブラスト）が出現し，原始血管叢を形成する．

脈管形成に対して，既に組織中に存在する血管の内皮細胞が血管新生刺激に反応して，血管が出芽や分枝を繰り返して新しい血管網が全身へと広がっていく過程を血管新生（angiogenesis）という（図2）．胎児の発生過程では，脈管形成の後に，血管新生が引き続き起こる．心臓が形成され血液の循環が始まると，血流のシェアストレスなどに応答して，新生血管の発芽・剪定・嵌入・分枝が行われて血管の大小が決定していき，階層性を有する樹状の血管ネットワークが形成され（血管リモデリング），基底膜の形成や壁細胞による裏打ち構造の形成を経て，構造として安定化した血管が形成される（血管成熟化）[1-3]．壁細胞の動員には，内皮細胞が産生する血小板由来成長因子（platelet derived growth factor-B：PDGF-B）が壁細胞に発現する受容体PDGFR-βを活性化し誘導する．次いで，内皮細胞の近くに移動した壁細胞はAngiopoietin-1（Ang1）を産生し，内皮細胞が発現するTie-2受容体に結合し，内皮細胞と壁細胞の接着を促進して血管が安定化される[4]．

卵黄嚢，背側大動脈，主静脈に加えて，肺や膵臓などの内肺葉由来の臓器の血管が脈管形成によって作られるのに対し，腎臓や脳の血管は血管新生によって作られる．従来，胎生期の後期以降と生後すべての時期の血管形成は，すべてangiogenesisタイプによるものと考えられてきた．しかし，近年になって成熟個体においても骨髄・末梢血中に血管前駆細胞が存在し，内皮細胞への分化を伴うvasculogenesisタイプの血管形成が生じることが証明されている[5,6]．ごく最近では，様々な臓器における末梢血管中に内皮幹細胞様細胞の存在も報告されている[7]．

3）内皮細胞の多様性

最近，出芽による血管新生の過程では，階層性を異にする3つのタイプの内皮細胞が存在することがわかってきた．出芽の先端には運動性が高く伸長方向を決定するtip（先端）細胞が位置し，その後方には伸長を支えるため増殖性のstalk（茎）細胞が続く．さらに，基底部分には壁細胞の被覆を伴う安定化した血管へと誘導するphalanx

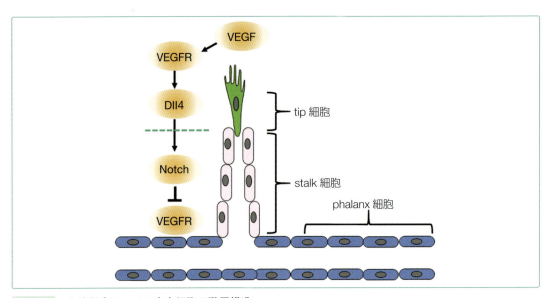

図3 血管新生における内皮細胞の階層構造

VEGFをはじめとする血管新生刺激に応答して，出芽部位の先端には運動性が高いtip細胞が存在し，その後方には増殖性のstalk細胞が続く．血管新生が終息する際にはphalanx細胞が壁細胞の被覆を誘導し血管の安定化に寄与する．

細胞と呼ばれる細胞群が位置する（図3）[8,9]．Tip細胞はNotchリガンドのDll4を発現し，stalk細胞のNotch1に作用してVEGFR2の発現を抑制し過剰な発芽を抑制する．このような効果は，側方抑制作用と呼ばれ，Dll4/Notch1系は血管新生の先端部において負のフィードバック調節を担っていると考えられる[8]．

Notchシグナルは動脈内皮細胞の分化にとっても重要な働きをしている．内皮細胞において，VEGFはVEGFR2を介してDll4の発現を促進し，隣接する内皮細胞のNotchシグナルを活性化して動脈マーカーのephrinB2の発現を促進し，逆に静脈マーカーであるEphB4の発現を抑制することによって動脈内皮への分化に寄与する[10]．これに対し，核内受容体COUP-TFIIは，Notchシグナルを抑制することによって，静脈内皮への分化を促進することが報告されている[11]．

2 リンパ管の発生

1) リンパ管の構造

リンパ管は毛細リンパ管と集合リンパ管の2種類から構成される．毛細リンパ管は単層のリンパ管内皮細胞から構成されており，先端が閉じられた盲端状である．毛細リンパ管の内皮細胞間は不連続なボタン様結合となっており，血管と比較して基底膜が乏しく，壁細胞もみられない．しかし，細胞膜から伸長した繋留フィラメントと呼ばれる繊維が周囲組織の細胞外基質に結合していて，間質圧が高くなっても構造が崩壊しないようになっている．蛋白質や脂肪などのマクロ分子や免疫細胞が，広い細胞間隙から組織液とともにリンパ管内に取り込まれる（図4）．一方，集合リンパ管の内皮細胞間の結合はより密になっており，結合面がジッパー様に観察される．また，内皮細胞は基底膜に囲まれ，リンパ液の流れを生み出すための収縮機能を有する壁細胞で被覆されている．集合リンパ管にはリンパ液の逆流を防ぐためのリンパ弁が存在する[12]．

2) リンパ管内皮細胞の発生

従来からリンパ管の起源については，静脈の血管内皮細胞に由来する説と間葉組織内の細胞に由来する説が長く議論されてきた．しかし，近年の遺伝子操作技術の向上により，動物個体を用いてリアルタイムで細胞の系譜を追うことが可能となり，Oliverらの報告によってリンパ管が静脈内皮細胞から発生するとする前者の説が証明された[13]．最近では，マウス胚においては体節間静脈や表在静脈からもリンパ管内皮細胞が発生することが報告されている．ここ数年の間に，リンパ管内皮細胞のマーカーや制御因子が数多く同定され，リン

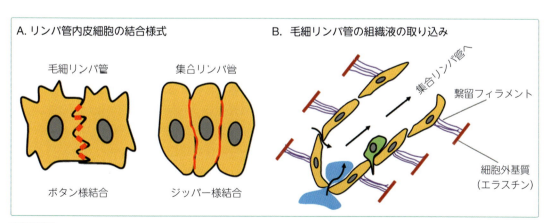

図4　毛細リンパ管の構造

A：毛細リンパ管の内皮細胞間は不連続なボタン様結合となっているのに対し，集合リンパ管はより密なジッパー様の結合をしている．
B：毛細リンパ管では，広い細胞間隙から蛋白質や脂肪などのマクロ分子や免疫細胞が組織液とともにリンパ管内に取り込まれる．

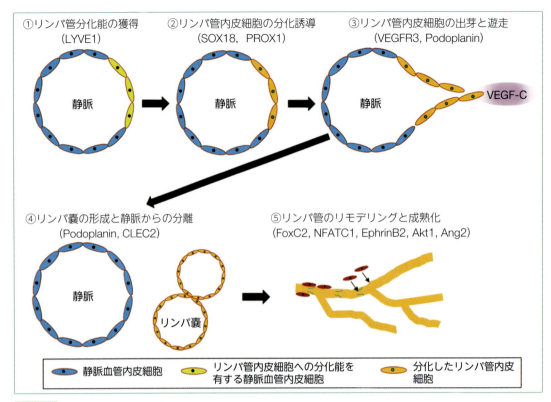

図5　リンパ管の発生過程

哺乳類におけるリンパ管の発生は、最初に静脈内皮細胞からリンパ管内皮細胞が分化し、増殖・遊走により初期のリンパ嚢が出現し、血管から分離して融合や分岐を経てリンパ管網が形成され、最終的にリンパ管が成熟化し完了する。

パ管形成の分子メカニズムの理解が飛躍的に進んだ（図5）。

マウス胚では、胎生9日頃に静脈内皮細胞の集団の中にヒアルロン酸レセプターであるlymphatic vessel endothelial hyaluronan receptor 1（Lyve-1）を発現する細胞が出現し、リンパ管内皮細胞への分化能を獲得した状態になる。胎生10日目頃にはLyve-1発現細胞の一部に転写制御因子であるsex determining region Y box 18（Sox18）とprospero homeobox protein 1（Prox1）が順次発現し、血管内皮細胞からリンパ管内皮細胞への分化が開始する。静脈血管内皮細胞においてSox18はProx1の遺伝子プロモーターに結合し、COUP-TFIIと協調してProx1の発現を亢進する[14,15]。このProx1の発現がきっかけとなり、VEGFR2やurokinase-type plasminogen activator（uPA）などの血管内皮細胞のマーカーの発現が減弱し、反対にリンパ管内皮細胞のマーカーであるVEGFR3や糖蛋白のpodoplaninの発現が増加する。VEGFR3の発現はもともと一過性に血管内皮細胞でもみられるが、徐々にリンパ管内皮細胞に限局した発現となる。これによりリンパ管内皮細胞は、VEGFR3のリガンドであるVEGF-Cを発現する間葉系組織へ向かって静脈から出芽・遊走を開始し、胎生12日頃には初期リンパ嚢を形成する。また、Podoplaninは血小板に発現するC-type lectin receptor 2（CLEC2）に結合して血小板を凝集し、静脈とリンパ管を分離する役割があることが報告されている[16]。その他、リンパ嚢の形成に関わる分泌性因子として、Adrenomedullin（ADM）やCollagen and calcium-binding EGF domain-containing protein 1（CCBE1）が報告されている[17,18]。

3）リンパ管の成熟化

静脈から分離した初期リンパ嚢は、融合・分岐

を経てリンパ叢を形成した後，出芽によって全身性にリンパ管が広がっていく．一部の毛細リンパ管は，集合リンパ管へと成熟化し，最終的に階層性のあるリンパ管のネットワークが作り上げられる．リンパ弁に強く発現するフォークヘッド転写因子 Forkhead box protein C2 (FoxC2) は，calcinuerin/ Nuclear factor of activated T-cells, cytoplasmic 1 (NFATC1) シグナル経路を介して，平滑筋細胞の動員やリンパ弁の形成・維持を制御し，集合リンパ管への成熟化において重要な役割を果たす[19]．平滑筋細胞の動員については，RAC-alpha serine/threonine-protein kinase (Akt1) 欠損マウス，Reelin欠損マウス，ephrinB2のPDZドメインを欠失させたマウスにおいても異常がみられる．その他，elastin microfibril interfacer 1 (Emilin1)/Integrin α 9, Semaphorin-3A (Sema3a)/neuropilin-1 (Nrp1), bone morphogenetic protein-9 (Bmp9)/Activin receptor-like kinase-1 (Alk1), Angiopoietin/Tie2などの多様なシグナル伝達経路がリンパ弁の形成過程に関わることが報告されている[18]．

成熟個体におけるリンパ管形成は，創傷治癒・癌・炎症部位などといった限定された環境でのみ生じ，既存のリンパ管内皮細胞による増殖・出芽・遊走・管腔形成の過程を経て形成され，基本的に胎生期のリンパ管内皮細胞の分化を伴わないと考えられている．成体におけるリンパ管形成には，VEGFR3シグナル経路をはじめ，Tie2, PDGFR-β, 幹細胞増殖因子受容体（hepatocyte growth factor receptor：HGFR）のシグナル経路が関わると報告されている[20,21]．

おわりに

分子生物学的手法を用いた解析により，VEGFやangiopoietinなどの元々脈管系に作用する因子に加え，Eph/ephrin系やDll/Notch系のように様々な発生・分化に関わる分子群の関与も明らかになり，脈管形成のメカニズムの理解が飛躍的に進んだ．そのうえで，これまでは複雑な脈管形成を理解する場合に，性質が似た内皮細胞が単純に遊走・増殖を繰り返して伸長して脈管形成を行うものと理解してきた．しかしながら，tip細胞・stalk細胞・血管内皮幹細胞などの存在が示すように，局所では内皮細胞の性質は均一ではなく，かなりヘテロな状況であることもわかってきた．今後は内皮細胞の多様性を理解しつつ，遺伝的要因に加え環境的要因も含めた総合的な脈管形成の分子メカニズムを理解していくことが重要と思われる．

参考文献

1) Armulik A, Abramsson A, Betsholtz C. Endothelial/pericyte interactions. Circ Res 2005; 97(6): 512-523.
2) Asahara T, Kawamoto A, Masuda H. Concise review: Circulating endothelial progenitor cells for vascular medicine. Stem Cells 2011; 29(11): 1650-1655.
3) Carmeliet P. Mechanisms of angiogenesis and arteriogenesis. Nat Med 2000; 6(4): 389-395.
4) Coultas L, Chawengsaksophak K, Rossant J. Endothelial cells and VEGF in vascular development. Nature 2005; 438(7070): 937-945.
5) Duarte A, Hirashima M, Benedito R, et al. Dosage-sensitive requirement for mouse Dll4 in artery development. Genes Dev 2004; 18(20): 2474-2478.
6) François M, Caprini A, Hosking B, et al. Sox18 induces development of the lymphatic vasculature in mice. Nature 2008; 456(7222): 643-647.
7) Fritz-Six KL, Dunworth WP, Li M, et al. Adrenomedullin signaling is necessary for murine lymphatic vascular development. J Clin Invest 2008; 118(1): 40-50.
8) Gale NW, Thurston G, Hackett SF, et al. Angiopoietin-2 is required for postnatal angiogenesis and lymphatic patterning, and only the latter role is rescued by Angiopoietin-1. Dev Cell 2002; 3(3): 411-423.
9) Herbert SP, Stainier DY. Molecular control of endothelial cell behaviour during blood vessel morphogenesis. Nat Rev Mol Cell Biol 2011; 12(9): 551-564.
10) Kajiya K, Hirakawa S, Ma B, et al. Hepatocyte growth factor promotes lymphatic vessel formation and function. EMBO J 2005; 24(16): 2885-2895.
11) Lin Y, Weisdorf DJ, Solovey A, et al. Origins of circulating endothelial cells and endothelial outgrowth from blood. J Clin Invest 2000; 105(1): 71-77.
12) Naito H, Kidoya H, Sakimoto S, et al. Identification and characterization of a resident vascular stem/progenitor cell population in preexisting blood vessels. EMBO J 2012; 31(4): 842-855.
13) Norrmén C, Tammela T, Petrova TV, et al. Biological

basis of therapeutic lymphangiogenesis. Circulation 2011; 123(12): 1335-1351.
14) Oliver G, Srinivasan RS. Endothelial cell plasticity: how to become and remain a lymphatic endothelial cell. Development 2010; 137(3): 363-372.
15) Phng LK, Gerhardt H. Angiogenesis: a team effort coordinated by notch. Dev Cell 2009; 16(2): 196-208.
16) Risau W. Mechanisms of angiogenesis. Nature 1997; 386(6626): 671-674.
17) Sabine A, Agalarov Y, Maby-El Hajjami H, et al. Mechanotransduction, PROX1, and FOXC2 cooperate to control connexin37 and calcineurin during lymphatic-valve formation. Dev Cell 2012; 22(2): 430-445.
18) Suzuki-Inoue K, Inoue O, Ding G, et al. Essential in vivo roles of the C-type lectin receptor CLEC-2: embryonic/neonatal lethality of CLEC-2-deficient mice by blood/lymphatic misconnections and impaired thrombus formation of CLEC-2-deficient platelets. J Biol Chem 2010; 285(32): 24494-24507.
19) Tammela T, Alitalo K. Lymphangiogenesis: Molecular mechanisms and future promise. Cell 2010; 140(4): 460-476.
20) Yang Y, Oliver G. Development of the mammalian lymphatic vasculature. J Clin Invest 2014; 124(3): 888-897.
21) You LR, Lin FJ, Lee CT, et al. Suppression of Notch signalling by the COUP-TFII transcription factor regulates vein identity. Nature 2005; 435(7038): 98-104.

4

神経と血管のワイヤリング

はじめに

血管と神経は，ともに体全体に規則正しいパターンで張り巡らされる．血管の主な役割は，酸素や栄養素，老廃物などの運搬であり，神経の主な役割は，情報伝達である．血管と神経が作るネットワークの一部は，解剖学的にみると非常に似通ったパターンをもつことが古くから知られている．このパターンの類似性は，単なる偶然の産物によるものではなく，血管と神経が相互に作用しあって生み出されることが近年の研究からわかってきた．この血管-神経間の相互作用を神経-血管ワイヤリングと呼ぶ．では，神経-血管ワイヤリングによってパターンが生み出される仕組みはどのようなものなのだろうか．この章では，血管と神経が形成される発生過程を中心に，神経-血管ワイヤリングの仕組みについて概説する．

1 中枢神経組織における血管ネットワークの形成

脳や脊髄といった中枢神経組織の血管を眺めると，末梢組織に比べて非常に密な血管網が形成されているのがわかる．哺乳類を例にあげると，脳は体重の2%程度しかないにもかかわらず，心臓から供給される血液成分の約20%を受け取っている[1]．これは中枢神経組織が他の組織に比べて，酸素やグルコースをより多く消費するためであり，このことからも，中枢神経組織における血管ネットワークの重要性は明らかである．

では，中枢神経組織内の密な血管ネットワークはどのようにして形成されるであろうか．中枢神経組織における血管形成は，組織の周囲を取り巻く血管網（軟膜血管：pial vessel または peri-neural vascular plexus）が形成される所から始まる（第一段階：図1）．続いてこの軟膜血管は，新た

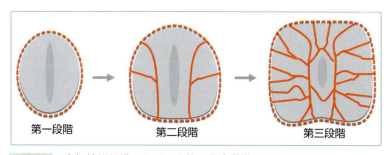

図1 中枢神経組織における血管の発生段階

中枢神経周囲に軟膜血管が形成される（第一段階）．続いて，組織内部に血管が侵入し基盤となる血管パターンが形成される（第二段階）．さらに発生が進むと血管ネットワークはより複雑なものになる（第三段階）．

に分岐して組織内に侵入し、ある程度決まった位置を通って伸びていく（第二段階：図1）。さらに発生が進むと、すでに作られた血管をもとに新たな分岐が生じて、複雑かつ密な血管ネットワークが作られていく（第三段階：図1）。ここでは便宜上、3つの段階に分けて説明する。

1）第一段階

　脳や脊髄は、発生初期の段階では、神経管と呼ばれる神経上皮の管から形成される。神経管は、ニューロンに分化する前の細胞、つまり神経前駆細胞によって構成される。脳や脊髄を取り巻く軟膜血管の形成は、この神経管が形成された後に起こることが知られている[2,3]。軟膜血管のもとになる細胞であるアンジオブラスト（angioblast）は体節中胚葉に由来し、このアンジオブラストが神経管の周囲に集まることで軟膜血管が形成される（図2）。では、軟膜血管の形成に、神経管はなんらかの役割を果たしているのであろうか。このことを調べるために、ニワトリ胚にマウスの神経管を移植するといった実験がなされた[4]。ニワトリ胚に、軟膜血管が形成される前のマウス神経管を移植したとき、マウス由来の神経管の周囲に軟膜血管が形成されるかについて調べられた。もし神経管が軟膜血管形成を積極的に誘導するならば、移植された神経管の周囲に血管形成が起こるはずである。結果は予想されたように、移植されたマウス由来の神経管の周囲に軟膜血管が形成された。それに対し、アクリルビーズや脊索（非神経組織）を移植した場合には、その周囲に血管が形成されなかった。このことから、神経管が積極的に軟膜血管形成を誘導していることが示された。

2）第二段階

　中枢神経組織の中に形成される血管は、軟膜血管が分岐して伸長するという、血管新生（angiogenesis）のプロセスによって作られる（血管新生については他の章参照）。軟膜血管が分岐し、組織内部へと侵入した血管は、決まったルートを通って伸展する。血管の侵入点や走行ルートは、組織や動物種によって若干異なるため、ここではマウス胚の後脳と、トリ胚の脊髄について説明する。

　マウス後脳における軟膜血管からの分岐タイミングは、後脳側方部の複数の場所で同時に起こる（図3）[5-7]。続いて、組織内部へと侵入した血管は、各々が後脳の内腔面に向かって垂直に伸びていく。これらの血管が脳室下帯（subventricular zone）に到達すると、今度はT字型に分岐し、内腔面に対して水平方向に伸長する。やがて複数の侵入点から伸びた血管が脳室下帯領域でつながることによって、血管ネットワークの基盤ができあがる。このような複数点から同時に侵入して血管ネットワークを形成する過程は、マウスの大脳や脊髄にもみられる。

　トリ胚の脊髄組織への血管侵入は、マウスに比べて時系列に従って順序よく進行する（図3）。最初に、脊髄腹側に位置する底板（floor plate）の両端部の軟膜血管で分岐が起こり、それらが組

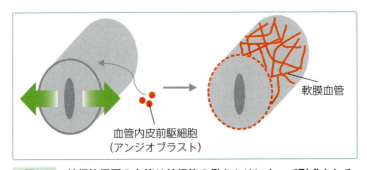

図2　神経管周囲の血管は神経管の働きかけによって形成される

体節中胚葉に由来するアンジオブラストが神経管からのシグナルを受け神経管周囲に誘引される。神経管周囲に到達したアンジオブラストは軟膜血管を形成する。

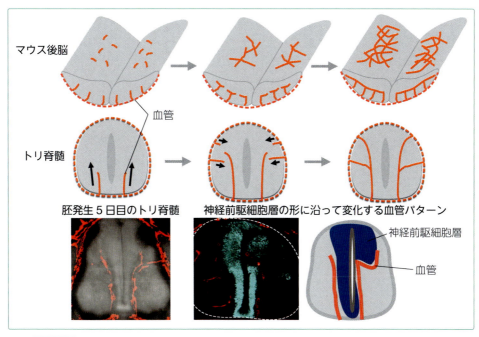

図3　軟膜血管から分岐により中枢神経組織の内部の血管パターンが形成される

織内部へと侵入する[3, 8, 9]．この血管は神経前駆細胞層（ventricular zone）に沿うように背側方向へと伸長する．この血管伸長にやや遅れて，脊髄側方部にある軟膜血管から新たな分岐が生じる．この血管は脊髄内腔面に向かって伸長した後に，先に脊髄腹側から伸長してきた血管と融合することで，血管ネットワークの基盤を作る．最近，我々は脊髄に最初に侵入する血管の走行ルートについて，いくつかの興味深い現象を見出した[10]．たとえば，腹側から背側方向に伸びる血管のルートの規定には，神経前駆細胞層の働きが重要であるらしいということである．神経前駆細胞層と分化した神経層（ニューロン層）との境界面を遺伝子操作によって人工的にずらした際，神経前駆細胞層の変化に従って血管パターンも変化した．これは脊髄の神経前駆細胞層が血管パターンを決める上で重要な役割をもつ可能性を示すものである．このような血管ネットワークの形成過程は，トリ胚後脳においても共通しているようにみえる．マウスとトリで血管形成過程になぜこのような違いが生まれるのかは未解明であるが，生物の多様性が血管形成に反映されるという意味で興味深い．

ここからは，中枢神経組織内の血管形成に関わる分子群について概説する．最も注目すべき分子は，血管内皮成長因子（vascular endothelial growth factor：VEGF）である．中枢神経組織においてVEGFを欠損させたノックアウトマウスでは，脳，脊髄ともに血管の数が大幅に減少する[11]．また，VEGFのヘパリン結合型アイソフォームを欠損させたミュータントマウスにおいては，中枢神経組織内の血管の分岐に異常が生じる[5]．さらに，VEGFヘパリン結合型アイソフォームと結合するVEGFのコレセプターであるニューロピリン（Neuropilin）のミュータントマウスにおいても，血管分岐に異常がみられる[6]．これらのことは，VEGFの中でも特にヘパリン結合型のVEGFが血管形成に重要な役割をもつことを示す．実際に中枢神経組織内においては，ヘパリン結合型のVEGFが豊富に存在している[12]．トリ胚においてもVEGFの阻害因子である可溶性型VEGFレセプター1（別名sFLT-1）を脊髄に強制発現させると，血管形成が阻害される（James, 2009 #12; Takahashi, 2015 #11）．逆にVEGFを強制発現させると，脊髄内血管の侵入点が増加し，また血管数も上昇する．このようにVEGFは，動物種を問わず，中枢神経組織の血管形成において必要かつ

十分な因子であることがわかる.

血管形成に関わるVEGF以外の分子として,Wntの働きが注目を浴びている.Wnt関連分子は血管内皮の性質を決める上で重要な働きをしているようであるが,このことは後に示す血液脳関門の部分で詳しく述べる.

3) 第三段階

中枢神経組織内で基盤となる血管ネットワークが作られると,それをもとに新たな分岐や伸長が繰り返され,さらに複雑な網目構造が作られる.中枢神経組織における発生後期の血管形成過程を追った知見は,その複雑さゆえにあまり多くないが,ここではマウス大脳皮質領域における血管形成に関しての最近の知見を紹介する(図4).基盤となる血管ネットワークをもとに新たに生み出される血管分岐の方向性は,最初は乱雑にみえるが,発生が進むにつれて多くの血管が内腔面に垂直方向に並ぶようになる.どうやらこの血管網が整備されていく仕組みには,血管構造の安定化が寄与しているらしい.血管は通常,血管内皮細胞が血管ネットワークを形成していく起点となり,そのネットワークを安定化するためにペリサイトや平滑筋細胞といった血管壁細胞が血管内皮を覆うことで安定化していく[13].これは中枢神経組織においても同様であり,ペリサイトを減少させたPDGF-BあるいはPDGFレセプターβノックアウトマウスでは,血管構造が安定化せず脳内出血を起こし胎生致死となる[14].このことは,血管自体が,自身を安定化するメカニズムをもつことを意味しているが,発生後期の血管の安定化には,脳組織内の神経前駆細胞も重要な役割を担っていることがわかってきた[15].神経前駆細胞は,発生期の大脳の内腔近傍の脳室帯(ventricular zone)と脳室下帯(subventricular zone)に位置し,新たなニューロンやグリア細胞を産生する.発生後期(血管網が整備されていく時期)に神経前駆細胞の数が減少するミュータントマウスでは,初期の血管形成は正常に起こるにもかかわらず,神経前駆細胞の数の減少に伴って血管の退縮がみられるようになり,血管網が整備されなくなる.このことは,血管形成における神経前駆細胞の重

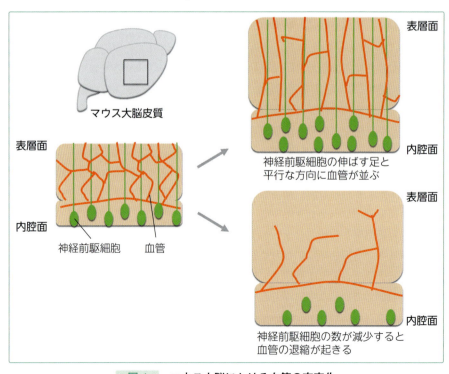

図4　マウス大脳における血管の安定化

要性を示すものであるが，神経前駆細胞や組織内の各細胞がどのようにして血管形成に関わっているのかは，いまだ未解決といわざるを得ない．

2 血液脳関門

中枢神経組織の血管では，血液脳関門（blood-brain barrier：BBB）と呼ばれる特殊な仕組みが働く．これは血液と脳脊髄液の物質交換を制限する機構，つまり脳と血管の間に存在する関所のようなものである．血液脳関門は，有害物質が脳に侵入するのをせき止めて，中枢神経組織を保護する役割をもつ．血液脳関門は，血管内皮細胞同士の強固な接着によって作られる物理的な障壁と，グルコースなどの神経組織に必須な物質のみを供給する選択的な物質透過性によって成り立っている．物理的な障壁は，主に血管内皮の密着結合によって生み出されることが知られているが，近年はこれに加えて，ペリサイトやアストロサイトといった血管内皮を取り巻く細胞が血管の強度を支えることの重要性も指摘されている[16]．また，選択的な物質透過性がどのようにして生み出されるのかも重要な課題であり，これにはWntシグナルが重要な役割を担うことがわかりつつある．Wnt7a/7b を中枢神経組織で欠損したマウスでは，グルコースを選択的に透過させるグルコーストランスポーター（Glut-1）の発現誘導が異常になる[17]．またこのマウスでは，中枢神経組織内への血管侵入が著しく減少する．一見すると，これらのWntは，選択的な物質透過性の性質の付与と血管侵入の両方の役割を担っているようにみえるのだが，Wnt7aの強制発現実験では，中枢神経組織への血管侵入は増加しないため，どちらかというと血管内皮の分化に重要な役割をもつようである．

3 末梢神経における血管ネットワークの形成

末梢組織における血管ネットワークの形成過程は，組織によって様々であるが，神経から血管への働きかけを明確に示した例として，マウス胚の上腕皮膚における血管形成がある（図5）[18]．皮膚などの末梢組織においては，末梢神経束の多くが動脈と伴走している．神経－動脈の伴走過程では，まず原始血管叢と呼ばれる，未熟な血管網（動静脈へ分化はまだ起こっていない）が形成される．続いて，未熟な血管網近傍に末梢神経軸索が走行し，その周囲の血管がリモデリング（再配置）され動脈化する．末梢神経束が皮膚に到達し

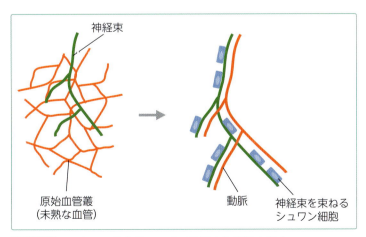

図5 マウス上腕皮膚における神経束と動脈の併走

原始血管叢の近傍に神経束が伸びてくると，血管リモデリングと動脈分化が起こり，神経－動脈の併走パターンが形成される．このとき，血管リモデリングと動脈分化を誘導するのは動脈を取り巻くシュワン細胞である．

ないミュータントマウスでは，血管リモデリングが進行せず，また動脈化も起こらない．加えて末梢神経束の投射パターンが乱れるミュータントマウスでは，乱れた神経束のパターンに従って血管リモデリングと動脈化が起きる．これらのことから，マウス上腕皮膚における血管リモデリングと動脈化は，末梢神経束が鋳型となって規定していることが示された．

では，この血管リモデリングや動脈化はどのようなメカニズムによって行われているのだろうか．近年の研究から，末梢神経束を束ねるシュワン細胞が重要な働きを担うことがわかってきた[19]．シュワン細胞は，細胞走化性因子である SDF1（別名 CXCL12）や VEGF を分泌する．SDF1 は血管内皮細胞に発現するレセプター CXCR4 を介して血管内皮細胞の遊走を惹起し，神経束の分岐パターンに沿った血管パターンを作る．また VEGF は，動脈への分化に働く．この血管リモデリングと動脈化はほぼ同じ時期に起こるが，血管リモデリングが起こらないと動脈化されないため，VEGF が働くには血管内皮細胞が神経束の近傍領域に来る必要があるようである．

4 血管から末梢神経への働きかけ

ここまで，神経−血管ワイヤリングとして，神経から血管へ働きかける例をいくつかみてきた．ここからは，これまでとは逆に，血管から神経に働きかける例をいくつか紹介する．まず，心臓の冠血管が交感神経軸索を誘導する例である（図6）．交感神経軸索が心臓表層部を伸長するとき，冠血管の中でも平滑筋細胞に覆われた比較的太い血管の分岐パターンに従って伸長し，末梢血管の収縮を支配することが知られている[20]．太い冠血管は，原始血管叢（未熟なメッシュ状の血管）がリモデリングすることで作られ，心臓表層部に近い層（subepicardium）に静脈，心臓内腔面に近い層（myocardium）に動脈が階層的に形成される．これらの静脈と動脈の内皮は，順番に平滑筋細胞によって覆われ，その平滑筋細胞が交感神経軸索を誘引する．その誘引機構を担う分子実体として，神経成長因子（nerve growth factor：NGF）の存在が示された．このような血管による交感神経の誘引は心臓に限ったことではない．体幹部の交感神経節から末梢器官へと神経軸索が投射する際，隣接する末梢動脈に沿って軸索が伸長することがわかっている．このときの神経ガイダンスにおいても動脈を覆う平滑筋細胞が重要であり，そこではアルテミン（artemin）やエンドセリン（endothelin 3）といった分泌性分子が軸索誘導に関わることが報告されている[21,22]．

さらに，血管が神経に対して行う働きかけは，神経軸索のみに留まらない．近年我々の研究室では，大動脈に沿って交感神経節が形成される過程においても，血管性因子が重要であることを明らかにした（図7）[23]．交感神経節は，神経管から遊走する神経堤細胞（neural crest cell）の細胞集団に由来する．この細胞集団は胚体内を広範囲にわ

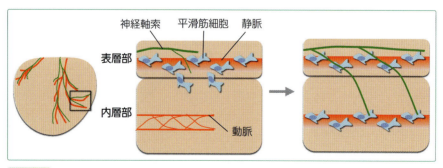

図6　心臓における血管形成は神経線維の分岐パターンに従う

心臓表層部に位置する静脈の平滑筋細胞が神経軸索を誘引し静脈に沿った神経軸索のパターンが形成される．さらに，平滑筋細胞の一部が内層部の動脈へと移動するとそれに従って神経軸索も分岐するようになる．

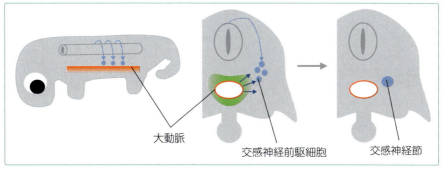

図7 交感神経前駆細胞は大動脈により誘引される
神経管から遊走してくる交感神経前駆細胞（neural crest 由来）は大動脈とその周囲の間充織細胞によって誘引され交感神経節を形成する．

たって移動するが，そのうちの一部が交感神経節の前駆細胞となり，大動脈近傍に移動した後に交感神経節へと分化する．私達はまず，同じ胚内の神経堤細胞（神経系）と背側大動脈大動脈（血管系）をそれぞれ区別して遺伝子操作するという手法を確立した．そしてこれらの手法を用いて，交感神経節前駆細胞の誘引には，大動脈周辺の間充織から分泌される SDF1 やニューレギュリン（neuregulin 1）が必要であること，さらにこれらの分子は，大動脈性の BMP シグナルによって発現誘導されることを見出した．大動脈は，交感神経節形成におけるシグナルセンターとして働くのである．

おわりに

神経－血管ワイヤリングにおいては，神経と血管が巧みに協調する様子がみえてきた．神経－血管ワイヤリングの成立機構の研究は，神経および血管の生理機能の解明のみならず，神経－血管以外の第三の組織を知る上でも重要な意味をもつ．体中に張り巡らされている血管と神経．ときには深く連関し，またときにはまったく関係ない様相を呈する．神経－血管ワイヤリングの研究はまだ始まったばかりであり，そこからみえてくるものは，今後の生命科学を支える大きな発展性を秘めていると期待したい．

参考文献

1) Quaegebeur A, Lange C, Carmeliet P. The neurovascular link in health and disease: molecular mechanisms and therapeutic implications. Neuron 2011; 71 (3): 406-424.
2) Vasudevan A, Long JE, Crandall JE, et al. Compartment-specific transcription factors orchestrate angiogenesis gradients in the embryonic brain. Nature Neuroscience 2008; 11(4): 429-439.
3) Kurz H, Gartner T, Eggli PS, et al. First blood vessels in the avian neural tube are formed by a combination of dorsal angioblast immigration and ventral sprouting of endothelial cells. Dev Biol 1996; 173(1): 133-147.
4) Hogan KA, Ambler CA, Chapman DL, et al. The neural tube patterns vessels developmentally using the VEGF signaling pathway. Development 2004; 131 (7): 1503-1513.
5) Ruhrberg C, Gerhardt H, Golding M, et al. Spatially restricted patterning cues provided by heparin-binding VEGF-A control blood vessel branching morphogenesis. Genes Dev 2002; 16(20): 2684-2698.
6) Gerhardt H, Ruhrberg C, Abramsson A, et al. Neuropilin-1 is required for endothelial tip cell guidance in the developing central nervous system. Developmental Dynamics 2004; 231(3): 503-539.
7) Ruhrberg C, Bautch VL. Neurovascular development and links to disease. Cellular and Molecular Life Sciences 2013; 70(10): 1675-1684.
8) James JM, Gewolb C, Bautch VL. Neurovascular development uses VEGF-A signaling to regulate blood vessel ingression into the neural tube. Development 2009; 136(5): 833-841.
9) Kurz H. Cell lineages and early patterns of embryonic CNS vascularization. Cell Adh Migr 2009; 3(2): 205-210.
10) Takahashi T, Takase Y, Yoshino T, Saito D, et al. Angiogenesis in the developing spinal cord: blood vessel exclusion from neural progenitor region is

mediated by VEGF and its antagonists. PloS one 2015; 10(1): e0116119.
11) Haigh JJ, Morelli PI, Gerhardt H, et al. Cortical and retinal defects caused by dosage-dependent reductions in VEGF-A paracrine signaling. Developmental Biology 2003; 262(2): 225-241.
12) Ng YS, Rohan R, Sunday ME, et al. Differential expression of VEGF isoforms in mouse during development and in the adult. Dev Dyn 2001; 220(2): 112-121.
13) Armulik A, Genove G, Betsholtz C. Pericytes: developmental, physiological, and pathological perspectives, problems, and promises. Developmental cell 2011; 21(2): 193-215.
14) Lindahl P, Johansson BR, Leveen P, et al. Pericyte loss and microaneurysm formation in PDGF-B-deficient mice. Science 1997; 277(5323): 242-245.
15) Ma S, Kwon HJ, Johng H, Zang K, et al. Radial Glial Neural Progenitors Regulate Nascent Brain Vascular Network Stabilization Via Inhibition of Wnt Signaling. PLoS Biology 2013; 11(1): e1001469.
16) James JM, Mukouyama YS. Neuronal action on the developing blood vessel pattern. Semin Cell Dev Biol 2011; 22(9): 1019-1027.
17) Stenman JM, Rajagopal J, Carroll TJ, et al. Canonical Wnt Signaling Regulates Organ-Specific Assembly and Differentiation of CNS Vasculature. Science 2008; 322(5905): 1247-1250.
18) Mukouyama YS, Shin D, Britsch S, et al. Sensory nerves determine the pattern of arterial differentiation and blood vessel branching in the skin. Cell 2002; 109(6): 693-705.
19) Li W, Kohara H, Uchida Y, et al. Peripheral nerve-derived CXCL12 and VEGF-A regulate the patterning of arterial vessel branching in developing limb skin. Developmental cell 2013; 24(4): 359-371.
20) Nam J, Onitsuka I, Hatch J, et al. Coronary veins determine the pattern of sympathetic innervation in the developing heart. Development 2013; 140(7): 1475-1485.
21) Honma Y, Araki T, Gianino S, et al. Artemin is a vascular-derived neurotropic factor for developing sympathetic neurons. Neuron 2002; 35(2): 267282.
22) Makita T, Sucov HM, Gariepy CE, et al. Endothelins are vascular-derived axonal guidance cues for developing sympathetic neurons. Nature 2008; 452(7188): 759-763.
23) Saito D, Takase Y, Murai H, et al. The Dorsal Aorta Initiates a Molecular Cascade That Instructs Sympatho-Adrenal Specification. Science 2012; 336(6088): 1578-1581.

5 血管と血流の相互作用

はじめに

　生体の組織・器官を構成する細胞は，それが置かれている環境に起因する圧力，摩擦力，張力といった力学的刺激を受けている．細胞には力学的刺激を感知し，その情報を細胞内に伝達することで応答を起こす仕組みが備わっている．血管内では血液の流れ（血流）や血管内圧に基づく流体力学的刺激が発生し，血管内面を覆う内皮細胞に流れ剪断応力（ずり応力，shear stress）や伸展張力が作用する．これまでの多くの研究により，内皮細胞が剪断応力と伸展張力に反応して形態や機能を変化させること，その際に形態や機能に関連する多くの遺伝子の発現が変化することが示された．こうした内皮細胞の力学応答は循環系の恒常性の維持に重要な役割を果たしており，それに異常が生じると高血圧，血栓症，動脈瘤，粥状動脈硬化といった様々な血管病の発生に繋がることがわかってきた．さらに内皮細胞がどの様に流体力学刺激を細胞内の生化学的シグナルに変換するかというメカノトランスダクションの分子機構の解明も進んでいる．こうした研究は生体医工学のバイオメカニクスを中心に行われ，特に，培養内皮細胞に流体力学的に設計された装置を使って定量的な剪断応力や伸展張力を負荷する実験法が導入されるようになり，内皮細胞の力学応答に関する分子，細胞レベルの解析が格段に進歩した．ここでは，流体力学刺激に対する内皮細胞応答とメカノトランスダクション，それが個体レベルの循環系の調節に果たす役割に焦点を当てて概説する．

1 血管壁に作用する流体力学刺激

　血流と接触する内皮細胞には摩擦力である剪断応力が作用する（図1）．剪断応力の強さ（τ）は$\tau = 4\mu Q/\pi r^3$（μ は血液の粘性，Q は血流量，π は円周率，r は血管の半径）として計算される．ヒトの生理的条件下の大動脈では10〜20 dyne/cm^2，静脈では1〜6 dyne/cm^2 の剪断応力が作用する[1]．これらは血管が直線的で血流が層流の場合で，血管の分岐部や湾曲部では血流の停滞，剥離，再循環が起こり，乱流になるため剪断応力の強さや方向は非定常になる．こうした乱流性の剪断応力が作用する部位にヒトの粥状動脈硬化病変が好発する．一方，心臓の拍動に伴う血圧の変化は内皮細胞を血管の円周方向に周期的に伸展し張力を発生する．生理的条件下で血管が伸展する度合いはヒトの大動脈で9〜12％，頚動脈で1〜2％，大腿動脈で2〜15％，肺動脈で6〜10％である[2]．

2 剪断応力に対する内皮細胞応答

1）形態

　生体の血管で血流の速いところでは内皮細胞は長円形で，その長軸を血流方向に向けて配列し，一方，血管分岐部の血流が遅く，停滞するところでは内皮細胞は類円形で，一定の配列方向を示さない．こうした内皮細胞の形態・配列を決定しているのは流体力学刺激と考えられている．静的条件では類円形で一定の配列を示さない培養内皮細

5 血管と血流の相互作用

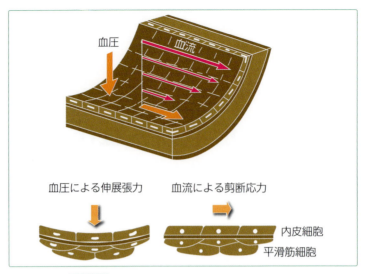

図1　血管細胞に作用する流体力学的刺激

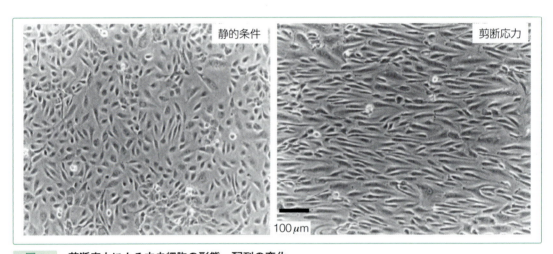

図2　剪断応力による内皮細胞の形態・配列の変化
剪断応力（15 dyne/cm², 24 時間，流れは左から右へ水平方向）を受けると内皮細胞の形が類円形から紡錘形になり，その長軸を流れの方向に向けて配列するようになる．この反応は可逆的で静的条件にすると元の形に戻る．

胞に流れ負荷装置で剪断応力を作用させると形が細長くなり，その長軸を流れと平行に配列するようになる（図2）．こうした形態・配列の反応は細胞骨格の変化を伴う．剪断応力によりアクチンフィラメントの束であるストレスファイバーが増加し，それが流れの方向に配列することが観察されている．これには剪断応力の増加で内皮細胞が剥離するのを防ぐ効果がある．

2) 増殖とアポトーシス

剪断応力が作用すると内皮細胞の増殖能が変化する．実験動物の動静脈シャント手術で血流が約4倍に増加すると，血管径の増大がまだ起こらない時点で内皮細胞の密度が約2倍に増加することが観察されている[3]．培養細胞では実験条件によって層流性の剪断応力が増殖を刺激する場合と，逆に抑制する場合が報告されている．乱流性の剪断応力には内皮細胞の増殖を刺激する効果がある．

血管内皮はその一部が剥離しても剥離部周辺の内皮細胞が速やかに遊走・増殖して剥離部を修復する再生能を有している．培養内皮層の一部を人工的に剥離し，その後の再生に及ぼす剪断応力の

効果をみる実験で，剪断応力が内皮細胞の遊走と細胞分裂を刺激することで内皮剥離部の再生を促進することが示されている[4].

剪断応力は血管細胞のアポトーシスにも関与する．出生時，胎盤が失われると多くの血管で血流が著明に減少するため血管のリモデリングが起こるが，この課程で内皮細胞と平滑筋細胞のアポトーシスが出現する．出生直後にヒトの臍帯静脈を静的条件で器官培養するとアポトーシスを起こす内皮細胞が増加するが，流れの存在下で培養するとアポトーシスが起こらなくなる[5]．培養細胞の検討でも層流性の剪断応力がヒト臍帯静脈内皮細胞の増殖因子の除去で誘導されるアポトーシスを防ぐ効果のあることが示されている．一方，乱流性の剪断応力には内皮細胞のアポトーシスを誘導する効果がある．

3）血管のトーヌス

剪断応力は内皮細胞における平滑筋弛緩物質の産生を促進し，逆に平滑筋収縮物質の産生を抑制する．血流が増加すると血管が急性的に拡張する現象が起こるが，これは主に内皮からの強力な平滑筋弛緩物質である一酸化窒素（nitric oxide：NO）の放出による．剪断応力が内皮のNO産生を刺激することは培養内皮細胞を用いた実験でも示されている[6]．剪断応力によるNO産生はNO合成酵素の活性化と遺伝子発現の増加に基づいている．剪断応力で惹起される細胞内Ca^{2+}濃度の上昇や蛋白キナーゼの活性化や補因子BH4（tetrahydorobiopterin）の増加がNO合成酵素を活性化する．他方，剪断応力は転写因子NFκBをNO合成酵素遺伝子のプロモータにあるGAGACC（剪断応力応答配列）に結合させることで，また，mRNAの3' polyadenylationを介した安定化によってNO合成酵素の遺伝子発現を増加させる．この他，平滑筋弛緩作用のあるプロスタサイクリン，C型ナトリウム利尿ペプチド，アドレノメデュリンの産生も剪断応力で亢進する．一方，平滑筋収縮物質であるエンドセリン産生は剪断応力により減少する．内皮細胞はアンジオテンシンⅠを強力な平滑筋収縮作用をもつアンジオテンシンⅡに変換する酵素ACE（angiotensin converting enzyme）を細胞膜に発現しているが，この発現が剪断応力により減少する．

4）抗血栓活性

剪断応力は血管内皮の抗血栓活性を高める．剪断応力で増加するNOやプロスタサイクリンは共に強力な抗血小板凝集作用を有している．内皮細胞表面に発現する糖蛋白トロンボモジュリンはトロンビンのフィブリノーゲン凝固活性や血小板凝集活性を失わせ，同時に凝固因子を不活化するプロテインCを活性化する．このトロンボモデュリンの発現が剪断応力で増加する（図3）[7]．また，抗血液凝固作用のあるヘパラン硫酸の産生も剪断応力で増加する．内皮細胞はフィブリンを溶解するプラスミンの産生に関わるプラスミノーゲン・アクチベータを分泌するが，この産生が剪断応力で亢進する．

5）増殖因子とサイトカイン

内皮細胞は様々な増殖因子やサイトカインを産生するが，剪断応力でPDGF（platelet-derived growth factor），HB-EGF（heparin binding-epidermal growth factor-like growth factor），bFGF（basic fibroblast growth factor），TGF-β（transforming growth factor-β），IL-1, IL-6（interleukin-1, -6）顆粒球マクロファージ・コロニー刺激因子（granulocyte/macrophage colony stimulating factor：GM-CSF）の産生が増加する[8]．

6）白血球の接着

血流は白血球と内皮細胞の接着に影響を及ぼすが，それに剪断応力による内皮細胞の接着分子の発現変化が関わっている．マウスのリンパ節の細静脈から培養した内皮細胞に剪断応力を作用させると接着分子VCAM-1（vascular cell adhesion molecule-1）の発現が減少し，接着するリンパ球の数が減少する[9]．剪断応力の影響は内皮細胞の種類により異なり，ヒト臍帯静脈内皮細胞に剪断応力を加えるとVCAM-1の発現は変化せず，ICAM-1（intercellular adhesion molecule-1）やE-

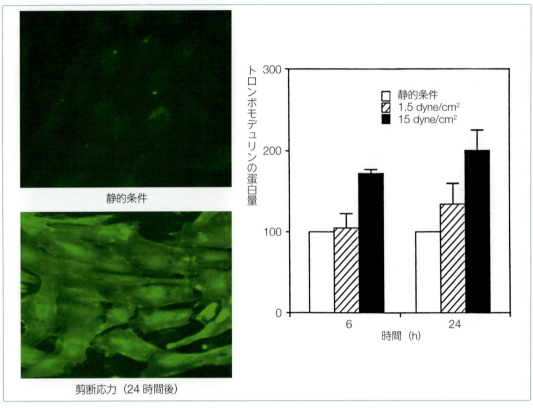

図3　内皮細胞のトロンボモデュリンの発現に及ぼす剪断応力の効果

左）蛍光免疫染色，右）フローサイトメトリーで測定した蛋白量（縦軸はコントロールを100とした相対量を示している）．剪断応力が作用するとトロンボモデュリンの発現が増加する．その増加は剪断応力の強さと負荷時間に依存する．

selectinの発現が増加する[10]．血流には血管内皮に接着した白血球を剥がす効果があるため，剪断応力が2 dyne/cm² 以上の場所では接着が起こりにくい．

7）酸化ストレス

剪断応力は血管における酸化ストレスの生成と消去に大きな影響を及ぼす．内皮細胞に剪断応力が作用するとNADPH oxidaseが活性化しO_2^-，H_2O_2などのROS（Reactive oxygen species）が産生される[11]．この反応は剪断応力の負荷後30分をピークとした一過性のものであり，24時間以上は持続しない．剪断応力はROSを産生させる反面，それを不活化するSOD（superoxide dismutase）やNOを増加させる．

3　剪断応力に対する遺伝子応答

剪断応力で内皮機能が変化する際，その機能に関連した遺伝子の発現も変化することが多い．DNAマイクロアレイで内皮細胞が発現する全遺伝子の約3％が15 dyne/cm²の層流性の剪断応力24時間負荷に反応して発現が変化することが示された[12]．仮に内皮細胞が約2万の遺伝子を発現していると約600遺伝子が剪断応力応答性ということになる．

剪断応力による遺伝子の発現調節には転写制御とmRNAの安定化が関わっている[13]．転写制御では剪断応力が転写因子を活性化し，それが標的遺伝子のプロモータにあるシスエレメント（剪断応力応答配列）に結合することで遺伝子の発現を正あるいは負に調節する．転写因子としてはPDGF受容体ではNFκB，PDGF-A鎖ではEgr-1 (early growth response gene)，VCAM-1 遺伝子や MCP-1（monocyte chemotacting protein-1）では AP-1，TF（tissue factor）や動脈内皮マーカーの ephrinB2 では SP1（specificity protein 1），ウロキナーゼ型プラスミノーゲン・クチベータ（uPA：urokinase plasminogen activator）では GATA6 が働く．血管の分化や発達に関わる転写因子 KLF2（Kruppel-like factor2）も剪断応力で活性化する．一方，剪断応力に反応する GM-CSF や uPA では mRNA の安定化を介して遺伝子発現が調節（転写後調節）される．最近，剪断応力の血管作用に蛋白をコードしないノンコーディング RNA である 18〜25 塩基のマイクロ RNA（miRNA）が深く関わることがわかってきた[14]．剪断応力により miR-10，-17，-19，-20，-21，-23，-24，-27，-92，-143，-145 などが働いて，それらが標的 mRNA に結合して蛋白への翻訳を抑制したり，mRNA の分解に影響することで内皮細胞の増殖や NO 産生を含む様々な血管機能が修飾を受ける．

4 層流と乱流の違い

内皮細胞に与える剪断応力の影響は層流性か乱流性かによって大きく異なっている．線溶活性と平滑筋増殖作用のある uPA で比較すると，層流は内皮細胞における uPA 産生を減少させ，反対に乱流は増加させる[15]．その分子機序として層流は転写因子の GATA6 を活性化することで uPA 遺伝子の転写を抑制するとともに mRNA の分解速度を速めて uPA 遺伝子の発現を減少させ，一方，乱流は mRNA の安定化を介して uPA 遺伝子の発現を増加させることがわかっている．乱流による uPA の増加は粥状動脈硬化で起こる病的な血管リモデリングに関わると考えられる．概して層流性の剪断応力は正常な内皮機能を活性化して血管機能の恒常性を維持するように働き，逆に，乱流性の剪断応力は内皮細胞の NO 産生低下，白血球の接着亢進，酸化ストレスの産生増加など，アテロームや血栓の形成につながる内皮機能障害を惹起するように働く．

5 伸展張力に対する内皮細胞応答

伸展張力により内皮細胞の形態・機能が変化する[16]．内皮細胞をシリコン膜上に培養し周期的に引き延ばす負荷を行うと細胞は細長くなり，その長軸を伸展張力の方向に直角に向けて配列し，ストレスファイバーが形成される．伸展張力は様々な内皮機能に影響を及ぼす．たとえば，プロスタサイクリン，エンドセリン，プラスミノーゲン・アクチベータの産生や H_2O_2 などの ROS や単球走化性蛋白（MCP-1）の産生を増加させる．また，伸展張力は転写因子 AP-1，cAMP response element binding protein（CREB）や $NF\kappa B$ を介して内皮遺伝子の発現を変化させる．

6 メカノトランスダクション

内皮細胞に剪断応力が作用すると細胞膜に存在するイオンチャネル，チロシンキナーゼ型受容体，G 蛋白共役型受容体，インテグリン，接着分子，細胞骨格，カベオラ，グリコカリックスや一次繊毛（primary cilia）を介して多岐に渡る細胞内情報伝達径路が活性化される[17]．最近，こうした剪断応力のメカノトランスダクションの特徴を説明できる機序として，剪断応力による形質膜の物理的性質の変化が関わることが示された[18]．内皮細胞に剪断応力が作用すると即座に形質膜の脂質相（lipid order）が秩序液体相（liquid-ordered phase）から無秩序液体相（liquid-disordered phase）に変わるとともに膜流動性が増加する．形質膜の物性の変化は様々な膜分子・ミクロドメインの構造や機能を変化させるため，多岐に渡る情報伝達経路の活性化と細胞応答が引き起こされると考えられる．

イオンチャネルが関わる剪断応力のメカノトランスダクションの例として ATP 作動性カチオンチャネルを介した Ca^{2+} シグナリングがある．内皮細胞に剪断応力を作用させると即座にカベオラから ATP が放出され，それが ATP 作動性カチオンチャネル（P2X4）を活性化して Ca^{2+} の流入反応が起こる（図4）．細胞内 Ca^{2+} 濃度の上昇の

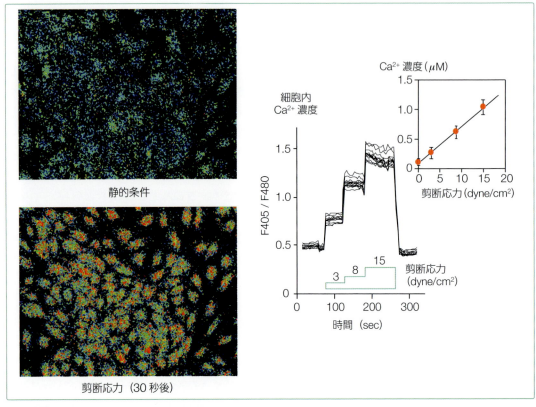

図4 剪断応力が惹起する内皮細胞のCa²⁺反応

左）Ca^{2+}感受性色素 Indo-1 を用いた蛍光顕微鏡写真の疑似カラー表示（Ca^{2+}濃度が上昇すると青から緑，緑から赤へと変化する）ヒト肺動脈内皮細胞に剪断応力が作用すると即座に細胞内 Ca^{2+}濃度が上昇する．右）剪断応力を段階的に強くしたときの Ca^{2+}濃度変化（F405/F480 は Indo-1 の蛍光強度比で細胞内の Ca^{2+}濃度の指標）．Ca^{2+}濃度は剪断応力に比例して上昇する．

程度は剪断応力の強さに依存し，Ca^{2+}上昇反応は Ca^{2+}波として細胞全体に伝搬する[19]．また，他のタイプの Ca^{2+}透過性のカチオンチャネルである transient receptor potential vanilloid (TRPV) も剪断応力に反応して Ca^{2+}流入反応を起こす[20]．

他方，伸展張力のメカノトランスダクションには SA チャネル (stretch-activated channel) が重要な役割を果たす[21]．細胞膜が伸展されるとチャネルが開き Ca^{2+}が細胞内へ流入する反応が起こる．この他，剪断応力と同様にインテグリン，PDGF 受容体，G 蛋白共役型受容体，細胞骨格蛋白なども伸展張力のメカノトランスダクションに関わる[22]．

7 剪断応力が循環調節に果たす役割

剪断応力の Ca^{2+}シグナリングが個体レベルの循環系の調節に果たす役割が P2X4 遺伝子欠損マウスで検討された[23]．欠損マウスは外見上，正常なマウスと変わらないが培養した血管内皮細胞に剪断応力を作用させても Ca^{2+}シグナリングが起こらない．正常マウスでは剪断応力の強さに依存した内皮細胞の NO 産生反応が起こるが，欠損マウスでは NO 産生反応が起こらない．生体顕微鏡下で筋肉組織内の細動脈を観察しながら，細動脈の血流を増加させると正常マウスでは血管拡張反応が生じるが，欠損マウスではその反応が顕著に抑制される．この血管拡張反応は NO 合成阻害薬により消失するので内皮細胞からの NO

産生に基づいていると考えられる．欠損マウスの血圧は正常マウスより有意に上昇し，高血圧を呈した．また，マウスの外頸動脈を結紮し総頸動脈の血流を低下させると，正常マウスでは結紮して2週間後の総頸動脈の径は明らかに減少するが，欠損マウスでは径の減少は起こらない．こうした血流依存性の血管リモデリングの障害はNO合成酵素の遺伝子欠損マウスでも観察されている．したがって剪断応力は血管内皮のNO産生を介して血圧の調節や血流依存性の血管拡張反応や血管リモデリングに重要な役割を果たすと考えられる．

おわりに

本章では血管と血流の相互作用について，主に剪断応力に対する内皮細胞応答に関する細胞・分子レベルの知見を概説した．これらは血管の働きがホルモン，オータコイド，サイトカイン，神経伝達物質といった"化学的刺激"だけでなく，"力学的刺激"によっても調節されることを示している．近年，血行力学刺激は成熟した血管だけでなく，胎生期における心臓の器官形成や血管の動静脈分化や臓器の左右非対称の決定にも重要な役割を果たすことが分かってきた[24-26]．臨床的には，血行力学刺激が粥状動脈硬化病変の発生やプラークの破綻，脳動脈瘤や小児にみられる川崎病の冠動脈瘤の発生，エコノミークラス症候群で生じる静脈血栓や心房細動の左心房に発生する心原性血栓に果たす役割なども注目されている[27-29]．さらに身体に及ぼす運動の効果も血流増加に伴う剪断応力の変化に対する内皮細胞応答の面から解析が進んでいる[30]．今後，これらの重要な臨床的課題が血管のメカノバイオロジー研究で解決されて行くと血管病の病態解明に繋がるだけでなく，それらに対する新しい予防法・治療法の開発にも貢献するだろう．

参考文献

1) Kamiya A, Bukhari R, and Togawa T. Adaptive regulation of wall shear stress optimizing vascular tree function. Bull Math Biol 1984; 46: 127-137.
2) Dobrin PB. Mechanical properties of arteries. In: Caro CG, Pedley TJ, Schroter RC, Seed WA, eds. The mechanics of the circulation. New York: Oxford University Press 1978: 397.
3) Masuda H, Kawamura K, Tohda K, et al. Increase in endothelial cell density before artery enlargement in flow-loaded canine carotid artery. Arteriosclerosis 1989; 9: 812-823.
4) Ando J, Nomura H, Kamiya A. The effect of fluid shear stress on the migration and proliferation of cultured endothelial cells. Microvasc Res 1987; 33: 62-70.
5) Kaiser D, Freyberg MA, Friedl P. Lack of hemodynamic forces triggers apoptosis in vascular endothelial cells. Biochem Biophys Res Commun 1997; 231: 586-590.
6) Korenaga R, Ando J, Tsuboi H, et al. Laminar flow stimulates ATP- and shear stress-dependent nitric oxide production in cultured bovine endothelial cells. Biochem Biophys Res Commun 1994; 198: 213-219.
7) Takada Y, Shinkai F, Kondo S, et al. Fluid shear stress increases the expression of thrombomodulin by cultured human endothelial cells. Biochem Biophys Res Commun 1994; 205: 1345-1352.
8) Kosaki K, Ando J, Korenaga R, et al. Fluid shear stress increases the production of granulocyte-macrophage colony-stimulating factor by endothelial cells via mRNA stabilization. Circ Res 1998; 82: 794-802.
9) Ando J, Tsuboi H, Korenaga R, et al. Shear stress inhibits adhesion of cultured mouse endothelial cells to lymphocytes by downregulating VCAM-1 expression. Am J Physiol 1994; 267: C679-C687.
10) Tsuboi H, Ando J, Korenaga R, et al. Flow stimulates ICAM-1 expression time and shear stress dependently in cultured human endothelial cells. Biochem Biophys Res Commun 1995; 206: 988-996.
11) Laurindo FR, Pedro MdeA, Barbeiro HV, et al. Vascular free radical release. Ex vivo and in vivo evidence for a flow-dependent endothelial mechanism. Circ Res 1994; 74: 700-709.
12) Ohura N, Yamamoto K, Ichioka S, et al. Global analysis of shear stress-responsive genes in vascular endothelial cells. J Atheroscler Thromb 2003; 10: 304-313.
13) Ando J, Korenaga R, Kamiya A. Flow-induced Endothelial Gene Regulation. In: Mechanical Forces and the Endothelium, edited by Lelkes, P.I. Singapore: harwood academic publishers, 1999: 111-126.
14) Boon RA, Hergenreider E, Dimmeler S. Atheroprotective mechanisms of shear stress-regulated microRNAs. Thromb Haemost 2012; 108: 616-620.
15) Sokabe T, Yamamoto K, Ohura N, et al. Differential regulation of urokinase-type plasminogen activator expression by fluid shear stress in human coronary

artery endothelial cells. Am J Physiol Heart Circ Physiol 2004; 287: H2027-H2034.
16) Sumpio BE, Banes AJ, Buckley M, et al. Alterations in aortic endothelial cell morphology and cytoskeletal protein synthesis during cyclic tensional deformation. J Vasc Surg 1988; 7: 130-138.
17) Ando J, Yamamoto K. Flow detection and calcium signaling in vascular endothelial cells. Cardiovasc Res 2013; 99: 260-268.
18) Yamamoto K, Ando J. Endothelial cell and model membranes respond to shear stress by rapidly decreasing the order of their lipid phases. J Cell Sci 2013; 126: 1227-1234.
19) Yamamoto K, Furuya K, Nakamura M, et al. Visualization of flow-induced ATP release and triggering of Ca^{2+} waves at caveolae in vascular endothelial cells. J Cell Sci 2011; 124: 3477-3483.
20) O'Neil, R.G. and Heller, S. The mechanosensitive nature of TRPV channels. Pflugers Arch 2005; 451: 193-203.
21) Naruse K, Sokabe M. Involvement of stretch-activated ion channels in Ca^{2+} mobilization to mechanical stretch in endothelial cells. Am J Physiol 1993; 264: C1037-C1044.
22) Kakisis JD, Liapis CD, Sumpio BE. Effects of cyclic strain on vascular cells. Endothelium 2004; 11: 17-28.
23) Yamamoto K, Sokabe T, Matsumoto T, et al. Impaired flow-dependent control of vascular tone and remodeling in P2X4-deficient mice. Nat Med 2006; 12: 133-137.
24) Hove JR, Koster RW, Forouhar AS, et al. Intracardiac fluid forces are an essential epigenetic factor for embryonic cardiogenesis. Nature 2003; 421: 172-177.
25) Masumura T, Yamamoto K, Shimizu N, et al. Shear stress increases expression of the arterial endothelial marker ephrinB2 in murine ES cells via the VEGF-Notch signaling pathways. Arterioscler Thromb Vasc Biol 2009; 29: 2125-2131.
26) Nonaka S, Shiratori H, Saijoh Y, et al. Determination of left-right patterning of the mouse embryo by artificial nodal flow. Nature 2002; 418: 96-99.
27) Hahn C, Schwartz MA. Mechanotransduction in vascular physiology and atherogenesis. Nat Rev Mol Cell Biol 2009; 10: 53-62.
28) Aoki T, Nishimura M, Matsuoka T, et al. PGE2-EP2 signalling in endothelium is activated by haemodynamic stress and induces cerebral aneurysm through an amplifying loop via NF-kappaB. Br J Pharmacol 2011; 163: 1237-1249.
29) Ohkubo T, Fukazawa R, Ikegami E, et al. Reduced shear stress and disturbed flow may lead to coronary aneurysm and thrombus formations. Pediatr Int 2007; 49: 1-7.
30) Niebauer J, Cooke JP. Cardiovascular effects of exercise: role of endothelial shear stress. J Am Coll Cardiol 1996; 28: 1652-1660.

6

プロテアーゼ活性化受容体 PAR

はじめに

　生物の止血機構は精緻に構成されている．通常は，血液は適切な流動性を維持して循環している．血管損傷などの場合は，血液は止血のために，血流を遮断することなく限局的かつ一時的に凝固する．この止血機構なしでは，生命の維持は著しく困難になる．一方で，この止血機構の暴走により引き起こされる病気が，血栓塞栓症である．心筋梗塞や脳梗塞などの血栓塞栓症は，世界の死亡原因の第一位であり，約30％を占めている．わが国においても，悪性腫瘍に次ぐ死亡原因である．また，その数は，わが国と世界全体の統計の両方で年々増加している．生理的な止血においても病的な血栓塞栓症（特に動脈血栓症）においても，血小板活性化と凝固系とのポジティブ・フィードバックは重要であり，その中でセリンプロテアーゼであるトロンビンは鍵になる役割を負っている．本章では，血小板のトロンビン受容体である，プロテアーゼ活性化型受容体（protease-activated receptor: PAR）について述べる．

1　PARの一般的な構造と機能

　トロンビンは，凝固系において主要な役割を担うのみならず，最も強力な血小板活性化因子でもある．トロンビンによる血小板活性化の受容体の研究が熱心に行われ，1991年に最初のトロンビン受容体であるPAR1が同定された[1]．その後，PAR2，PAR3，PAR4のサブタイプが同定された．PAR1とPAR4が，ヒトを含む霊長類の血小板に発現しているトロンビン受容体である．PAR1は霊長類以外には認めず，かわりにPAR3が発現している．PAR3とPAR4が霊長類以外の動物の血小板に発現しているトロンビン受容体である．PAR2は，血小板には認めず，血管内皮，好中球，平滑筋，上皮などに発現している，trypsin/tryptase/matriptaseに対する受容体である．本章では，ヒトの止血機構と血栓症に関連する，PAR1とPAR4に関して主に述べる．

　PARは，Gタンパク質共役受容体（G protein-coupled receptor: GPCR）に属している．GPCRは細胞膜受容体の中で最大のファミリーを構成しており，1,000種類以上が同定されている．このうちの600以上は，受容体を活性化するリガンドやその受容体の意義は同定されていない．2012年のノーベル化学賞は，このGPCRに関する研究に対して，米国Duke大学のLefkowitz教授と米国Stanford大学のKobilka教授に授与された．GPCRは，1本のαヘリックスと呼ばれるらせん構造のポリペプチドが細胞膜を7回貫通する特徴的な構造を有しており，7回膜貫通型タンパクとも呼ばれる．GPCRの役割は，細胞外から細胞内への情報伝達であり，図1に示すような仕組みで情報を伝達する．①シグナル分子がGPCRに結合する．②GPCRの細胞内の部分が変形して，同部位に細胞内のヘテロ三量体型GTP結合タンパク質（Gタンパク質）が結合する．③Gタンパクは，α，β，γの3種類のサブユニットからなるヘテロ三量体構造であるが，結合によりαサブ

6 プロテアーゼ活性化受容体 PAR

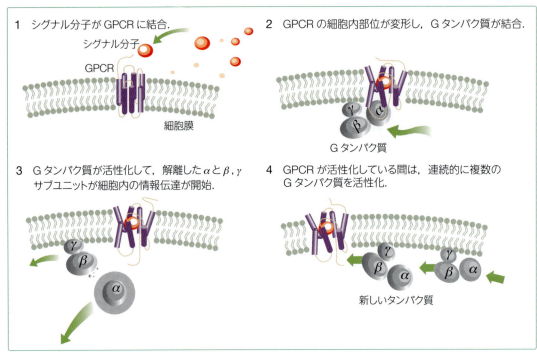

図1　GPCR の一般的な活性化様式

ユニット上の GDP が GTP に変換され活性化される．活性化により，α サブユニットと βγ サブユニットに解離して，それぞれ個別の情報伝達分子に作用して細胞内の情報伝達を担う．α サブユニットによる情報伝達は多く解明されているが，βγ サブユニットによる情報伝達は不明な点が多い．④シグナル分子が結合して GPCR が変形している間は無数の G タンパク質を活性化させることができる．上記の仕組みで GPCR は個々の細胞内に外部からの情報伝達をする．G タンパク質には複数の種類があり，GPCR の種類ならびにそれが発現している細胞により，GPCR と共役している G タンパク質の種類も異なる．たとえば，哺乳類において，約 20 種類の α サブユニット，約 6 種類の β サブユニット，約 12 種類 γ サブユニットを認めている．また，α サブユニットの配列により，G タンパク質は大きく，Gs, Gi/o, Gq, G12/13 の 4 つに分類され，それぞれ異なる情報伝達のカスケードを有する．Gs の s は活性化（stimulation）の頭文字を意味し，アデニル酸シクラーゼ，ホスホリパーゼ A2，ホスホリパーゼ C などを活性化して細胞内にシグナルを伝達する．Gi/o の i/o は阻害（inhibitory）／その他（other）を元々は表し，アデニル酸シクラーゼの活性を多くの場合に阻害するため，Gs からのシグナルの抑制に関与することが多い．Gq はホスホリパーゼ Cβ を活性化する．G12/13 は，低分子量 G タンパク質である Ras や Rho を介したシグナル伝達系に関与する．このうち，血小板の PAR1 と PAR4 では，Gq, G12/13 を活性化させる．

PAR は，GPCR の中で，ユニークな活性化のメカニズムで知られている．図 2 に示す通り，トロンビンなどのセリンプロテアーゼによって細胞外に露出している PAR 自身の N 末端ペプチド鎖が特定部位で切断され，tethered ligand と呼ばれる新たに露出した N 末端自身が，PAR の細胞外第 2 ループに結合することにより活性化が起こる（図 2, 3）．PAR1 は，切断部位の手前に，ヒル由来のトロンビン阻害因子であるヒルジンに似た配列（hirudin-like motif）を有しており，この配列により，トロンビンとの高い親和性を有している[2]．一方，PAR4 にはこの配列は認めず，陰イオン配列（Asp57, ASP59, Glu62, ASP65: DDED）

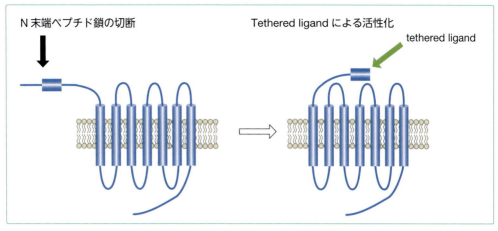

図2 PARの特異的な活性化様式

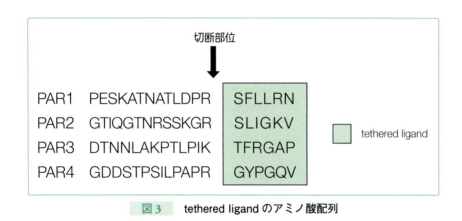

図3 tethered ligandのアミノ酸配列

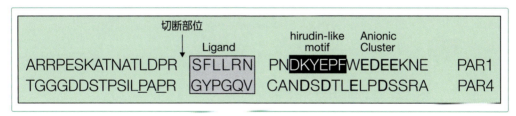

図4 ヒルジン様配列と陰イオン配列

のみでの，陽イオン性のトロンビンとの緩徐な切断が行われる（図4）．また，PAR1のC末端はリン酸化により，不活化する機構を有しているが，PAR4にこの不活化の機構は存在しない．後述するように，このような構造的な違いにより，PAR1は低濃度トロンビンに早く反応するが一過性の血小板活性化シグナルに関与し，PAR4は高濃度トロンビンに遅く反応するが持続的な血小板活性化シグナルに関与している．

2 止血機構や動脈血栓症でのトロンビンの役割

PARの役割を理解する上で，止血機構や動脈血栓症でのトロンビンの役割が重要であり，簡単に述べたい（図5, 6）．

血管内皮が損傷されコラーゲンなどが暴露されると，コラーゲンに付着したvon Willebrand因子（vWF）に，血小板上のGP1bα-GPIX-GP

6 プロテアーゼ活性化受容体 PAR

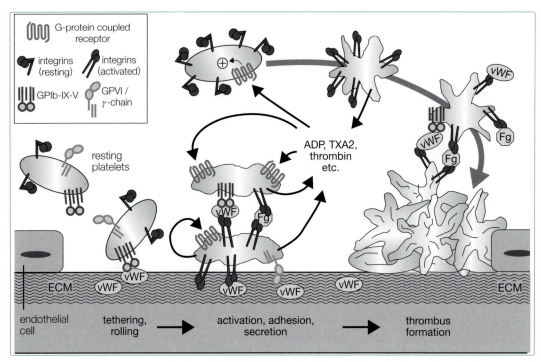

Fg: fibrinogen, fibrin. Offermanns, Stefan. "Activation of platelet function through G protein–coupled receptors." Circulation research 99.12 (2006): 1293-1304.

図5 活性化血小板と血小板のポジティブ・フィードバック

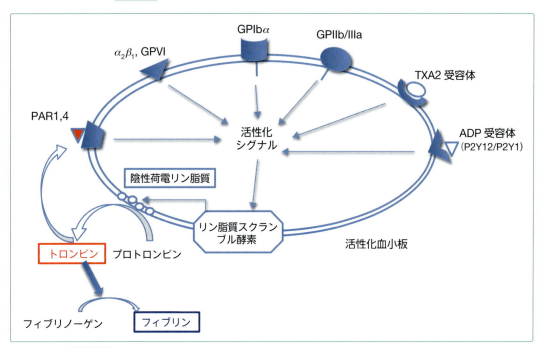

図6 活性化血小板と凝固系のポジティブ・フィードバック（文献3より改変）

Ⅴ複合体が，血流に抗する瞬間的な強い結合力で粘着する．この結合により，血小板の活性化が始まり，コラーゲン受容体であるGPⅥとα2β1 integrin等がコラーゲンに対して親和性を高めて結合し，血小板の粘着を強固にする．活性化血小板ではαⅡbβ3 integrin（GPⅡb/Ⅲa複合体）が

高次構造変化を起こし，vWFやフィブリノーゲンを介した血小板同士の凝集が起こる．活性化血小板から，血小板活性作用を有するトロンボキサンA2（TXA2）や5'-アデノシン二リン酸（ADP）等が分泌され，血小板活性化のポジティブ・フィードバックが形成される．直径2μm程の血小板のみでは，心筋梗塞などの動脈血栓症を引き起こす直径1～4 mmの動脈を閉塞させることは困難であり，同部位に起こる凝固系の活性化とフィブリン形成が動脈閉塞の有無を決定する．凝固系の活性化は，血管障害部位に露呈する組織因子による外因系凝固と，活性化血小板のプロコアグラント活性により起こる．活性化血小板より放出されるマイクロパーティクルのプロコアグラント活性に加えて，活性化血小板表面の陰性荷電したリン脂質による凝固系の活性化が重要である[3]．凝固系の活性化により産生されたトロンビンは，血小板上のトロンビン受容体に作用することにより，強力な血小板活性作用を発揮する．トロンビンによる血小板活性化濃度閾値は，フィブリノーゲンをフィブリンに転換する濃度閾値よりも低いことが知られている．つまり，活性化血小板のプロコアグラント活性とトロンビン受容体を介した血小板の活性化により，凝固系と活性化血小板の間にポジティブ・フィードバックが形成される．血小板間のポジティブ・フィードバックや血小板と凝固系間のポジティブ・フィードバックにより動脈血栓は増大して動脈閉塞を引き起こすのであるが，この2つのポジティブ・フィードバックにおいてトロンビンは中心的なメディエイターとなっている．

　上記の通り，TXA2，ADP，トロンビンが主な血小板活性化物質である．TXA2の生成を阻害するのがアスピリンであり，血小板上のADP受容体であるP2Y12とP2Y1のうち，P2Y12を阻害するのがチエノピリジン誘導体である．また，後述するトロンビン受容体阻害薬は，フィブリノーゲンをフィブリンに転換する凝固系でのトロンビンの役割は阻害せずに，血小板上のPAR1を阻害することにより，血小板活性化を抑制する．

3　PAR1とPAR4の協調

　トロンビンによる血小板の活性化は，霊長類ではPAR1とPAR4の協調にて行われる．

　PAR1は，切断部位の手前にトロンビンのExositeⅠと親和性の高いヒルジン様の配列（hirudin-like motif）があり，低濃度のトロンビンでも活性化される．一方，PAR4にはこの配列はなく，高濃度のトロンビンでのみで活性化される．PAR1に対する抗体は，1 nMの低濃度のトロンビンでは血小板の活性化は阻害するが，30 nMの高濃度トロンビンでは活性化は阻害しない．PAR4に対する抗体は，低濃度のトロンビンにおいても血小板の活性化をまったく阻害しないが，PAR1とPAR4の抗体を両方投与した場合は，低濃度だけでなく高濃度のトロンビンでも血小板の活性化は阻害する．つまり，①PAR1がトロンビンに対する主要な血小板活性化受容体であること，②PAR1とPAR4が，人体においてすべてのトロンビンによる血小板活性化の経路であること，③PAR1が阻害されていても，高濃度のトロンビンではPAR4を介して血小板が活性化されることが示される[4]．また，PAR1のC末端は，リン酸化によりPAR1自身を不活化して，細胞内情報伝達を停止する機構を有している[5]．このため，PAR1のみの活性化では，血小板の活性化は一過性で可逆的なものとなる．一方，PAR4はこの不活化の機構は有しておらず，PAR4まで活性化された場合は，その血小板の活性化が持続的で非可逆的なものとなる．

　活性化PAR1は，PAR4活性化の補助因子としても働く．血小板上でPAR1とPAR4が近接して発現してPAR1/PAR4複合体を形成している場合は，PAR4の活性化閾値が低下する[6]．これは，PAR1のヒルジン様配列のためにPAR1を活性化した後も，トロンビンがPAR1/PAR4複合体上に留まり，PAR4のトロンビンによる活性化閾値を低下させるためと考えられている．

　PAR1，PAR4が活性化することにより，細胞内でGタンパクが活性化して，血小板細胞内の活性化シグナルが喚起される．血小板の活性化で

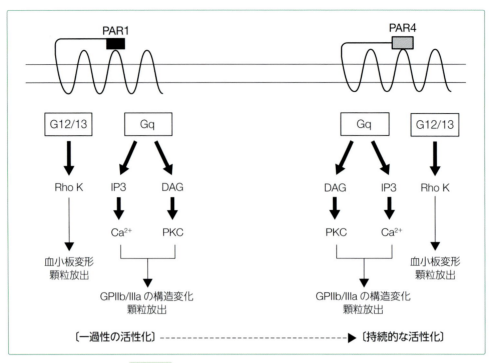

図7　PARによる血小板細胞内のシグナル

は，Gq，G12/13，Gi/oが重要な役割を果たすが，PAR1とPAR4はこのうちGq，G12/13を活性化する．図7にPARによる，細胞内シグナルの経路を示す．G12/13の活性化により，低分子量GTP結合タンパク質であるRhoとRhoキナーゼが活性化される．その後，モータータンパク質であるミオシン軽鎖のリン酸化によるアクチンの収縮が起こり，血小板活性化に伴う血小板変形と顆粒の放出を引き起こす．Gqの活性化により，ホスホリパーゼCによりホスファチジルイノシトール4,5二リン酸（PIP2）が加水分解され，水溶性のイノシトール三リン酸（IP3）が生成され，セカンドメッセンジャーであるCa^{2+}が動員される．同様に，GqとホスホリパーゼCにより脂溶性のジアシルグリセロール（DAG）がプロテインキナーゼC（PKC）を活性化する．最終的には，このシグナル経路は，α II bβ3（GPIIb/IIIa）の高次構造変化と顆粒の放出に関与して血小板を活性化する．

前述の通り，PAR1単独では活性化は一過性であり，PAR1とPAR4が協調して，血小板の活性化は持続的になる．しかし，PAR1のみの活性化であっても，この活性化によるADP分泌によりADP受容体のP2Y12が十分に活性化された場合も，後続するGiの活性化により，血小板の活性化は持続的になることが知られている[7]．

4　PAR阻害薬

PAR阻害薬としては，atopaxarとvorapaxarがある．ともに，PAR1阻害薬であり，CYP3A4を介する肝代謝の経口摂取薬である．主な違いとして半減期があり，vorapaxarが126〜269時間であるのに対して，atopaxarが22〜26時間と短時間である．現時点で，atopaxarはPhase II 試験までされており，vorapaxarは2014年5月に米国内においてはFDAに認可されたが，日本での認可はされていない．

両剤のPhase II 試験の結果を表1に示す．これらの試験では，重篤な出血の合併症を増加させることなく動脈血栓症を抑制する可能性が示された[8]．しかし，atopaxarの副作用として，用量依存性の肝機能の増悪とQTcの延長が示唆された．この結果もあり，atopaxarのPhase III 試験

表1 vorapaxar, atopaxar の Phase II 試験[10]

			VORAPAXAR (SCH 530348)		
Study[a]	Duration	Patients	TIMI major or minor	MACE	Dosages (mg)
TRA-PCI	60 day	N=573	SCH 530348 2.8%, P 3.3%	SCH 530348 5.9%, P 8.6%	LD: 10, 20, 40, or P
		w/stable CAD	OR 0.85 (95% CI, 0.30-2.47)	OR 0.64 (95% CI, 0.32-1.29)	MD: 0.5, 1, 2.5, or P
Japanese ACS study	60 day	N=92	SCH 530348 14.1%, P 9.5%	SCH 530348 16.9%, P 42.8%	LD: 20, 40, or P
		w/NSTE-ACS	OR 1.56 (95% CI, 0.31-7.74)	OR 0.27 (95% CI, 0.09-0.79)	MD: 1, 2.5, or P
Japanese stroke study	60 day	N=90	SCH 530348 0%, P 4%	SCH 530348 1.6%, P 4%	LD: none
		w/prior stroke			MD: 1, 2.5, or P
			ATOPAXAR (E5555)		
	Duration	Patients	Any TIMI bleeding	MACE	Dosages (mg)
J-LANCELOT ACS	12 week	N=241	E5555 19.4%, P 16.4%	E5555 5%, P 6.6%	LD: 400 or P
		w/NSTEACS	OR 1.23 (95% CI, 0.57-2.66)	OR 0.75 (95% CI, 0.22-2.53)	MD: 50, 100, 200, or P
J-LANCELOT CAD	24 week	N=263	E5555 9.6%, P 4.5%	E5555 1%, P 4.5%	LD: none
		w/stable CAD	OR 2.24 (95% CI, 0.64-7.83)	OR 0.22 (95% CI, 0.04-1.32)	MD: 50, 100, 200, or P
LANCELOT ACS	12 week	N=603	E5555 9.2%, P 10.1%	E5555 8%, P 7.7%	LD: 400 or P
		w/NSTE-ACS	OR 0.90 (95% CI, 0.48-1.70)	OR 1.04 (95% CI, 0.52-2.09)	MD: 50, 100, 200, or P
LANCELOT CAD	24 week	N=718	E5555 10.3%, P 6.8%	E5555 2.6%, P 4.5%	LD: none
		w/stable CAD	OR 1.57 (95% CI, 0.82-3.01)	OR 0.56 (95% CI, 0.23-1.35)	MD: 50, 100, 200, or P

[a] In the Japanese ACS study, all MACE were procedural-related myocardial infarctions. In the Japanese stroke study the two end points were two strokes. In the bleeding and efficacy end points, doses of atopaxar and vorapaxar are pooled. In the TRA-PCI and Japanese ACS study results are presented on the primary PCI cohort.

ACS acute coronary syndrome; *CAD* coronary artery disease; *J-LANCELOT* Lessons from Antagonizing the Cellular Effects of Thrombin Acute Coronary Syndromes in Japanese patients; *LANCELOT* Lessons from Antagonizing the Cellular Effects of Thrombin Acute Coronary Syndromes; *LD* loading doses; *MACE* major adverse cardiac events (death, myocardial infarction, stroke, urgent revascularization); *MD* maintenance doses; *NSTE-ACS* non-ST-elevation acute coronary syndrome; *P* matching placebo; *PCI* percutaneous coronary intervention; *TRA-PCI* Thrombin Receptor Antagonist-Percutaneous Coronary Intervention; *TIMI* Thrombolysis in Myocardial Infarction.

（文献10より）

は行われていない．

VorapaxarのPhaseⅢ試験としては，TRACER (Thrombin receptor antagonist for clinical event reduction in acute coronary syndrome) とTRA 2°P-TIMI 50 (Thrombin Receptor Antagonist in Secondary Prevention of Atherothrombotic Ischemic Events - Thrombolysis in Myocardial Infarction 50) がある．

TRACERは，非ST上昇型急性冠症候群に対して標準抗血小板療法へのvorapaxarの追加 (6,473例) がプラセボ (6,471例) に対して優れているかを検討する試験であり，vorapaxar群は負荷用量40 mg投与後，維持用量2.5 mg/日を投与され，患者の大多数はアスピリンとチエノピリジン誘導体の投与を受けていた．一次エンドポイント（心血管死，心筋梗塞，脳卒中，再入院を伴う虚血再発，緊急血行再建術の複合）では，有意差は認められなかったが (Kaplan-Meier 2-year rate: 18.5% vs. 19.9%, HR 0.92, 95%CI 0.85-1.01, p=0.07)，二次エンドポイント（心血管死，心筋梗塞，脳卒中の複合）はvorapaxar群のほうが少なかった (14.7% vs. 16.4%, HR 0.89, 95%CI 0.81-0.98, p=0.02)．しかし，vorapaxar群では，頭蓋内出血を含む出血が増加した (GUSTO出血基準の中～重度の大出血：vorapaxar群7.2% vs. プラセボ群5.2%, HR 1.35, 95%CI 1.16-1.58, p<0.001, TIMI出血基準の臨床的に重要な出血：vorapaxar群20.2% vs. プラセボ群14.6%, HR 1.43, 95%CI 1.31-1.57, p<0.001, 頭蓋内出血はvorapaxar群1.1% vs. プラセボ群0.2%, HR 3.39, 95%CI 1.78-6.45, p<0.001)[9]．標準療法へのvorapaxarの追加は虚血イベントを抑制せず，頭蓋内出血を含む大出血を増加させたとして，安全性の問題から早期中止になっている．しかし，一次エンドポイントを典型的な心血管死亡，心筋梗塞，脳卒中としないで，これらに再入院を伴う虚血再発と緊急血管再建術を加えたために，否定的な結果となった試験であると考えられる．

TRA 2°P-TIMI 50は，アテローム性動脈硬化症患者に対して標準抗血小板療法へのvorapaxar (2.5 mg/日) の追加 (13,255例) とプラセボ (13,244例) を比較した試験である．TRACERでの標準療法への抗血小板薬の追加は頭蓋内出血を増加させるとの結果を受け，開始2年後の2011年1月から，脳血管障害 (TIA/stroke) の既往のある患者は除外とする修正がされた．3年後の一次エンドポイント（心筋虚血＋心筋梗塞＋脳卒中）発生率は，vorapaxar群で低値であった (1,028例 (9.3%) vs. 1,176例 (10.5%), HR 0.87, 95%CI 0.80-0.94, p<0.001)．二次エンドポイント（心血管死＋心筋梗塞＋脳卒中＋虚血再発による緊急血行再建術）発生率もvorapaxar群のほうが低値であった (1,259例 (11.2%) vs. 1,417例 (12.4%), HR 0.88; 0.82-0.95, p=0.001)．しかし，出血合併症の発生率はvorapaxar群で増加を示した (GUSTO基準による中等度～重度の出血：4.2% vs. 2.5%, HR 1.66; 1.43-1.93, p<0.001, TIMI出血基準の臨床的に重篤な出血：15.8% vs. 11.1%, HR 1.46; 1.36-1.57, p<0.001)，頭蓋内出血：1.0% vs. 0.5%, HR 1.94; 1.39-2.70, p<0.001)[11]．

2014年5月に，米国FDAは，vorapaxar（一般名：Zontivity）を，心筋梗塞か末梢動脈疾患の既往のある患者の血栓性心血管障害の予防に対して認可をした．また，PhaseⅢ試験の結果により，脳血管障害 (TIA/stroke) の既往のある患者に対しては禁忌となった．

PhaseⅡ試験の結果では，重篤な出血の合併症を増加させることなく動脈血栓症を抑制する可能性が示されたPAR1阻害薬であるが，PhaseⅢ試験では重篤な出血合併症の増加を示している．これらの試験では，多くの場合はアスピリンとチエノピリジン誘導体に加えてPAR1阻害薬が投与され，TXA2，ADP，トロンビンと主な血小板活性化因子がすべて抑制されている．ある意味では，出血合併症の増加は自然であると考えられる．理想的な抗血小板療法を実現するためには，複雑な血小板活性化シグナルの中で，「生理的止血栓は抑制せずに病的血栓のみを抑制する阻害点」の組み合わせと阻害の程度を見つけ出す必要があり，PAR阻害薬はその一翼を担う可能性のある薬剤である．

参考文献

1) Vu TK, Hung DT, Wheaton VI, et al. Molecular cloning of a functional thrombin receptor reveals a novel proteolytic mechanism of receptor activation. Cell 1991; 64(6): 1057-1068.
2) Jacques S, Kuliopulos A. Protease-activated receptor-4 uses dual prolines and an anionic retention motif for thrombin recognition and cleavage. Biochem J 2003; 376: 733-740.
3) Tamura N, Kitajima I, Kawamura Y, et al. Important regulatory role of activated platelet-derived procoagulant activity in the propagation of thrombi formed under arterial blood flow conditions. Circ J 2009; 73(3): 540-548.
4) Kahn ML, Nakanishi-Matsui M, Shapiro MJ, et al. Protease-activated receptors 1 and 4 mediate activation of human platelets by thrombin. J Clin Invest 1999; 103(6): 879-887.
5) Soh UJK, Dores MR, Chen B, et al. Signal transduction by protease - activated receptors. Br J Pharmacol 2010; 160(2): 191-203.
6) Leger AJ, Jacques SL, Badar J, et al. Blocking the protease-activated receptor 1-4 heterodimer in platelet-mediated thrombosis. Circulation 2006; 113(9): 1244-1254.
7) Covic L, Singh C, Smith H, et al. Role of the PAR4 thrombin receptor in stabilizing platelet-platelet aggregates as revealed by a patient with Hermansky-Pudlak syndrome. Thromb Haemost 2002; 87(4): 722-727.
8) Leonardi S, Tricoci P, Mahaffey KW. Promises of PAR-1 inhibition in acute coronary syndrome. Curr Cardiol Rep 2012; 14(1): 32-39.
9) Tricoci P, Huang Z, Held C, et al; TRACER Investigators. Thrombin-receptor antagonist vorapaxar in acute coronary syndromes. N Eng J Med 2012; 366(1): 20-33.
10) Leonardi S, Tricoci P, Mahaffey KW. Promises of PAR-1 inhibition in acute coronary syndrome. Curr Cardiol Rep 2012; 14(1): 32-39.
11) Morrow DA, Braunwald E, Bonaca MP, et al; TRA 2P-TIMI 50 Steering Committee and Investigators. Vorapaxar in the secondary prevention of atherothrombotic events.N Eng J Med 2012; 366(15): 1404-1413.
12) 駒井太一. トロンビン受容体阻害薬. 内科 2012; 110(1): 74-78.

7 血管新生

はじめに

　血管は一部の臓器，たとえば軟骨組織などを除いて，ほぼすべての臓器・組織に血管網を構築する．毛細血管は，組織に酸素養分を運搬する導管として機能し，細静脈からは炎症領域に白血球を侵入させ，筋性動脈では血管の弛緩収縮により血圧の調整をはかる．このような基本的な機能以外に，最近血管領域で組織特有の幹細胞が局在して，幹細胞の未分化性や自己複製が血管細胞により誘導されていることが判明してきている．つまり，血管の破綻は組織の破綻を意味し，血管は恒常性の維持のために内皮細胞同士の接着，内皮細胞と壁細胞の接着による管腔の維持，マトリックス産生により自ら血管を被覆して安定な構造を維持している．そして，組織に虚血や炎症などが生じて，新しい血管の形成が必要になると，既存の血管から新しい血管を分岐させて，血管の支配領域を伸張する．これが，発芽的血管新生と呼ばれる過程である．この過程は，特に胎児期に観察される，中胚葉組織細胞から血管細胞が発生し，内皮細胞による管腔形成が営まれ，そして壁細胞が内皮細胞を覆って血管を形成する，脈管形成／血管発生の過程とは基本的に機序が異なる（図1）．血管新生の過程は，様々な病態の形成と関与しており，たとえば腫瘍，網膜症，慢性炎症性疾患など血管病と総称される疾患では，過剰な血管形成が病態の悪化を招き，血管新生の制御法の開発が進められてきている．そこで，本章では，疾患との関連性の高い血管新生について，これまで判明してきている分子機序を概説したい．

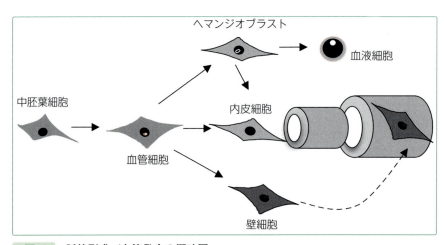

図1　脈管形成／血管発生の概略図
血管がまったく存在しない領域で，中胚葉細胞から血管が形成される過程である．

1 血管新生に関わる異なる3種類の内皮細胞そしてその起源とは

　従来の血管新生の概念では，既存の血管の内皮細胞は，通常は数百日に1回しか分裂しないが，どの細胞にも増殖活性が一様にあり，血管新生が必要になった状態では，どこの場所からでも新しい血管の分岐が発生しうると考えられてきた．つまり，伸長中の血管の内皮細胞は同じような細胞が単調に増殖して新規の血管を形成するというのが従来の考え方である（図2）．しかし，最近明らかにされてきたのは，血管が伸張を開始するのは，既存の内皮細胞の中でtip（先端）細胞が発生した場所からであることが判明してきた[1]．この細胞は多くの糸状仮足（filopodia）を有し，虚血や炎症領域から分泌放出される内皮細胞の遊走因子めがけて侵入していく（図3）．遊走は血管内皮細胞成長因子（vascular endothelial growth factor：VEGF）が内皮細胞上のVEGF受容体2（VEGFR2）を活性化して誘導されるのが主であるが，内皮細胞上のTie2受容体のangiopoietin-1（Ang1）による活性化でも生じる．Tip細胞は増殖活性が乏しく，主に新規血管分岐が伸長する方向を決定するガイダンスとしての役割を有する．VEGFのシグナルを受けたtip細胞はnotchリガンドであるdelta-like 4（Dll4）を産生して，周囲の内皮細胞のVEGFR2，neuropilin-1（Nrp1）やVEGFR3（Flt4）の発現を減弱させる．Tip細胞はVEGFR2の他，Ang1のアンタゴニストであるAng2，血小板由来成長因子B（platelet derived growth factor-B：PDGF-B），endothelial cell-specific molecule 1（ESM1）そして内皮細胞に発現する7回膜貫通型のG蛋白共役型受容体APJの結合因子であるapleinの発現が高いことで定義されている．最近転写因子であるSRY-related HMG box17（SOX17）が，上記したtip細胞特異的遺伝子の発現を亢進させ，tip細胞から分泌されたDll4によりnotchの活性を受けた近傍細胞ではSOX17の発現が抑制されることでtip細胞特異的因子の発現が抑制されることが示唆されている[2]．

　Tip細胞の後方からは，増殖活性の高いstalk（茎）細胞と呼ばれる細胞が伸長して，新規血管の長さを調節する[3]．Tip細胞に近接している内皮細胞がstalk細胞になると考えられていが，その確証は未だない．Dll4によってVEGF受容体の発現が抑制された内皮細胞が，VEGFに反応して増殖活性を高めている細胞になっているとは考えにくいからである．筆者らは，最近既存の血管の内皮細胞の中に，一定の割合で内皮細胞の産生力がきわめて高い細胞が存在することを突き止めている[4]．以前より，内皮細胞は均質ではなく，これは単に分裂活性の相違として受け止められていた．しかし，筆者らが見出した内皮細胞は，通常の内皮細胞とは遺伝子型が異なり，未分化性を有する幹細胞様の細胞である．Tip細胞に関して

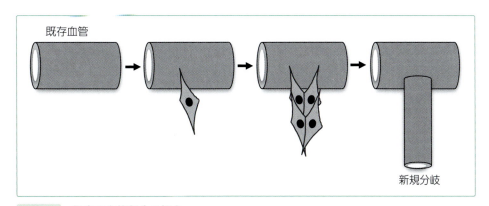

図2 従来の血管新生の概念

既存の血管のどのような領域でも，表現型の同じいわゆる血管内皮細胞が増殖して，新規血管を形成すると考えられてきた．

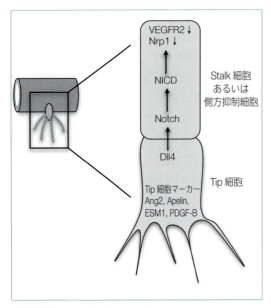

図3 Tip 細胞と stalk 細胞

Tip 細胞に接していた細胞が stalk 細胞になるかどうかは今のところ不明．内容は本文参照．

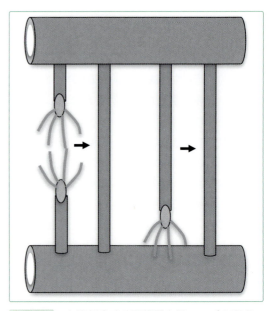

図4 血管新生時の閉鎖系血管ループの形成

Tip 細胞同士の連結および tip 細胞の既存血管への連結による．

は，既存の内皮細胞はどの細胞も tip 細胞になる能力を有していることが示唆されているが，stalk 細胞に関しては，内皮幹細胞のような細胞が tip 細胞の後方に移動してきて，新しい血管を形成する際に内皮細胞の産生細胞となっている可能性もある．

一方で stalk 細胞では VEGFR2, 3 の発現は抑制されているが，VEGFR1（Flt-1）の発現が高く，これが間接的に tip 細胞の分化に抑制的に機能する[5]．閉鎖系血管ループを形成するために，最終的に tip 細胞は既存の血管と連結するか，tip 細胞同士が連結して閉鎖系血管ループを形成するが，この際にそれをマクロファージが介在することが報告されている（図4）[6]．

血管は内皮細胞の周囲に壁細胞が接着して構造的に安定化する．Stalk 細胞によって形成された血管は未成熟であり，成熟血管が形成されるために，phalanx 細胞と呼ばれる内皮細胞が発生する[7]．この細胞の発生起源は不明である．Phalanx 細胞は可溶性の VEGF 受容体（sFlt1）を分泌することが特徴とされており，また VE-cadherin の発現が亢進している．つまり，この細胞は VEGF を中和することにより血管新生を終息させ，血管内皮細胞同士は隙間なく接着した安定血管を誘導する．

2 血管新生開始の分子機序

Tip 細胞が血管の伸長部位の発端となることは前述した．しかし，まだ血管形成の生じる場所が精密にどのように制御されているのかは不明である．ただし，既存の血管から新しい血管が発生するためには，既存血管にリモデリングが生じる必要があり，この際内皮細胞同士，あるいは内皮細胞と壁細胞の離接着が制御されなくてはならない．

血管内皮細胞が壁細胞化する時点では，まず内皮細胞から分泌される PDGF-BB が壁細胞に発現するその受容体 PDGFRβ を活性化して，壁細胞は内皮細胞近傍に動員される．動員された壁細胞は Ang1 を分泌して，内皮細胞上の Tie2 の活性化を誘導して，内皮－壁細胞の接着を誘導する[8]．また，Tie2 の活性化は内皮細胞同士の接着にも関わる．最近，Ang1 を胎生後期に遺伝子欠損させても，内皮－壁細胞の細胞接着が弱まらないことが示されており[9]，Ang1-Tie2 系以外にも内皮－壁細胞接着を維持できる分子機序が存在

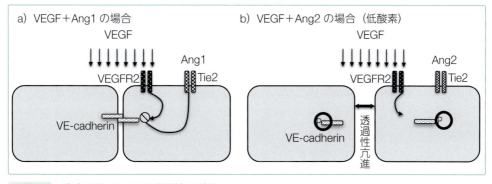

図5　内皮細胞のおける透過性の制御

(a) Ang1によって内皮細胞上のTie2が活性化している状態ではVEGFによる血管透過性は抑制されている．(b) 一方，低酸素などでAng2の発現が高まると，Ang1によるTie2の活性化が抑制されて，VEGFによる血管透過性が亢進する．

することが示唆されている．

さて，これまでVEGFは内皮細胞同士の接着を弱め，透過性を亢進することが判明しており，これをAng1が抑制することが知られている（図5）．この透過性については内皮細胞同士の細胞接着を司るジャンクション蛋白VE-cadherinのリン酸化による制御が解明されてきている．内皮細胞上のVEGFR2の活性化はSrcチロシンキナーゼの活性化を介して，VE-cadherinのリン酸化を誘導する．このことで，VE-cadherinは細胞内移行が誘導され，細胞接着を抑制して血管透過性が亢進する．しかし，壁細胞化している血管ではAng1によってTie2が活性化しており，この際にはsmall GTPaseであるRhoAとその下流のターゲットであるmammalian diaphanous (mDia)を介してSrcの解離を誘導して，VE-cadherinの細胞内移行を抑制し，透過性は抑制されている[10]．血管新生の開始時には，Ang1のアンタゴニストであるAng2が内皮細胞から分泌され[11]，それより，内皮細胞と壁細胞同士および内皮細胞間もルーズな接着となり，内皮細胞の運動が許容される．筆者らは虚血による血管新生刺激においては，内皮細胞にmiR125bが発現し，このマイクロRNAがVE-cadherinのmRNAの蛋白翻訳を抑制することによりVE-cadherinの発現量が低下することを発見している[12]．以上から，血管の発芽を規定する分子機序としては，既存の血管でVEGFの刺激が入った領域のVE-cadherinの発現が抑制された領域から血管新生の開始が誘導されると考えられる．

3　造血と血管形成の相互作用そして血管の成熟化

造血と血管形成は非常に密接な関係にある．もちろんその理由の一つは，血管内皮細胞と造血系細胞には共通祖先細胞が存在するという発生的に近親関係にあるという点である．また，最近種々の臓器で明らかにされつつあるが，臓器特異的な幹細胞の幹細胞性が血管内皮細胞により誘導される点，つまり血管ニッチの概念からもそのことがいえる．逆に，造血系の細胞も血管に作用して，血管系サイトカインのパラクラインループにより，そしてマトリックスのリモデリングを誘導して血管新生を促進することが判明してきた．

前述したように，血管新生の開始領域では内皮細胞間の接着が緩み，そこから血液細胞の漏出が生じる．たとえば，マクロファージはVEGF産生能が高く，matrix metalloproteaseを産生して，内皮細胞の増殖や血管新生の足場を形成する[13]．肥満細胞にもMMP産生が認められ，特に皮膚の血管新生に関わる．発生過程においては，静脈からリンパ管が発生していくが，この静脈とリンパ管の分離に血小板の活性化が重要であることが示唆されてきている[14]．

このように血液細胞は血管新生を促進する役割

があることが判明してきているが，筆者らは造血幹細胞が分泌するAng1により，造血幹細胞と血管内皮細胞の相互作用の解析を行ってきた．その血管結果，血管内皮細胞と造血幹細胞に共通して発現するTie2はこの両者の細胞間接着に関与しており，Ang1によるTie2の活性化が，いわゆる造血幹細胞の血管ニッチ形成に関わることを解明し得た[15]．さらに，無血管野に血管内皮細胞より先に侵入した造血幹細胞はAng1の産生によって，内皮細胞の遊走を誘導して，血管の伸長方向を決定するのにも機能していることを発見した[16]．Ang1は内皮細胞同士あるいは内皮－壁細胞の細胞接着で血管の成熟化／安定化に機能するが，内皮細胞におけるTie2のシグナルがAktの活性化が優位になった場合に，このような血管安定化の方向に機能し，ERKシグナルが優位になった場合には，血管内皮細胞の運動性の亢進に繋がることが判明している[17]．

血管新生の最中にはVEGFが周囲組織から旺盛に分泌されており，血管透過性が亢進した状態となっているが，特に血管新生中の血管分岐から出血が観察されることはない．血管新生の過程では，内皮細胞への壁細胞の接着が遅延する．この際，血管新生中における血管透過性亢進の抑制は，新規血管の周囲に集まってきた，造血幹／前駆細胞などアクセサリー細胞の分泌するAng1により抑制されている[18]．

血管新生の生じている際に，内皮細胞にはAPJの発現がVEGFなどにより誘導される．筆者らは内皮細胞におけるTie2の活性化でAPJのリガンドであるApelinの発現が誘導されることを見出した．このApleinは新生中の内皮細胞の細胞集塊を大きくすることで，毛細血管レベルでの血管径を太くし，血流の豊富な血管の形成に関与する[19,20]．つまり，Tie2-Ang1系のシグナルの軸上にAPJ-Aplein系が乗っており，血管の成熟化機構に関与していることが判明している．

4 血管新生の抑制

1）腫瘍血管と正常血管の相違

正常血管において，内皮細胞間は前述したVE-cadherinをはじめ，Claudin5，その他，インテグリンやコネキシンなど種々の接着因子により密着し，血管内から容易には分子や細胞が血管外に漏出しないように保たれている．さらに内皮細胞と壁細胞の間には接着帯が形成され，内皮細胞と壁細胞の間の分子交換を介して，血管透過性が制御されている．腫瘍の血管には多くの異常が観察される．腫瘍内血管は蛇行や突然の拡張が観察され，一部囊状を呈し，血管分岐も無秩序である．腫瘍中心部ほど血管網の構築が抑制され，血管同士の連結が観察されない．血管内皮細胞そのものも異常な形態を呈し，裏打ちする壁細胞も腫瘍中心部では非常にまばらで内皮細胞との接着も弱く，多くの領域で壁細胞の裏打ちが欠損している．

このような異常の多くは，腫瘍内のVEGF分泌が過剰になっていることに起因する．また，腫瘍内の血管内皮細胞の遺伝子異常も報告されてきており[21]，染色体の転座や欠失を伴い，また一部の報告では腫瘍内の血管内皮細胞が腫瘍細胞の有する遺伝子異常と類似することが示され，がん細胞から分泌されるエクソソームの影響が示唆される．がん組織にも，がん細胞を産生して，種々の薬剤に抵抗性を示すがん幹細胞が存在することが明らかにされてきており，がん幹細胞が血管内皮細胞に分化することも報告されてきており[22,23]，腫瘍内の血管内皮細胞の遺伝子異常は容易に説明することができる．しかし，低酸素低栄養という劣悪な環境に継続的に曝露されることにより，内皮細胞において染色体の不安定性が遺伝子異常をもたらすことも容易に推測できる．

2）抗血管新生抑制剤

最初に血管病について触れたが，血管新生を抑制する物質／薬剤により過剰な血管形成を抑制する治療が，網膜症や腫瘍領域で開始されている．血管新生阻害薬の主なターゲットはVEGFあるいはその受容体であり，欧米では，VEGFの中和

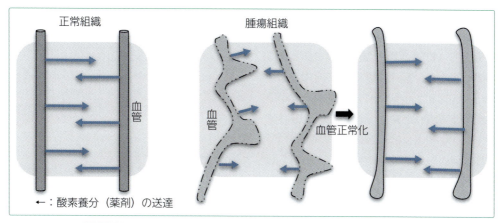

図6　腫瘍血管正常化による薬剤送達性の改善（内容は本文参照）.

抗体あるいは可溶型 VEGF 受容体，そして VEGF 受容体のリン酸化抑制剤が，臨床的に応用されている．わが国では VEGF 中和抗体が網膜症および腫瘍の治療に用いられてきている．

　当初，腫瘍において，血管新生抑制剤は兵糧攻めの治療として台頭した．つまり血管新生抑制剤は，腫瘍内に形成される血管形成を抑制し，酸素養分の供給を絶ち，少なくとも本剤の投与後は腫瘍の増大は抑制されると期待された．マウスを用いた前臨床試験の顕著な効果を示した結果からすると，ヒトでの効果はきわめて限定的であることが判明した．しかし，血管新生抑制剤単独では効果が乏しかったものの，抗がん剤との併用により，抗がん剤単独に比べて抗腫瘍効果が高いことが判明した．Over all survival（全生存期間）の顕著な延長にまでは至らないものの，progression-free survival（無増悪生存期間）が有意に延長することが判明した．このことから，血管新生抑制剤と抗がん剤の併用による効果は，血管新生抑制剤による腫瘍血管の正常化に起因するという概念が提唱されるようになってきた[24]．つまり血管内から腫瘍への抗がん剤の透過性が回復することにより，抗がん剤の効果が顕著になるというものである（図6）．腫瘍血管は前述のごとく，非常に未成熟であるがゆえに，透過性が亢進している．このことで組織深部への血液成分の漏出が進行し，最終的に血管内圧と腫瘍組織内圧の圧差がなくなり，血管から酸素や養分が入らず低酸素低栄養状態になっている．もちろん薬剤も腫瘍深部には送達されない．しかし，血管新生抑制剤投与により，VEGF 系シグナルが抑制されると，内皮細胞同士の接着が強く，透過性の制御された成熟血管に正常化されて，薬剤の送達が改善するという概念である．

　血管正常化の概念は，正しい考えであると考えられるが，実際に生理的な血管成熟化因子での抗腫瘍効果の確認が必要とされる．筆者らは前述したように，Tie2 の活性化の下流で機能する Apelin/APJ 系を血管成熟化シグナルとして報告してきた．そこで，この Apelin の過剰発現による腫瘍血管に対する効果を観察したところ，腫瘍内血管は血管腔が拡張することが確認された．その際，血流が増大して低酸素が抑制され，腫瘍内への薬剤透過性が改善することが見出された．そして，活性化樹状細胞を担がんマウスに投与すると，Apelin 過剰発現腫瘍では，腫瘍内に多くの NK 細胞が浸潤して，抗腫瘍効果が著しく誘導された[25]．このことから，やはり腫瘍内血管の成熟化／正常化は，他のがん治療との併用効果を高める意味で，意義のある治療法であると考えられる．

おわりに

　今回，血管新生の制御として，血管新生抑制剤を用いた腫瘍血管制御について紹介した．本文内にも記載したが，網膜症における血管制御につい

ても，VEGF 中和抗体はすでに臨床的に応用され，有効性が示されている．ただし，腫瘍血管でも血管の正常化が VEGF 阻害の作用機序であるように，網膜症でも，血管の退縮はさることながら，血管透過性の抑制が効果の一つと考えられている．今後の治療を考慮した場合，腫瘍でも，網膜症でも血管正常化に特化した治療薬の開発がなされてもいいのではないかと考えられる．その観点から，血管新生の過程においてどのように血管が壁細胞化を伴う成熟血管に成長するのか，その分子機序のさらなる基礎研究による解明が必要であると考えられる．

参考文献

1) Hellström M, Phng LK, Hofmann JJ, et al. Dll4 signalling through Notch1 regulates formation of tip cells during angiogenesis. Nature 2007; 445: 776-780.
2) Goveia J, Zecchin A, Rodriguez FM, et al. Endothelial cell differentiation by SOX17: promoting the tip cell or stalking its neighbor instead? Circ Res 2014; 115: 205-207.
3) Phng LK, Gerhardt H. Angiogenesis: a team effort coordinated by notch. Dev Cell 2009; 16: 196-208.
4) Naito H, Kidoya H, Sakimoto S, et al. Identification and characterization of a resident vascular stem/progenitor cell population in preexisting blood vessels. EMBO J 2012; 31: 842-855.
5) Krueger J, Liu D, Sholz K, et al. Flt1 acts as a negative regulator of tip cell formation and branching morphogenesis in the zebrafish embryo. Development 2011; 138: 2111-2120.
6) Fantin A, Vieira JM, Plein A, et al. NRP1 acts cell autonomously in endothelium to promote tip cell function during sprouting angiogenesis. Blood 2013; 121: 2352-2362.
7) Mazzone M, Dettori D, Leite de Oliveira R, et al. Heterozygous deficiency of PHD2 restores tumor oxygenation and inhibits metastasis via endothelial normalization. Cell 2009; 136: 839-851.
8) Augustin HG, Koh GY, Thurston G, et al. Control of vascular morphogenesis and homeostasis through the angiopoietin-Tie system. Nat Rev Mol Cell Biol 2009; 10: 165-177.
9) Jeansson M, Gawlik A, Anderson G, et al. Angiopoietin-1 is essential in mouse vasculature during development and in response to injury. J Clin Invest 2011; 121: 2278-2289.
10) Gavard J, Patel V, Gutkind JS. Angiopoietin-1 prevents VEGF-induced endothelial permeability by sequestering Src through mDia. Dev Cell 2008; 14: 25-36.
11) Maisonpierre PC, Suri C, Jones PF, et al. Angiopoietin-2, a natural antagonist for Tie2 that disrupts in vivo angiogenesis. Science 1997; 277: 55-61.
12) Muramatsu F, Kidoya H, Naito H, et al. microRNA-125b inhibits tube formation of blood vessels through translational suppression of VE-cadherin. Oncogene 2013; 32: 414-421.
13) Takakura N. Role of intimate interactions between endothelial cells and the surrounding accessory cells in the maturation of blood vessels. J Thromb Haemost 2011; 9: 144-150.
14) Abtahian F, Guerriero A, Sebzda E, et al. Regulation of blood and lymphatic vascular separation by signaling proteins SLP-76 and Syk. Science 2003; 299: 247-251.
15) Takakura N, Huang XL, Naruse T, et al. Critical role of the TIE2 endothelial cell receptor in the development of definitive hematopoiesis. Immunity 1998; 9: 677-686.
16) Takakura N, Watanabe T, Suenobu S, et al. A role for hematopoietic stem cells in promoting angiogenesis. Cell 2000; 102: 199-209.
17) Fukuhara S, Sako K, Minami T, et al. Differential function of Tie2 at cell-cell contacts and cell-substratum contacts regulated by angiopoietin-1. Nat Cell Biol 2008; 10: 513-526.
18) Yamada Y, Takakura N. Physiological pathway of differentiation of hematopoietic stem cell population into mural cells. J Exp Med 2006; 203: 1055-1065.
19) Kidoya H, Ueno M, Yamada Y, et al. Spatial and temporal role of the apelin/APJ system in the caliber size regulation of blood vessels during angiogenesis. EMBO J 2008; 27: 522-534.
20) Kidoya H, Naito H, Takakura N. Apelin induces enlarged and nonleaky blood vessels for functional recovery from ischemia. Blood 2010; 115: 3166-3174.
21) Hida K, Hida Y, Amin DN, et al. Tumor-associated endothelial cells with cytogenetic abnormalities. Cancer Res 2004; 64: 8249-8255.
22) Ricci-Vitiani L, Pallini R, Biffoni M, et al. Tumour vascularization via endothelial differentiation of glioblastoma stem-like cells. Nature 2010; 468: 824-828.
23) Wang R, Chadalavada K, Wilshire J, et al. Glioblastoma stem-like cells give rise to tumour endothelium. Nature 2010; 468: 829-833.
24) Jain RK. Normalization of tumor vasculature: An emerging concept in antiangiogenic therapy. Science 2005; 307: 58-62.
25) Kidoya H, Kunii N, Naito H, et al. The apelin/APJ system induces maturation of the tumor vasculature and improves the efficiency of immune therapy. Oncogene 2012; 31: 3254-3264.

8 動脈の構造と動脈硬化の病理

はじめに

動脈硬化（arteriosclerosis）は，動脈壁が細胞の増殖や細胞外基質の増生により肥厚し，弾性を失って硬くなる病変である．進行すると内腔の狭窄を伴ってくる．この中には，粥状硬化（atherosclerosis），メンケベルグ型中膜石灰化硬化（Menckeberg's medial calcific sclerosis）と細動脈硬化（arteriolosclerosis）が含まれる．

臨床的に最も重要なものは粥状硬化で，大動脈やそれから分岐する弾性型動脈と冠動脈，脳底部動脈，腸骨動脈などの大～中型の筋型動脈に好発する．粥状硬化は基本的に加齢とともに進行するが，高血圧，脂質異常，耐糖能異常など危険因子の関与の度合いにより組織性状は異なり，大きな脂質コアを有するものから脂質成分に乏しく線維性成分の目立つものまで様々である．また新生血管の増生や出血，石灰化を伴うことも多い．動脈硬化巣（プラーク）の破綻に起因する血栓形成は，心筋梗塞や脳梗塞などの虚血性疾患の要因となる．

1 動脈の構造

動脈は内膜，中膜，外膜の3層構造からなり，中膜の弾性線維の多寡によって弾性型動脈と筋型動脈とに大別される．

弾性型動脈は，大動脈とそれから分枝する鎖骨下動脈，腕頭動脈，総腸骨動脈，肺動脈などの大型の動脈で，中膜に多層の板状の弾性線維が存在し，平滑筋細胞が層間に介在する．弾力性に富み，血圧の変動を緩和する．

筋型動脈は，それより小型の動脈で，冠動脈，腎動脈，脳動脈，腹腔内の動脈などが含まれる．中膜の平滑筋がよく発達した動脈で，平滑筋の間に少量の弾性線維がみられる．内膜と中膜の間には厚い内弾性板が，中膜と外膜の間には外弾性板が存在する．小動脈では平滑筋層は減少し，外弾性板は消失する．

内膜は内皮細胞と内皮下の薄い結合組織からなり，加齢に伴って肥厚する．

外膜は中膜の外側の結合組織で，末梢神経や栄養血管（vasa vasorum）が含まれる．栄養血管は大型～中型の血管に存在し，中膜壁の外側1/2～2/3を栄養する．

2 粥状動脈硬化の分類

米国心臓協会（AHA）では動脈硬化の病理形態像を次の6つの型に分類されている（図1）[1]．

- Ⅰ型病変 Adaptive lesion：生理的適応病変で平滑筋の増生が主体のもの
- Ⅱ型病変 Fatty streak：マクロファージ・泡沫細胞が集積する病変
- Ⅲ型病変 Pathological intimal thickening：細胞外に脂質の沈着を認め，明らかな脂質コアをもたない病変
- Ⅳ型病変 Fibroatheroma：細胞外に脂質の沈着を認め，脂質コアを伴う病変
- Ⅴ型病変 Fibroatheroma with thick cap：脂質

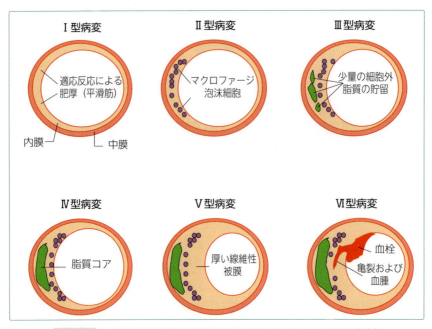

図1　AHAによる粥状動脈硬化の分類（文献1より引用改変）

コアに引き続いて厚い線維性被膜が形成されたもの

Ⅵ型病変 Disrupted plaque：プラークに出血，潰瘍，血栓形成などの二次的変化を伴った複雑病変

3　動脈硬化の成り立ち（図2）

内皮細胞は様々な生理活性物質を産生・分泌し，抗血栓作用，血管トーヌスの調節作用を担っている．また血液成分が動脈壁に過剰に浸入することを防ぐ選択的透過性の機能を有している．種々の危険因子に長期間暴露することにより内皮の機能が障害されると，透過性が亢進し，血漿成分，ことにフィブリノーゲンやリポ蛋白などが内皮下に浸入し沈着する．血漿成分には平滑筋細胞の遊走・増殖因子が多数含まれており，これが中膜内層の平滑筋細胞に作用すると，平滑筋細胞は筋線維に富んだ収縮型から細胞内小器官が豊富な合成型に形質変換し，内膜へ遊走する．内膜に遊走した平滑筋細胞は，増殖を繰り返すとともにプロテオグリカンやコラーゲンなど細胞外基質を産生し，内膜肥厚巣が形成される（Ⅰ型病変）（図3A）．

このように内膜肥厚の形成には，平滑筋細胞の分化，形質変換，増殖，遊走がキーとなっている[2]．

内膜肥厚巣に浸入した脂質は，プロテオグリカンに結合しやすく，酸化修飾をうける．内膜肥厚を覆う内皮細胞は，炎症因子や酸化ストレスなどの刺激により活性化され，内腔側に接着因子を発現し，単球やTリンパ球の血管壁への粘着・侵入を誘導する．単球は内膜内で活性化マクロファージとして，Tリンパ球，平滑筋細胞，内皮細胞とのクロストークにより多くのサイトカインや増殖因子を産生し，平滑筋細胞の増殖と細胞外基質の増生を促進する[3]．酸化修飾された脂質，特に低比重リポ蛋白（LDL）は，スカベンジャー受容体を介してマクロファージや平滑筋細胞に取り込まれ処理されるが，過剰な酸化LDLは細胞内に蓄積され，マクロファージは泡沫細胞となる（Ⅱ～Ⅲ型病変）．泡沫細胞は多くのサイトカインや増殖因子を産生し病変の形成を促進するが，細胞の寿命や肥厚巣内の低酸素刺激により，壊死やアポトーシスに陥り，内膜肥厚巣の深部には細胞の残骸と細胞外に放出された脂質からなる壊死組織が蓄積する（脂質コアの形成）（Ⅳ型病変）（図3B）．このようなプロセスの繰り返しによって粥

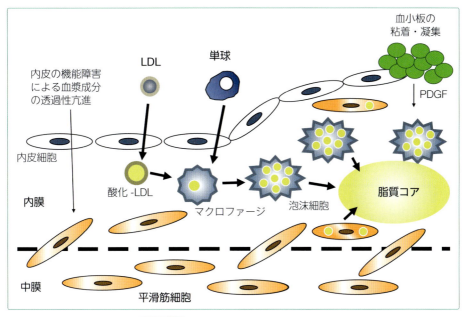

図2 動脈硬化の発生と進展過程

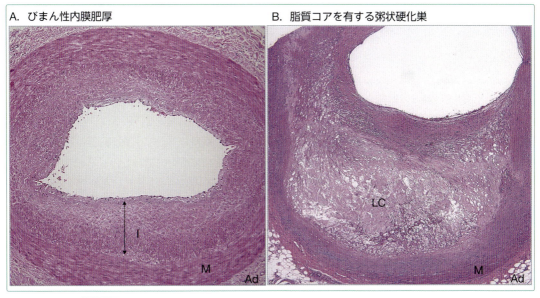

図3 冠動脈：びまん性内膜肥厚（A）と脂質コアを有する粥状硬化巣（B）
I：内膜肥厚巣，LC：脂質コア，M：中膜，Ad：外膜

状硬化性のプラークが形成されてくる．通常，プラークは，深部の脂質コアを平滑筋細胞とコラーゲンからなる線維性組織が被覆する構造となる．脂質コア形成後に線維性被膜の形成が強く起こるものがⅤ型病変に相当する．

またプラークの破綻が起きると血栓が形成され（Ⅵ型病変），粘着・凝集した血小板から放出される血小板由来の増殖因子（PDGFなど）により，さらにプラーク形成が進行される．

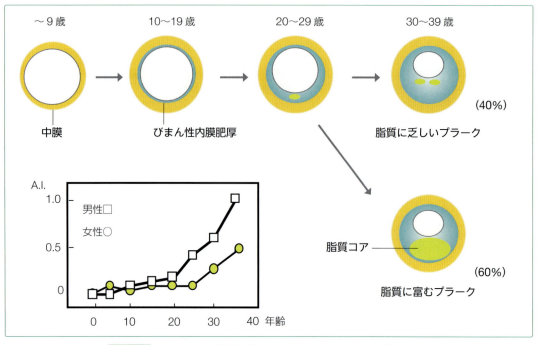

図4 若年者の冠動脈硬化の年齢変化（文献5より引用改変）

A.I.：Atherosclerotic index

4 動脈硬化の進展

　動脈硬化は幼少児期より観察される．最初にみられる変化は先に述べたように内膜肥厚巣で，これは血管分岐部近傍に偏心性に発生するものと，びまん性のもの（びまん性内膜肥厚 diffuse intimal thickening：DIT）に大別される．内膜肥厚の形成初期では，脂質の沈着は認められず，マクロファージの浸潤はないか，あっても内膜表層に少数みられる程度である．その後，次第に脂質沈着が進み，併せてマクロファージの浸潤も強くなっていく[4]．

　内膜肥厚は幼少児期より認められることから，動脈硬化の初期病変というよりは経年的発育，あるいは血行力学的作用に対する生理的な適応現象とも考えられる．一方，内膜肥厚には個人差が大きいこと，粥状硬化は内膜肥厚の存在する部位に発生すること，乳幼児の冠動脈の内膜肥厚が厚い民族に虚血性心疾患が多いことや，血行力学的因子は動脈硬化の重要な危険因子の一つであることなどから，内膜肥厚は動脈硬化の初期病変ととらえられている．冠動脈では，20～30歳代になると病巣形成が促進され，30歳代後半では，完成された動脈硬化巣が観察されるようになる（図4）[5]．

　プラークの病理像は，脂質コアを多量に含むものから，脂質に乏しく平滑筋細胞とコラーゲンなどの細胞線維成分に富むものまで様々である．その成分の多寡により，脂質に富むプラーク（lipid-rich plaque）と線維性プラーク（fibrous plaque）に大別されるが，中間的なものも多い．脂質に富むプラークは線維性被膜が破れやすいことから一般に「不安定プラーク」と呼ばれている．

5 血管の部位による動脈硬化の差異

　内膜肥厚の程度は動脈によって異なっており，筋型動脈では冠動脈が，弾性型動脈では腹部・胸部下行大動脈，総腸骨動脈で肥厚の程度が強い（図5）[6]．粥状硬化は大動脈，冠動脈，頸動脈や腸骨－大腿動脈に好発するが，一般に大動脈に最も早く出現し，次いで冠動脈に，脳動脈はさらに

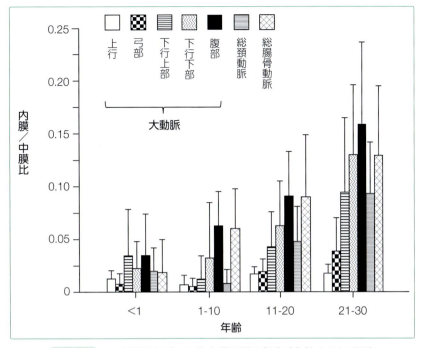

図5　全身動脈のびまん性内膜肥厚の程度（文献6より引用）

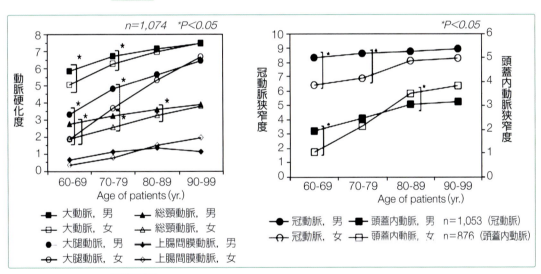

図6　高齢者の全身動脈の動脈硬化の程度（文献9より引用）

遅れて出現する．大動脈の硬化度は，腹部，胸部下行，上行の順で強くなる[7-9]．また，いずれの動脈においても硬化度は加齢に伴って進行し，60歳代以降も増加する（図6）[9]．

6 プラークの破綻

プラークの破綻は，その形状から「破裂」と「びらん」に大別される（図7）[10]．

プラーク破裂は，脂質コアを覆う線維性被膜の破綻により，脂質コア成分が血液と直接接触するもので，①脂質コアが大きく，②線維性被膜が薄く，③マクロファージやTリンパ球などの炎症細胞の浸潤が強い，④血管新生に富む，⑤陽性リモデリングを呈する，などの特徴を有する不安定プラークに生じやすい．マクロファージは動脈硬

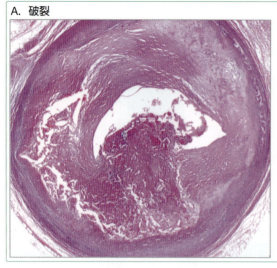
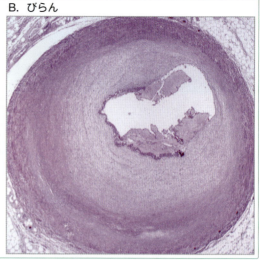

図7 冠動脈硬化の破綻（A：破裂，B：びらん）（文献13より引用）

化の促進に作用するが，被膜内ではマトリックス・メタロプロテアーゼなどを分泌し，線維性被膜の菲薄化や，平滑筋細胞のアポトーシスを誘導し，被膜の断裂に繋がると考えられる[11]．

一方，プラークびらんは，被膜の浅い傷害で，破綻が脂質コアに達しないものを呼ぶ．プラーク破裂と異なり，脂質沈着や炎症細胞浸潤に乏しく，平滑筋細胞とプロテオグリカンに富んだプラークに多く認められ，冠疾患死の剖検症例の中で15〜30％を占めると報告されている．その発生には血管収縮や攣縮の関与が示唆されているが，詳細な機序はまだ明らかにはされていない．

プラーク内の線維性被膜には，血小板の活性化作用の強いI型コラーゲンが多い．またマクロファージや平滑筋細胞は，血液凝固反応の引き金となる組織因子を発現していることから[12]，プラーク内は向血栓状態となっており，プラークが破綻した際の血栓形成を促進させる要因となっている[13,14]．

7 メンケベルグ型中膜石灰化硬化と細動脈硬化

メンケベルグ型中膜石灰化硬化は，中・小筋型動脈の中膜に板状ないし輪状に石灰沈着をきたす病変で，上下肢の動脈や骨盤内動脈，甲状腺動脈などに多くみられる．主に50歳以上にみられ，性差はないが，糖尿病患者では多く認められる．石灰沈着は異栄養性石灰化によるもので，内弾性板に沿って始まり，中膜に及ぶ．病変部の平滑筋細胞は消失し，線維性組織に置換される（図8A）．時に石灰化部に骨化を認める．多少の内膜肥厚はみられるが，内腔狭窄は伴わないため，臨床的症状を呈することはない．

細動脈硬化は，全身諸臓器の細動脈にみられ，特に脳や腎に好発する．全周性の壁肥厚と内腔の狭窄を呈するもので，細動脈壁の内膜（および中膜）が硝子様肥厚をきたす硝子様細動脈硬化（hyaline arteriolosclerosis）と内膜の同心円状の増殖性肥厚を示す増殖性細動脈硬化（hyperplastic arteriolosclerosis）に分類される．両者とも加齢と関連するが，高血圧や糖尿病の作用が強い．発生機序としては，血圧上昇や糖代謝異常にもとづく内皮障害により，血管壁への血漿成分の浸潤が亢進し，基底膜や細胞外基質の膨化・新生と内膜の増殖をきたし，硝子様あるいは増殖性の内膜肥厚が起きる（図8B）．増殖性細動脈硬化は，悪性高血圧症との関連が深く，ときにフィブリノイド壊死を伴い壊死性細動脈炎（necrotizing arteriolitis）と呼ばれる．全臓器にみられるが，特に腎，腸間膜，腸管壁などに好発する．

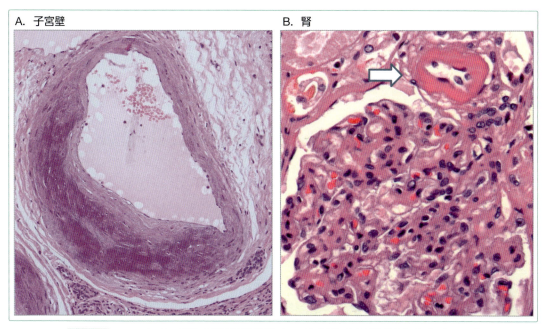

図8 メンケベルグ型中膜石灰化硬化（A：子宮壁）と細動脈硬化（→）（B：腎）

参考文献

1) Stary HC, Chandler AB, Dinsmore RE, et al. A definition of advanced types of atherosclerotic lesions and a histological classification of atherosclerosis. A report from the Committee on Vascular Lesions of the Council on Arteriosclerosis, American Heart Association. Circulation 1995; 92: 1355-1374.
2) Manabe I, Nagai R. Regulation of smooth muscle phenotype. Curr Atheroscler Rep 2003; 5: 214-222.
3) Libby P. Inflammation in atherosclerosis. Arterioscler Thromb Vasc Biol 2012; 32: 2045-2051.
4) Nakashima Y, Fujii H, Sumiyoshi S, et al. Early human atherosclerosis: accumulation of lipid and proteoglycans in intimal thickenings followed by macrophage infiltration. Arterioscler Thromb Vasc Biol 2007; 27: 1159-1165.
5) Kisanuki A, Asada Y, Sato Y, et al. Coronary atherosclerosis in youths in Kyushu Island, Japan: histological findings and stenosis. J Atheroscler Thromb 2000; 6: 55-59.
6) Nakashima Y, Chen YX, Kinukawa N, et al. Distributions of diffuse intimal thickening in human arteries: preferential expression in atherosclerosis-prone arteries from an early age. Virchows Arch 2002; 441: 279-288.
7) Tanaka K, Masuda J, Imamura T, et al. A nation-wide study of atherosclerosis in infants, children and young adults in Japan. Atherosclerosis 1988; 72: 143-156.
8) Imakita M, Yutani C, Strong JP, et al. Second nation-wide study of atherosclerosis in infants, children and young adults in Japan. Atherosclerosis 2001; 155: 487-497.
9) Sawabe M, Arai T, Kasahara I, et al. Sustained progression and loss of the gender-related difference in atherosclerosis in the very old: a pathological study of 1074 consecutive autopsy cases. Atherosclerosis 2006; 186: 374-379.
10) Shah PK. Mechanisms of plaque vulnerability and rupture. J Am Coll Cardiol 2003; 41: 15S-22S.
11) Finn AV, Nakano M, Narula J, et al. Concept of vulnerable/unstable plaque. Arterioscler Thromb Vasc Biol 2010; 30: 1282-1292.
12) Hatakeyama K, Asada Y, Marutsuka K, et al. Localization and activity of tissue factor in human aortic atherosclerotic lesions. Atherosclerosis 1997; 133: 213-219.
13) Sato Y, Hatakeyama K, Yamashita A, et al. Proportion of fibrin and platelets differs in thrombi on ruptured and eroded coronary atherosclerotic plaques in humans. Heart 2005; 91: 526-530.
14) Yamashita A, Asada Y. Pathology and pathophysiology of atherothrombosis: Virchow's triad revisited. In: Gaxiola E, ed. Traditional and Novel Risk Factors in Atherothrombosis. Rijeka: InTech, 2012: 1-20.

9 メタボリック症候群と血栓症

はじめに

近年，過食による栄養過多や生活習慣の変化に伴う運動不足によって，脳血管障害や冠動脈疾患が増加している．その背景として，これまでの疫学研究から，肥満，耐糖能異常，脂質代謝異常，高血圧などが心血管病の独立した危険因子であることが示されているが，これらの危険因子が重複して存在するメタボリック症候群では，相乗的に冠動脈疾患や脳卒中が増加することも示されている．実際，メタボリック症候群では心血管疾患による死亡が3～4倍に増加することが，わが国ならびに多くの海外の疫学研究の結果から示されている．その原因の一つとして，メタボリック症候群では血栓形成が促進される傾向にあることが示唆されている．本章ではメタボリック症候群と血栓症の病態について最近の知見を含めて概説する．

1 メタボリック症候群における血栓症の疫学研究

メタボリック症候群では肥満，耐糖能異常，脂質代謝異常，高血圧などの心血管病の危険因子が重複することで心血管疾患が相乗的に増加することが，多くの海外の疫学研究で報告されている．メタボリック症候群患者では10年間での冠動脈疾患発症頻度は10％にも及ぶことが報告されている[1, 2]．また，虚血性心疾患，脳血管疾患の頻度は非メタボリック症候群の約3倍と報告されている[3, 4]．冠動脈疾患患者においてメタボリック症候群を合併していることにより総死亡や冠動脈・脳血管イベントのリスクが高くなることもメタ解析の結果で示されている[5]．久山町研究や端野・壮瞥町研究をはじめとするわが国の疫学研究でも同様に，危険因子の重複が動脈硬化性疾患の

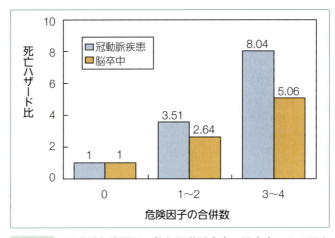

図1　冠動脈危険因子の数と冠動脈疾患，脳卒中による死亡

リスクを高めることが示されている[6,7].

メタボリック症候群では動脈硬化性疾患だけでなく静脈血栓塞栓症のリスクも高まる.メタボリック症候群による血管内皮細胞の障害は血液凝固外因系のイニシエーターである組織因子の発現を上昇させるためで静脈血栓の原因となっている.深部静脈血栓症はメタボリック症候群の主病態である肥満が危険因子として知られている.一方で,肥満などの危険因子を補正してもメタボリック症候群が深部静脈血栓症の独立した危険因子だという報告もあり[8],メタボリック症候群による血栓傾向の関与が示唆されている.

2 血管内皮障害と血栓症

正常な血管内皮は一酸化窒素(nitrogen oxides:NO),プロスタグランジンI_2(PGI$_2$),ナトリウム利尿ペプチド,エンドセリン,アンジオテンシンII(AngII),プロスタグランジンH2,トロンボキサンA_2(TXA$_2$)といった様々な生理活性物質を産生,分泌し,血管の拡張と収縮,血管平滑筋の増殖と増殖抑制,凝固と抗凝固作用,炎症と抗炎症作用,酸化と抗酸化作用などの多彩な作用のバランスを保つことによりその機能を維持している.

血管内皮は血栓症に対しては抑制的に作用しており,傷害部位以外での凝固反応は阻害されている.血管内皮細胞は陰性荷電を帯びているため,糖鎖で覆われた血小板は結合せず,血小板凝集は起こらない.また,血管内皮細胞はPGI$_2$[9]やNO[10],アデノシンニリン酸分解酵素(ADPase)[11]などにより血小板の活性化を抑制している.一方,内皮細胞上のヘパラン様物質(ヘパラン硫酸)へのアンチトロンビンIII(ATIII,ISTH/SSC93ではAT)と組織因子経路阻害因子(tissue factor pathway inhibitor:TFPI)の結合と活性化[12]やトロンボモジュリン(TM)とプロテインC,プロテインS経路による凝固の制御[13]も行っている.また,内皮細胞で合成されたプラスミノゲン活性化酵素(tissue plasminogen activator:t-PA)による線溶も賦活されている[14](図2).

ところが,酸化LDL,糖化蛋白,炎症性サイトカイン(IL-1,TNF-α(tumor necrosis factor-α)など),ウイルス感染,エンドトキシンなどによって血管内皮細胞が傷害を受けると,止血血栓を足場として,組織修復や感染防御を行うため,血栓傾向となる.NOの活性低下,NOに対する反応の低下が起こるとともに,細胞表面に組織因子(第III因子,ISTH/SSC93ではTF),トロンビン受容体,細胞接着因子VCAM-1(vascular cell adhesion molecule-1)やICAM-1(intracellular adhesion molecule-1),セレクチンなどが発現し,血栓傾向となる.そして血管内皮細胞膜上のTMは分解され,凝固阻止機能は低下し,血管内皮細胞からのPAI-1の過剰産生が起こり線溶機能の低下も認められるようになる一方で,血小板,白血球,血管内皮細胞に発現しているトロンビン受容体PAR-1(protease activated receptor-1)を活性化して炎症

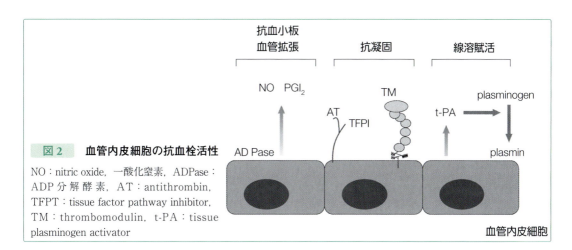

図2 血管内皮細胞の抗血栓活性

NO:nitric oxide,一酸化窒素,ADPase:ADP分解酵素,AT:antithrombin,TFPI:tissue factor pathway inhibitor,TM:thrombomodulin,t-PA:tissue plasminogen activator

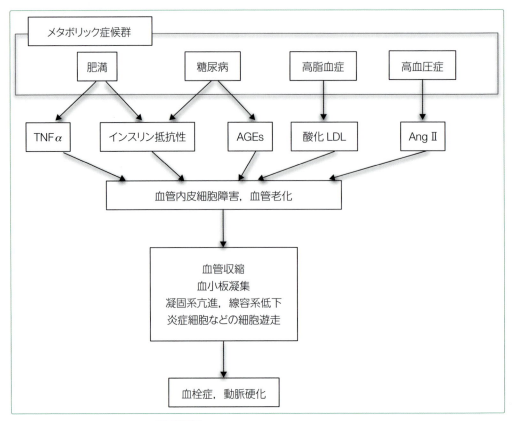

図3 メタボリック症候群と血栓症

反応が惹起され血栓傾向が助長される[15,16]．

3 メタボリック症候群と血管内皮障害

　メタボリック症候群では，血管内皮細胞は肥満，糖尿病，高脂血症，高血圧症に起因する様々な刺激にさらされ，酸化的ストレス状態に陥っており，結果として，前述の通り本来の血管内皮細胞の抗血栓活性は低下し，血栓傾向が優位となる．

1) 肥満と内皮障害

　メタボリック症候群の病態には，肥満，特に内臓肥満およびそれによるインスリン抵抗性が強く関与している[17]．内臓脂肪組織の細胞はTNFα，レプチンをはじめとして，アディポネクチン，レジスチン，MCP-1，PAI-1，IL-1，IL-6など多くの活性物質を産生する[18,19]．炎症性アディポカインであるTNFα，MCP-1，IL-1，IL-6などはインスリン抵抗性や炎症反応を誘発する．一方，アディポネクチンはインスリン抵抗性や血管の炎症反応を抑制する抗炎症アディポカインとして機能する．肥満では内臓脂肪組織において炎症が生じており，炎症性アディポカインの産生が増加し，抗炎症性アディポカインの産生が低下する．TNFαの分泌増加は，白血球を活性化，血管壁へと遊走し，血管の炎症が生じることが知られている[20,21]．

2) インスリン抵抗性と内皮障害

　炎症性アディポカインにより，骨格筋や肝臓のインスリンシグナルが阻害され，インスリン抵抗性をきたし，その代償として高インスリン血症となる．インスリン抵抗性は糖尿病，肥満だけでなく，動脈硬化などへの関与も示唆されており，インスリン抵抗性がメタボリック症候群の基盤の病態とも考えられている．インスリンは血糖低下作用の他に多くの作用を持ち，血管内皮細胞におい

ても重要な役割を担っている．糖尿病では耐糖能異常をきたす前から血管内皮障害をきたすことが示されており，高インスリン血症自体が血管内皮細胞障害をきたしている可能性が示唆されている[22]．慢性的な高インスリン血症は血管内皮細胞におけるインスリンシグナルを障害し，機能障害を引き起こすことが知られている．また後述するように，インスリンは種を越えて保存された老化シグナルであり，血管の老化を促進することで血管障害を惹起するという報告もある．

3）糖尿病と内皮障害

糖尿病では高インスリン血症だけでなく，高血糖による内皮障害も生じる．高血糖により，グルコースがタンパクと結合し種々の反応（メーラード反応）を経た種々の化合物であるAGEs（advanced glycation endoproducts）が著明に増加し，これが血管の内皮細胞を障害することが知られている[23]．このAGEsに対する受容体（receptor for AGE：RAGE）が血管内皮細胞やマクロファージなどに発現しており，内皮細胞上のRAGEにAGEsが結合すると，活性酸素種（ROS）が産生され，内皮細胞は酸化ストレスを受ける．内皮細胞が酸化ストレスを受けると，NF-κBを介してP-selectinやVCAM-1などの接着分子の発現が増加すると考えられている．

4）脂質代謝異常と内皮障害

メタボリック症候群の病態では酸化LDLも著明に上昇している．酸化LDLは，血管内皮細胞を障害し，NO産生を低下させるため，NOによる血小板凝集の抑制作用が減弱し，血栓が形成されやすくなるとともに，組織因子の発現を増加させるため，外因系血液凝固が起こり，血栓傾向が助長される．また，酸化LDLは血管壁内への単球浸潤を亢進させ，泡沫細胞を形成するなど動脈硬化の広範な過程に関与する．酸化LDLは内皮下に蓄積し，炎症を惹起する．遊走してきたマクロファージはこれを取り込み，泡沫細胞となり，プラークを形成する．障害を受けた内皮や，マクロファージなどが分泌するサイトカインによって血管平滑筋が内膜に遊走，増殖し，粥腫が形成される．また酸化LDLは炎症を惹起して，炎症細胞からマトリックスメタロプロテアーゼという蛋白分解酵素が分泌され，プラークの脆弱性が助長される．プラークが破綻することで急速に血栓が生じるのが急性心筋梗塞や不安定狭心症の病態である．

5）高血圧と内皮障害

高血圧時に上昇しているアンジオテンシンⅡ（AngⅡ）の受容体であるAT1受容体の刺激はROSを上昇させ，内皮細胞におけるVCAM-1やICAM-1などの接着因子[24]や，MCP-などのケモカインの発現を誘導することで，単球や好中球の接着を促進する[25]．さらに酸化LDL産生の増加や，酸化LDL受容体発現の亢進作用も認められている[26]．また内皮細胞や血管平滑筋細胞などの血管構成細胞から，IL-6やTNF-αなどの炎症性サイトカインの放出を促進し，血管局所，特に動脈硬化部位における炎症を惹起する[27]．実際ヒトにおける動脈硬化病変においてもRAS系が活性化していることが証明されている．またこの他にも，AngⅡは内皮細胞にPAI-1の発現を誘導し，凝固線溶系に対する作用も併せ持つことが知られている[28]．

6）メタボリック症候群と血管老化

メタボリック症候群による動脈硬化の病態生理に血管内皮細胞の老化が関与していることが近年報告された[29]．実際，ヒト動脈硬化巣において老化形質を示す細胞が存在すること報告されており[30]，血管細胞老化と心血管疾患の関連性が注目されている．血管内皮細胞が老化すると，p53, p21やp16などの老化分子の発現が亢進し，NO産生の低下，PAI-1やTXA2の増加，PGI2の低下などの血管機能障害を呈することから，血栓症との関与が示唆される．この内皮細胞の老化を促進する分子としてインスリンやAngⅡが知られており，メタボリック症候群における内皮障害，血栓症に血管老化の関与が示唆される．

糖尿病に伴うインスリン抵抗性，高インスリン

血症はインスリンシグナル経路を活性化させる．インスリンシグナルは生物種を超えて良く保存された老化シグナルであることが知られており[31]，インスリンシグナルによるp53依存性老化シグナルの活性化がヒト血管内皮細胞の寿命の制御に重要な役割を果たしていることもわかっている[32]．過剰なインスリンシグナルにより老化した血管内皮細胞は様々な機能障害，炎症を惹起すると考えられ，糖尿病や肥満における血栓症の一因と考えられている．

高血圧やメタボリック症候群で増加するアンギオテンシンⅡも血管細胞老化をきたし動脈硬化に寄与している．実際，AngⅡをヒト培養平滑筋細胞に作用させると，p53/p21シグナル経路依存性に血管細胞老化をきたす．動脈硬化モデルマウスであるアポリポプロテインE欠損マウスに，AngⅡを長期投与すると，動脈硬化の形成が促進されることから，AngⅡが生体内において血管細胞の老化を促進し，動脈硬化の形成に関与しているものと考えられる[33]．

さらに近年，p53依存性の血管老化を抑制することで肥満による耐糖能異常が抑制されることが報告された[34]．また，逆に血管細胞の老化が様々なメタボリック症候群の病態に関与しており，メタボリック症候群による血栓症の悪循環に寄与していることも明らかとなっており，血管内皮障害とメタボリック症候群は密接な関係がある[35-37]．

おわりに

メタボリック症候群と血栓症の病態について最近の知見を含めて概説した．血栓症では抗血小板薬や抗凝固薬が用いられるが，メタボリック症候群に合併した血栓症ではメタボリック症候群に対する治療も重要である．血管内皮細胞障害はある程度は可逆的であり，食事，生活習慣の改善やスタチンやACE阻害薬／ARB，糖尿病治療薬などによる適切な薬物治療により改善が期待できる．メタボリック症候群の概念の普及と特定健診により，早期治療介入が可能になっており，積極的な治療介入が望まれる．

参考文献

1) Hunt KJ, Resendez RG, Williams K, et al. National Cholesterol Education Program versus World Health Organization metabolic syndrome in relation to all-cause and cardiovascular mortality in the San Antonio Heart Study. Circulation 2004; 110(10): 1251-1257.
2) Kannel WB, Wolf PA, Castelli WP, et al. Fibrinogen and risk of cardiovascular disease. The Framingham Study. JAMA 1987; 4; 258(9):1183-1186.
3) Isomaa B, Almgren P, Tuomi T, et al. Cardiovascular morbidity and mortality associated with the metabolic syndrome. Diabetes Care 2001; 24(4): 683-689.
4) Lakka HM, Laaksonen DE, Lakka TA, et al. The metabolic syndrome and total and cardiovascular disease mortality in middle-aged men. JAMA 2002; 288(21): 2709-2716.
5) Mottillo S, Filion KB, Genest J, et al. The metabolic syndrome and cardiovascular risk a systematic review and meta-analysis. J Am Coll Cardiol 2010; 56(14): 1113-1132.
6) Takeuchi H, Saitoh S, Takagi S, et al. Metabolic syndrome and cardiac disease in Japanese men: applicability of the concept of metabolic syndrome defined by the National Cholesterol Education Program-Adult Treatment Panel III to Japanese men — the Tanno and Sobetsu Study. Hypertens Res 2005; 28(3): 203-208.
7) Nakamura T, Yamamoto T, Okamura T, et al. Combined cardiovascular risk factors and outcome: NIPPON DATA80, 1980-1994. Circ J 2006; 70(8): 960-964.
8) Ageno W, Prandoni P, Romualdi E, et al. The metabolic syndrome and the risk of venous thrombosis: a case-control study. J Thromb Haemost 2006; 4(9): 1914-1918.
9) Mitchell JA, Ali F, Bailey L, et al. Role of nitric oxide and prostacyclin as vasoactive hormones released by the endothelium. Exp Physiol 2008; 93: 141-147.
10) Lowenstein CJ. Nitric oxide regulation of protein trafficking in the cardiovascular system. Cardiovasc Res 2007; 75: 240-246.
11) Mizumoto N, Kumamoto T, Robson SC, et al. CD39 is the dominant Langerhans cell-associated ecto-NTP-Dase: modulatory roles in inflammation and immune responsiveness. Nat Med 2002; 8: 358-365.
12) Mackman N, Taubman MB. Does tissue factor expression by vascular smooth muscle cells provide a link between C-reactive protein and cardiovascular disease? Arterioscler Thromb Vasc Biol 2008; 28: 601-603.
13) Esmon CT. New mechanisms for vascular control of

inflammation mediated by natural anticoagulant proteins. J Exp Med 2002; 196: 561-564.
14) Chen VM, Hogg PJ. Allosteric disulfide bonds in thrombosis and thrombolysis. J Thromb Haemost 2006; 4: 2533-2541.
15) Nakajima T, Kitajima I, Shin H, et al. Involvement of NF-kappa B activation in thrombin-induced human vascular smooth muscle cell proliferation. Biochem Biophys Res Commun 1994; 204: 950-958.
16) Kawahara K, Watanabe S, Ohshima T, et al. Hypernuclear acetylation in atherosclerotic lesions and activated vascular smooth muscle cells. Biochem Biophys Res Commun 1999; 266: 417-424.
17) Hotamisligil GS. Inflammation and metabolic disorders. Nature 2006; 444(7121): 860-867.
18) Alessi MC, Juhan-Vague I. PAI-1 and the metabolic syndrome: links, causes, and consequences. Arterioscler Thromb Vasc Biol. 2006; 26(10): 2200-2207.
19) Shimomura I, Funahashi T, Takahashi M, et al. Enhanced expression of PAI-1 in visceral fat: possible contributor to vascular disease in obesity. Nat Med 1996; 2(7): 800-803.
20) Ross R. Atherosclerosis — an inflammatory disease. N Engl J Med 1999; 14; 340(2): 115-126.
21) Libby P. Inflammation in atherosclerosis. Nature 2002; 420(6917): 868-874.
22) Hsueh WA, Lyon CJ, Quiñones MJ. Insulin resistance and the endothelium. New Eng J Med 2004; 117(2): 109-117.
23) Goldin A, Beckman JA, Schmidt AM, et al. Advanced glycation end products: sparking the development of diabetic vascular injury. Circulation 2006; 114(6): 597-605.
24) Marui N, Offermann MK, Swerlick R, et al: Vascular cell adhesion molecule-1 (VCAM-1) gene transcription and expression are regulated through an antioxidant-sensitive mechanism in human vascular endothelial cells. J Clin Invest 1993; 92: 1866-1874.
25) 6) DeKeulenaer GW, Ushio-Fukai M, Yin Q, et al. Convergence of redox-sensitive and mitogen-activated protein kinase signaling pathways in tumor necrosis factor-α-mediated monocyte chemoattractant protein-1 induction in vascular smooth muscle cells. Arterioscler Thromb Vasc Biol 2000; 20: 385-391.
26) Li DY, Zhang YC, Philips MI, et al. Upregulation of endotheli- al receptor for oxidized low-density lipoprotein (LOX-1) in cul- tured human coronary artery endothelial cells by angiotensin II type 1 receptor activation. Circ Res 1999; 84: 1043-1049.
27) Liao F, Andalibi A, Qiao JH, et al. Genetic evidence for a common pathway mediating oxidative stress, inflammatory gene induction, and aortic fatty streak formation in mice. J Clin Invest 1994; 94: 877-884.
28) Vaughan DE, Lazos SA, Tong K. Angiotensin II regulates the expression of plasminogen activator inhibitor-1 in cultured endothelial cells: A potential link between the renin-angiotensin system and thrombosis. J Clin Invest 1995; 95: 995-1001.
29) Ito TK, Yokoyama M, Yoshida Y, et al. A crucial role for CDC42 in senescence-associated inflammation and atherosclerosis. PLoS One 2014; 9(7): e102186.
30) Minamino T, Miyauchi H, Yoshida T, et al. Endothelial cell senescence in human atherosclerosis: role of telomere in endothelial dysfunction. Circulation 2002; 105(13): 1541-1544.
31) Minamino T, Komuro I. Vascular cell senescence: contribution to atherosclerosis. Circ Res 2007; 100(1): 15-26.
32) Miyauchi H, Minamino T, Tateno K, et al. Akt negatively regulates the in vitro lifespan of human endothelial cells via a p53/p21-dependent pathway. EMBO J 2004; 23(1): 212-220.
33) Kunieda T, Minamino T, Nishi J, et al. Angiotensin II induces premature senescence of vascular smooth muscle cells and accelerates the development of atherosclerosis via a p21-dependent pathway. Circulation 2006; 114(9): 953-960.
34) Yokoyama M, Okada S, Nakagomi A, et al. Inhibition of endothelial p53 improves metabolic abnormalities related to dietary obesity. Cell Rep 2014; 7(5): 1691-1703.
35) Minamino T, Orimo M, Shimizu I, et al. A crucial role for adipose tissue p53 in the regulation of insulin resistance. Nat Med 2009; 15: 1082-1087.
36) Shimizu I, Yoshida Y, Katsuno T, et al. p53-induced adipose tissue inflammation is critically involved in the development of insulin resistance in heart failure. Cell Metab 2012; 15(1): 51-64.
37) Shimizu I, Minamino T, Toko H, et al. Excessive cardiac insulin signaling exacerbates systolic dysfunction induced by pressure overload in rodents. J Clin Invest 2010; 120: 1506-1514.

10 静脈血栓塞栓症の予防と治療

はじめに

静脈血栓塞栓症（venous thromboembolism：VTE）はこれまでわが国では比較的稀であるとされていたが，生活習慣の欧米化や高齢化社会の到来などに伴い近年急速に増加している．血栓症で臨床的に問題となるのは，深部静脈血栓症（deep vein thrombosis：DVT）とそれに起因する肺血栓塞栓症（pulmonary thromboembolism：PTE）である．PTEはDVTの一部に発症する疾患であるが，一度発症するとその症状は重篤であり致命的となるので，急速な対処が必要となる．VTEリスク因子としては，65歳以上，手術後，肥満，静脈血栓症合併／既往，長期臥床，悪性腫瘍，外傷・骨折後など，診療科別では，整形外科が最も多く，次いで一般外科，産婦人科などに多い．また，PTE発症の誘因としては，排便・排尿，ベッド上体位変換，初回歩行などが指摘されている[1, 2]．VTEは診断・治療もさることながら，何といっても予防が大切である．院外発症例はさておき，院内発症VTEはpreventableであるので，患者の持つVTEリスクを評価し，適切な予防方法を心がけ，もしVTEが発症した場合は，早期診断・早期治療することが大切である．

1 わが国の現況

1）厚生労働省班研究血液凝固異常症に関する研究班のVTE調査

静脈血栓症／肺血栓塞栓症グループでは，全国医療機関への前向きアンケート調査を実施し，2006年8月と9月の2か月間の新規PTE症例およびDVT症例を調査した[3]．その結果，精神科以外の推定した年間推定PTE症例数は7,864例，DVTは14,674例と予測され，1996年に行った同様な調査に比し，PTEは10年で2.25倍に増加した．また，DVT単独群はPTE合併群に比し，左側の静脈に有意に多く，症状を有する比率も有意に高かった．DVT症例において，DVTの症状なし，右側のDVT，膝窩静脈より近位部のDVTがPTEを有するリスクを有意に高くした．なお，2011年にも同様な全国調査を行ったが，年間推定PTE症例数は16,096例，DVTは24,538例と予測され，2006年に比し，さらに増加している[4]．

2）日本麻酔科学会による周術期PTEの調査

周術期PTEの増加を受けて2003年，わが国で初めて全国的に大規模な周術期PTEの調査が日本麻酔科学会によって開始され現在まで続いているが，この調査はわが国の動向を如実に示しているので2011年までの結果を紹介する[5]．

2009年から2011年の3年間で回答が得られた調査対象施設の麻酔科管理症例数は4,432,538例で，PTE症例は1,300例（10,000手術あたり2.93）であった．手術部位別では開腹手術が30.2%，股関節・四肢（末梢血管を含む）が20.2%を占めていたが，PTEの発症では股関節・四肢が40.9%，開腹手術が37.8%となり，この両者でPTE全体の77.8%を占めている．この傾向は

調査開始以降も同様な結果であった．周術期PTE発症率を2002年から2011年の10年間でみると，PTEは11,786,489麻酔科管理症例のうち3,667例発症し，10,000手術あたり年間平均3.1となる．PTE発症率は，肺血栓塞栓症／深部静脈血栓症予防ガイドラインの発刊および肺血栓塞栓症予防管理料算定が可能になった2004年以前の10,000手術あたり4.76（2003年）に比し，2004年以降は有意に低下しているが，2007年以降に新規抗凝固薬が予防に保険適用されたにもかかわらず，2006年の2.25を最低としてそれ以上の減少はみられていない（図1）．
次に周術期PTE死亡率の推移をみると，2002年から2011年の10年間で発症したPTE3,667

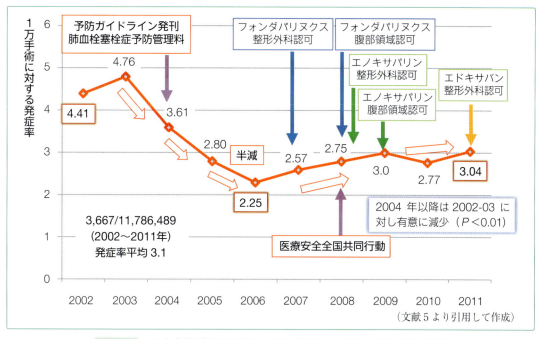

図1　日本麻酔科学会調査による周術期肺血栓塞栓症発症率の推移

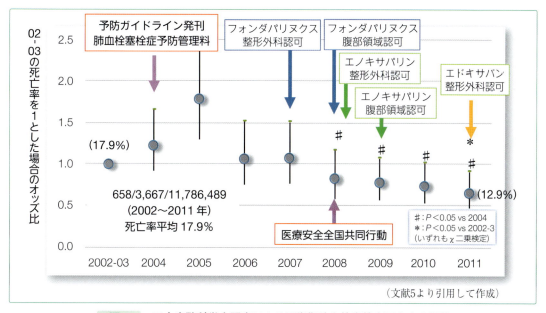

図2　日本麻酔科学会調査による周術期肺血栓塞栓症死亡率の推移

例のうち658例が死亡しており，年間平均死亡率は17.9%となる．しかし，死亡率は発症率の推移と異なり，新規抗凝固薬が予防に保険適用されてから2004年以前に比し有意に低下しており，新規抗凝固薬の有用性が示唆される（図2）．

2 肺血栓塞栓症／深部静脈血栓症（静脈血栓塞栓症）予防ガイドライン

わが国のVTEの増加に鑑み，欧米に遅れること数十年ではあるが，欧米の予防ガイドライン[6]を参考としつつ，日本人の疫学的データもできるだけ多く収集して，その時点で日本人に最も妥当と考えられる予防ガイドラインが2004年2月（本編は6月）に提言された[7]．それによれば，疾患や手術（処置）のリスクレベルを低リスク，中リスク，高リスク，最高リスクの4段階に分類し，各々に対応する予防法が推奨されたが，「肺血栓塞栓症および深部静脈血栓症の診断・治療・予防に関するガイドライン改訂版[8,9]」では，リスクの階層化および推奨される予防法は表1，表2のように変更された．なお，対象患者の最終的なリスクレベルは，疾患や手術（処置）そのものの

リスクの強さに付加的な危険因子（表3）を加味して，総合的にリスクの程度を決定する．

1）早期歩行および積極的な運動

VTE予防の基本である．早期離床が困難な患者では，下肢の挙上やマッサージ，自動的および他動的な足関節運動を実施する．

2）弾性ストッキング

入院中は，術前術後を問わず，リスクが続く限り終日装着する．出血などの合併症がなく，簡易で，値段も比較的安いという利点がある．

3）間欠的空気圧迫法

高リスクで，特に出血の危険が高い場合に有用となる．原則として，手術前あるいは手術中より装着を開始する．使用開始時にDVTの存在を否定できない場合には，十分なインフォームド・コンセントを取得して使用し，PTEの発生に注意を払う．安静臥床中は終日装着し，離床してからも十分な歩行が可能となるまでは臥床時の装着を続ける．

表1 リスクの階層化と静脈血栓塞栓症の発生率，および推奨される予防法

リスクレベル	下腿DVT（%）	中枢型DVT（%）	症候性PTE（%）	致死性PTE（%）	推奨される予防方法
低リスク	2	0.4	0.2	0.002	早期離床および積極的な運動
中リスク	10〜20	2〜4	1〜2	0.1〜0.4	弾性ストッキングあるいは間欠的空気圧迫法
高リスク	20〜40	4〜8	2〜4	0.4〜1.0	間欠的空気圧迫法あるいは抗凝固療法*
最高リスク	40〜80	10〜20	4〜10	0.2〜5	抗凝固療法*と間欠的空気圧迫法の併用あるいは抗凝固療法*と弾性ストッキングの併用

＊整形外科手術および腹部手術施行患者では，エノキサパリン，フォンダパリヌクス，あるいは低用量未分画ヘパリンを使用．その他の患者では，低用量未分画ヘパリンを使用．
最高リスクにおいては，必要ならば，用量調節未分画ヘパリン（単独），用量調節ワルファリン（単独）を選択する．
エノキサパリン使用法：2000単位を1日2回皮下注，術後24時間経過後投与開始（参考：わが国では15日間以上投与した場合の有効性・安全性は検討されていない）．フォンダパリヌクス使用法：2.5 mg（腎機能低下例は1.5 mg）を1日1回皮下注，術後24時間経過後投与開始（参考：わが国では，整形外科手術では15日間以上，腹部手術では9日間以上投与した場合の有効性・安全性は検討されていない）．

DVT：deep vein thrombosis，PTE：pulmonary thromboembolism

＊追記：エドキサバン使用法：人工膝関節全置換術，人工股関節全置換術，股関節骨折手術後に30 mgを1日1回経口投与，術後12時間経過後投与開始（参考：わが国では15日間以上投与した場合の有効性・安全性は検討されていない）．

（文献8より引用して作成）

表2 各領域の静脈血栓塞栓症のリスクの階層化

リスクレベル	一般外科・泌尿器科・婦人科手術	整形外科手術	産科領域
低リスク	60歳未満の非大手術 40歳未満の大手術	上肢の手術	正常分娩
中リスク	60歳以上,あるいは危険因子のある非大手術 40歳以上,あるいは危険因子がある大手術	腸骨からの採骨や下肢からの神経や皮膚の採取を伴う上肢手術 脊椎手術 脊椎・脊髄損傷 下肢手術 大腿骨遠位部以下の単独外傷	帝王切開術(高リスク以外)
高リスク	40歳以上の癌の大手術	人工股関節全置換術・人工膝関節全置換術・股関節骨折手術(大腿骨骨幹部を含む) 骨盤骨切り術(キアリ骨盤骨切り術や寛骨臼回転骨切り術など) 下肢手術に静脈血栓塞栓症の付加的な危険因子が合併する場合 下肢悪性腫瘍手術 重度外傷(多発外傷)・骨盤骨折	高齢肥満妊婦の帝王切開術 静脈血栓塞栓症の既往あるいは血栓性素因の経腟分娩
最高リスク	静脈血栓塞栓症の既往あるいは血栓性素因のある大手術	「高リスク」の手術を受ける患者に静脈血栓塞栓症の既往あるいは血栓性素因の存在がある場合	静脈血栓塞栓症の既往あるいは血栓性素因の帝王切開術

- 総合的なリスクレベルは,予防の対象となる処置や疾患のリスクに,付加的な危険因子を加味して決定される.たとえば,強い付加的な危険因子をもつ場合にはリスクレベルを1段階上げるべきであり,弱い付加的な危険因子の場合でも複数個重なればリスクレベルを上げることを考慮する.
- リスクを高める付加的な危険因子=血栓性素因,静脈血栓塞栓症の既往,悪性疾患,癌化学療法,重症感染症,中心静脈カテーテル留置,長期臥床,下肢麻痺,下肢ギプス固定,ホルモン療法,肥満,静脈瘤など(血栓性素因=主にアンチトロンビン欠乏症,プロテインC欠乏症,プロテインS欠乏症,抗リン脂質抗体症候群を示す).
- 大手術の厳密な定義はないが,すべての腹部手術あるいはその他の45分以上要する手術を大手術の基本とし,麻酔法,出血量,輸血量,手術時間などを参考として総合的に評価する.

(文献8より引用)

表3 付加的な危険因子の強度

危険因子の強度	危険因子
弱い	肥満 エストロゲン治療 下肢静脈瘤
中等度	高齢 長期臥床 うっ血性心不全 呼吸不全 悪性疾患 中心静脈カテーテル 癌化学療法 重症感染症
強い	静脈血栓塞栓症の既往 先天性血栓性素因 抗リン脂質抗体症候群 下肢麻痺 下肢ギプス包帯固定

(文献7,8より引用)

4）低用量未分画ヘパリン

8時間もしくは12時間ごとに未分画ヘパリン（以下，ヘパリン）5,000単位を皮下注射する方法である．少なくとも十分な歩行が可能となるまで続ける．血栓形成の危険性が継続し長期予防が必要な場合には，ワルファリンに切り替えることを考慮する．出血のリスクを十分評価して使用する．特に，脊椎麻酔や硬膜外麻酔の前後は十分注意して使用し，抗凝固療法の減量も考慮する．

5）用量調節未分画ヘパリン

APTT（活性化部分トロンボプラスチン時間）を正常値上限に調節してより効果を確実にする方法である．煩雑な方法ではあるが，最高リスクでは単独使用でも効果がある．

6）用量調節ワルファリン

ワルファリンを内服し，PT-INR（プロトロンビン時間の国際標準比）が目標値となるように調節する方法である．わが国ではPT-INR 1.5～2.5でのコントロールを推奨する．

7）低分子量ヘパリンおよびXa阻害薬

作用に個人差が少なく1日1～2回の皮下投与で済み，モニタリングが必要ないため簡便に使用可能である．また，血小板減少や骨減少といった副作用の頻度も低い．わが国では，低分子量ヘパリンとしてはエノキサパリンが人工股関節全置換術後，人工膝関節全置換術後，股関節骨折手術後，ならびにVTEの発現リスクの高い腹部手術後での使用に保険適用されており，また，Xa阻害薬としてはフォンダパリヌクスが，VTEの発現リスクの高い下肢整形外科手術後ならびに腹部手術後での使用に保険適用されている．さらに，本ガイドライン発刊後の2011年7月からは人工膝関節全置換術・人工股関節全置換術・股関節骨折手術患者に経口Xa阻害薬のエドキサバンが保険適用されている（図3）．

8）ガイドライン使用上の注意

予防ガイドラインにおいては，すべての患者に対する予防選択を画一的に簡素化することは困難である．個々の患者に対する予防方法は，担当医師と患者の双方の合意により総合的に決定され，最終的には，担当医師の責任と判断の下に各施設の実情に応じて施行されるべきものである．また，高リスク患者では，入院時または手術前にVTEの評価を行うことを忘れてはならない．なお，

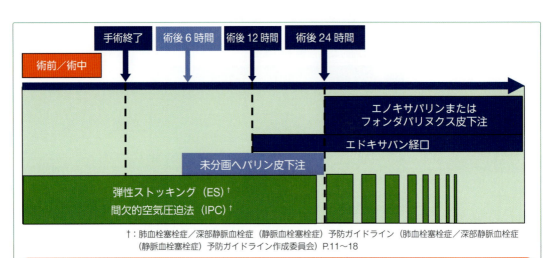

図3　最高（高）リスク例における周術期静脈血栓塞栓症予防法

2004年4月から「肺血栓塞栓症予防管理料」305点が新設されている．

3 VTEリスク評価

　VTE予防にとって重要なことは，術前スクリーニングおよびリスク評価である．もし，術前にVTEが発症していることを知らずに手術した場合，PTEが術中に悪化し，術中死亡に至ることも稀にみられるし，また術前にDVTがあった場合，間欠的空気圧迫法をVTE予防として施行する際に血栓を遊離させてPTEを誘発するおそれがあるからである．高リスク症例に対する術前VTE評価としては，注意深い臨床症状の観察，パルスオキシメータによる酸素飽和度の測定などである．VTEが強く疑われる症例に対しては，Dダイマー測定に加え，超音波検査や造影CTなどが有用な検査である．Dダイマーの陰性適中率は極めて高いが，陽性の場合は診断に苦慮することがある．特に，妊婦，悪性疾患，骨折患者などは術前からDダイマーが高値を示すことが多く，そのカットオフ値の設定が難しいからである．もし，術前から症候性VTEを合併している場合には，手術までにできるだけ治療を行い，一時的下大静脈フィルターを留置した上で手術に臨むことも考慮する．

　このように，常に入院時や術前にVTEのリスク評価を行い，医療従事者はもとより手術を受ける患者自身に自らのVTEリスクを認識してもらい，手術に際してはエコノミークラス症候群と同様なVTEが起こりうること，さらにその予防および初発症状とはどのようなものであるかを患者に十分説明することが大切である．そして，十分に納得した上で適切な予防方法を実施するが，どんなに予防しても現在の予防方法ではPTEの発症をゼロにすることはできない．仮にPTEが発症したとしても，早期発見・早期治療に努めれば救命可能であるため，院内リスクマネジメント体制を日頃から整えておくことも重要である[2]．

　なお，抗凝固薬を使用する際に最も注意することは出血リスクである．抗凝固薬には出血の副作用が報告されているので，リスクとベネフィットを十分に勘案した上で使用を決定し，投与中の出血の評価および止血対策にも心がけていただきたい．すなわち，患者が入院した場合，まずVTEリスク評価を行い，次いで出血リスク評価を行う．出血リスクが高いと判断される場合は，たとえVTEの最高リスクであっても抗凝固療法は選択しない．ただし，出血リスクは時間とともに減少する可能性もあるので，常に再評価を行い，出血リスクがVTEリスクを下回った場合には，抗凝固薬投与を考慮する[10]．

4 治療の手順[1, 8, 11, 12]

　まずDVTでは，保存療法として，長時間の立位・座位を避け，下肢の安静と圧迫療法を行う．急性期で下肢の腫脹が著しい場合や血栓性静脈炎を併発している場合は弾性包帯を使い，症状がやや軽快したところで弾性ストッキングを着用する．薬物療法としては，抗凝固療法と血栓溶解療法があるが，治療のゴールドスタンダードは抗凝固療法であり，ヘパリン投与が基本である．ヘパリン5,000単位を静注後，APTTが正常の1.5～2.5倍となるように調節して持続投与する．皮下注射の場合は，投与後6時間のAPTTが治療範囲内に維持されるように皮下注射する．これらは最低5日間の投与期間を推奨する．なお，ヘパリン増量に伴う出血やヘパリン起因性血小板減少症に注意することはいうまでもない．

　ワルファリンは，通常ヘパリンに引き続き内服を開始し，以後危険因子の種類に応じて投与を継続する．ワルファリンは，初めから3～5 mgを毎日1回服用し，数日間をかけて治療域に入れ，以後PT-INRが1.5～2.5となるように調節して維持量を服用する．なお，妊婦の場合は，点状軟骨異栄養症等の奇形および出血による胎児死亡の症例報告があるため，妊婦への投与は避け，分娩後に投与する．

　近年，新規抗凝固薬がVTE治療にも保険適用されつつある．現時点で保険適用されているのは，フォンダパリヌクス皮下注とエドキサバン内服で

ある．フォンダパリヌクス皮下注は，5 mg（体重50 kg未満），7.5 mg（体重50～100 kg），または10 mg（体重100 kg超）の1日1回皮下投与となっており，ヘパリン類の禁忌例，もしくはヘパリンの効果がない時に考慮される．エドキサバン内服は，「静脈血栓塞栓症（深部静脈血栓症及び肺血栓塞栓症）の治療および再発抑制」として2014年9月に治療薬として認可され，通常，成人にはエドキサバンとして，体重60 kg以下は30 mg，体重60 kg超は60 mgの用量を1日1回経口投与する．なお，腎機能，併用薬に応じて1日1回30 mgに減量する．

血栓溶解療法としては，末梢静脈からのウロキナーゼ全身投与とカテーテルによる局所線溶療法がある．ウロキナーゼの保険適用は「末梢動静脈閉塞症に対して，初期は1日量6～24万IU，以後は漸減し約7日間投与する」となっている．

次にPTEでは，治療の基本は呼吸および循環管理である．酸素投与下で，血圧に応じて薬物療法（塩酸ドパミン，塩酸ドブタミン，ノルエピネフリンなど）を行う．しかし，治療の中心は薬物的抗血栓療法であり，重症度により抗凝固療法と血栓溶解療法とを使い分ける．出血リスクが高い場合には非永久留置型下大静脈フィルターやカテーテル治療により薬物治療の効果を補い，重症例では経皮的心肺補助や外科的血栓摘除術も選択する．また，状態が許す限り早急に残存するDVTの状態を評価して，下大静脈フィルターの適応を

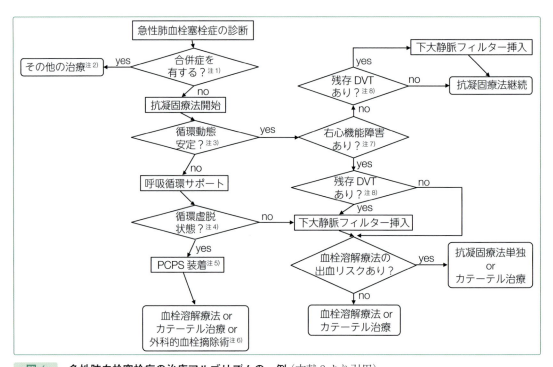

図4 急性肺血栓塞栓症の治療アルゴリズムの一例（文献8より引用）

治療のアルゴリズムを示すが，あくまでも一例であり，最終的な治療選択は各施設の医療資源に応じて決定することを妨げるものではない．
DVT：深部静脈血栓症，PCPS：経皮的心肺補助
注1）高度な出血のリスクがある場合．
注2）病態に応じた施行可能な治療を行う．
注3）循環動態不安定とは，ショックあるいは遷延する低血圧状態を示す．
注4）心肺蘇生を要する状態，あるいは高度なショックが遷延する状態．
注5）施設の設備や患者の状態により，装着するか否かを検討する．
注6）施設の状況や患者の状態により，治療法を選択する．
注7）心エコーによる右室拡大や肺高血圧の存在により評価．
注8）遊離して再塞栓をきたした場合，重篤化する危険性のある深部静脈血栓．

判断する.

血圧・右心機能ともに正常である場合には，抗凝固療法を第一選択とする．抗凝固療法は，新規抗凝固薬も含めDVTの場合と同様である．血圧が正常であるも右心機能障害を有する場合には，抗凝固療法のみでは予後の悪い場合が少なくなく，効果と出血のリスクを慎重に評価して，組織プラスミノーゲンアクチベータによる血栓溶解療法も選択肢に入れる．モンテプラーゼの場合，13,750～27,500 IU/kgを約2分間で静注する．ショックや低血圧が遷延する場合には，禁忌例を除いて，血栓溶解療法を第一選択とする．これらの治療を行ったにもかかわらず不安定な血行動態が持続する患者には，カテーテル・インターベンション（カテーテル的血栓溶解療法など）や外科的血栓摘除術を選択し，より積極的に肺動脈血流の再開を図る（図4[8)]）．なお，モンテプラーゼは，術後の投与は禁忌となっているので，救命のためにどうしても投与が必要と判断せざるを得ない場合は，本人と家族に十分なインフォームド・コンセントを取っておくことを忘れてはならない．

5 VTE治療後の妊娠中の管理 [1, 11, 12)]

抗凝固療法により急性期の治療に成功した場合でも，アンチトロンビン欠乏症，プロテインC欠乏症，PS欠乏症，抗リン脂質抗体症候群など明らかな血栓性素因が存在する場合は，妊娠中に再発することが多いので，ヘパリン5,000単位，1日2回の皮下注射（低用量未分画ヘパリン：ヘパリンカルシウム製剤）に切り替え，分娩時，さらには分娩後まで続行する．皮下注射は，入院して行う場合，通院して行う場合（近医も含む），および自宅にて自己注射する場合がある．在宅ヘパリン自己注射は2012年1月1日より保険適用されたが，日本産科婦人科学会をはじめ4学会で作成した「ヘパリン在宅自己注射療法の適応と指針[13, 14)]」を参照し，ヘパリン自己注射の正しい知識や使用方法さらには副作用などに関して十分に教育指導した上で使用を勧めていただきたい．なお，DVTが軽快した後に弾性ストッキング着用，充分な水分補給，下肢運動を励行し，下肢の血流うっ滞を防止することは基本的な再発予防法である．また，下肢超音波検査，D-ダイマーなどの血液凝固線溶系検査，CRP，血算などは定期的に施行し，DVTを評価する[3, 4)].

おわりに

わが国では2004年のVTE予防ガイドラインの発刊および肺血栓塞栓症予防管理料の保険収載の結果，医療従事者のみならず患者の間でもVTEという疾患が周知され，現在ではどの施設に入院しても高リスク患者にはVTE予防が行われるようになった．この10年間では周術期VTEは減少してきたが，非周術期患者に発症するVTEはむしろ増加している．悪性疾患，脳梗塞（下肢麻痺），心不全，呼吸不全，腎疾患，感染症患者で長期臥床（寝たきりを含む）をきたす場合はVTEリスクが高くなるので，今後は適切なリスク評価に基づいた予防の普及によりVTE発症数増加を抑制することが重要である．また，仮にVTEを発症したとしても早期診断・早期治療することが救命のための最大のポイントである．高リスク患者に対しては，VTEは「どの症例に起こっても当たり前」という考え方で接していただきたい．

参考文献

1) 小林隆夫編. 静脈血栓塞栓症ガイドブック改訂2版. 東京: 中外医学社, 2010.
2) 小林隆夫. 静脈血栓塞栓症の予防対策. 日本臨牀 2014; 72(7): 1303-1308.
3) Sakuma M, Nakamura M, Yamada N, et al. Venous thromboembolism: deep vein thrombosis with pulmonary embolism, deep vein thrombosis alone, and pulmonary embolism alone. Circ J 2009; 73(2): 305-309.
4) 小嶋哲人, 太田覚史. 肺血栓塞栓症・深部静脈血栓症全国調査研究. In: 厚生労働省科学研究費補助金 難治性疾患克服研究事業「血液凝固異常症に関する調査研究」平成25年度総括・分担研究報告書. 2014: 163-169.
5) 黒岩政之, 入田和男, 讃岐美智義, 他. 2009-2011年周術期肺塞栓症調査結果から見た本邦における周術期肺血栓塞栓症の特徴. 麻酔 2013; 62: 629-638.
6) Geerts WH, Heit JA, Clagett GP, et al. Prevention of

venous thromboembolism. Chest 2001; 119 (1 Suppl): 132S-175S.

7) 肺血栓塞栓症/深部静脈血栓症（静脈血栓塞栓症）予防ガイドライン作成委員会. 肺血栓塞栓症/深部静脈血栓症（静脈血栓塞栓症）予防ガイドライン. 東京: メディカル フロント インターナショナル リミテッド, 2004.

8) 日本循環器学会合同研究班. 循環器病の診断と治療に関するガイドライン（2008 年度合同研究班報告）: 肺血栓塞栓症および深部静脈血栓症の診断・治療・予防に関するガイドライン（2009 年改訂版）. http://www.j-circ.or.jp/guideline/pdf/JCS2009_andoh_h.pdf

9) JCS Joint Working Group. Guidelines for the Diagnosis, Treatment and Prevention of Pulmonary Thromboembolism and Deep Vein Thrombosis (JCS2009) Digest Version-. Circ J 2011; 75(5): 1258-1281.

10) National Institute for Health and Care Excellence. CG92 Venous thromboembolism - reducing the risk: understanding NICE guidance, 2010. http://www.nice.org.uk/guidance/CG92

11) 小林隆夫. 周産期における肺血栓塞栓症対策. 静岡県母性衛生学会学術雑誌 2011; 1(1): 3-10.

12) 小林隆夫. 研修コーナー. 妊産婦死亡報告からみた母体安全への提言　4）肺血栓塞栓症. 日本産科婦人科学会誌 2012; 64(9) 別冊: N418-N424.

13) 公益社団法人日本産科婦人科学会, 公益社団法人日本産婦人科医会, 日本産婦人科・新生児血液学会, 他. ヘパリン在宅自己注射療法の適応と指針. 2011. http://www.jsognh.jp/common/files/society/demanding_paper_07.pdf

14) 小林隆夫. ガイドライン　ここがポイント！ヘパリン在宅自己注射療法の適応と指針. Thrombosis Medicine 2013; 3(4): 71-75.

11 末梢動脈閉塞症

はじめに

本章では末梢動脈疾患（peripheral arterial disease：PAD），特に下肢の動脈閉塞性疾患についてその病態と診断・治療法について述べる．

1 病態と症候

下肢の動脈が閉塞する機転には急性に発症するものと，慢性に経過するものがあり，発症経過により症候も異なる．

1）急性動脈閉塞（血栓症・塞栓症）

閉塞する動脈にほとんど異常がなく他の部位からの栓子が流入することで起こりうる塞栓型の急性閉塞では突然の閉塞のため典型的には疼痛（pain），脈拍消失（pulselessness），蒼白（paleness），知覚麻痺（paresthesia），運動麻痺（paralysis）の5P症状を呈する．日常最も経験されるのは心房細動に伴って生じた左房内血栓が遊離して末梢血管を閉塞する場合で，脳血管では脳梗塞，末梢血管では急性動脈閉塞症となる．また急性大動脈解離に伴って解離した内膜により血管が閉塞する場合にも同様の急性症状がみられる．これら症状は，閉塞した部位と側副血行路の存在と程度により異なるが，時間の経過とともに神経障害，皮膚の障害（変色・水泡形成・壊死），筋肉の障害（壊死）が進行し不可逆的な変化をきたすので，早急な治療が必要である．一方，動脈硬化・糖尿病などによる慢性の動脈狭窄のために側副血行路があらかじめ発達している場合には典型的な症状をきたさないこともある．

2）慢性動脈閉塞

慢性的な動脈狭窄を起こす病態としては，閉塞性動脈硬化症（arteriosclerosis obliterans：ASO）

表1　Fontaine分類およびRutherford分類

Fontaine分類		Rutherford分類		
病期	臨床症状	等級	分類	臨床症状
I	無症状，非典型的症状（冷感，しびれ）	0	0	無症状，非典型的症状（冷感，しびれ）
IIa	軽度の間欠性跛行	I	1	軽度の間欠性跛行
IIb	中等度〜重度の間欠性跛行		2	中等度の間欠性跛行
			3	重度の間欠性跛行
III	安静時疼痛	II	4	安静時疼痛
		III	5	小さな組織欠損
IV	潰瘍・壊死	IV	6	大きな組織欠損

と閉塞性血栓血管炎（thromboangiitis obliterans：TAO，Buerger病ともいう）が代表的である．近年は生活習慣病と密接に関係する糖尿病，高脂血症，高血圧などの動脈硬化促進因子をもつ人が増え，ASOも増加傾向にある．一方，TAOは末梢血管の血管炎から閉塞を生じる疾患群であり，比較的若年の男性に多く喫煙者がほとんどである．病因には喫煙のほか歯周病菌の影響も示唆される[1]が未だ不明で特定疾患治療研究対象疾患（難病）にも指定されている．近年はTAOの患者数が激減しており生活環境改善などが影響していると考えられる[2]．TAOが激減したため，現在では欧米諸国で用いられていたPADという疾患単位がASOとほぼ同義となっている．

慢性の動脈閉塞に伴う下肢虚血により，冷感・しびれ感，間欠性跛行，安静時疼痛などの症状が現れ，さらに進行すると，潰瘍・壊死を生じてくる．これら症状は虚血の重症度を表現し，Fontaine分類やRutherford分類が広く用いられている[3]（表1）．

2 診断

1) 身体所見

末梢動脈の狭窄・閉塞疾患の最も基本的な診断法は身体所見である．鼠径部の大腿動脈，膝部での膝窩動脈，足部の足背動脈・後脛骨動脈は体表からの触知が可能であり，また触知が微弱か不明な場合でもドプラ聴診器により血流が検出できる．正常ならば心収縮に伴って断続的なシグナルが聴取されるが，狭窄に伴いシグナルは連続的になる，また主血管が閉塞していても側副血行路の発達でシグナルは聴取される場合もある．また動脈が狭窄している場合には血管雑音を聴取することがあり，腹部，鼠径部などで聴取される．

2) 無侵襲的検査
①足関節－上腕血圧比（ankle-brachial index：ABI）

四肢の血圧を測定して，ABIの算出がよく用いられており自動測定機器も市販されている．通常，末梢血管からの反射波の影響（ピーキング現象）などで下肢血圧は上肢に比べ10～15 mmHg高く，ABIの正常値は1.0～1.3程度となる．ABIが0.9以下では何らかの異常が示唆され，0.5以下になると重症と考える[4,5]．一方，糖尿病や慢性透析例で足首部の血管の石灰化が極端に強い場合はカフによる圧迫で足首の血流遮断が十分にできずにABIが高値を示すこともある．また上肢にも狭窄がある場合はこの値は意味がなく左右上肢の血圧差がある場合などは注意を要する．外来でも行える簡便な検査のため，術後や投薬による経過観察の際の指標として用いられている．さらに末端の血流指標として足趾－上腕血圧比（toe-brachial pressure index：TBI）も用いられることがある．この正常値は0.70以上とされる．ABIが正常範囲であっても運動負荷時のABIが低下し，回復遅延がある場合があり，安静時ABI値では不明な血行動態を推定できる．

②皮膚灌流圧（skin perfusion pressure：SPP）

特殊なカフで皮膚表面に圧力を加えながら，深さ1 mm程度の皮膚の血流状況をレーザードプラで検出する．ABIでは評価の難しい例などに適用し，末端の血流状況の評価ができる．SPPが30 mmHg以下では虚血は重症であり何らかの血行再建を要すると考え，40 mmHg以上が治療の目標となる．

3) 画像診断
①血管造影およびdigital subtraction angiography（DSA）

通常の血管造影では骨などの背景の影響を受けるためある程度の造影剤が必要であるが，造影剤の流れに従って透視画面を移動させることにより，一回の造影で大腿部から足尖部近くまで撮影できる利点がある．DSAは背景画像をsubtractionすることで，少量の造影剤でも鮮明な画像を得ることができるが，撮影画面は通常移動させることができない（近年，stepping DSAという手法で複数画面のDSA撮影も可能になりつつある）．いずれも血流状態を動画として確認することができるが，原則，動脈穿刺が必要になる．

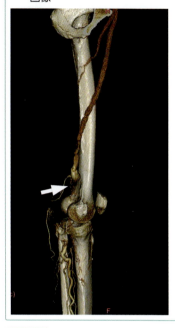
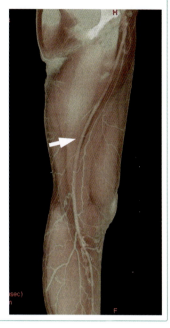

A. 内側からみた左膝窩動脈瘤（膝窩動脈閉塞）の動脈3D画像
B. 同じ画像を処理して大伏在静脈の走行を表示させた画像

図1 Multidetector CT から Workstation で作成した 3D 画像（術前）

A：浅大腿動脈にも壁不正があり膝窩動脈は閉塞（→）．側副血行路が発達している．
B：大伏在静脈（→）の口径，主要な分枝が確認できる．

② CT

造影剤を末梢静脈から注入して撮影するので造影剤量はある程度必要になる．また放射線被曝量も多い．しかし最近の多重検出器列 CT では短時間に細かいスライスでの撮影が可能であるため画像の立体構築ができる．立体像は全体像を理解しやすいが，断面像を詳細に検討することが，動脈内の血栓や壁の石灰化，狭窄の程度などを含め治療方針の決定に役立つ．また workstation を用いて画像の処理を行うことで，動脈だけでなく静脈の状態も評価でき，バイパス手術におけるグラフト選択，手術プランの立案などに役立つ（図1）．血管造影や DSA と異なり血流の有無で画像が作成されるので，血流の遅速についての情報は得られない．

③ 超音波検査

低侵襲検査で繰り返しの施行も可能であるが，記録を後から検討するには不向きである．筆者らは，外来での病変スクリーニング，手術治療前の手術予定部位の位置確認，血管壁性状のチェック，手術治療後はグラフトの性状・流量確認や吻合部の状態の経過観察などに使用している．

3 治療

1）急性動脈閉塞

側副血行路のない急性虚血では救肢可能性が高いのは発症6〜8時間以内のため，早急な治療が必要である．それを過ぎた場合には全身状態も勘案して治療を選択する．その際には TransAtlantic Inter-Society Consensus（TASC）による臨床期分類を参考にする[6,7]（表2）．どのような治療を行うにせよ，現在生じている病状が，さらに二次的血栓形成により進行する可能性があるため，急性動脈閉塞症の診断の確定次第，ヘパリン投与を行う．

表2 急性下肢虚血の臨床的分類

区分	説明／予後	所見		Doppler 信号	
		知覚消失	筋力低下	動脈	静脈
Ⅰ．Viable（下肢循環が維持されている状態）	ただちに下肢生命が脅かされることはない		なし	聞こえる	聞こえる
Ⅱ．Threatened viabilty（下肢生命が脅かされる状態）					
a．Marginally（境界型）	早急な治療により救肢が可能	軽度（足趾）またはなし	なし	（しばしば）聞き取れない	聞き取れる
b．Immediately（緊急型）	ただちに血行再建することにより救肢が可能	足趾以外にも，安静時痛を伴う	軽度〜中等度	聞き取れない	聞き取れる
Ⅲ．Irreversible（不可逆的な状態）	組織大量喪失または，恒久的な神経障害が避けられない	重度知覚消失	重度麻痺（筋硬直）	聞き取れない	聞き取れない

　下肢急性動脈閉塞症に対する治療の遅れは，血行再建が行われたとことにより横紋筋融解壊死に起因する腎障害や全身代謝障害をきたすことがある．これは筋腎代謝症候群（myonephropathic metabolic syndrome：MNMS）として知られ[8]，虚血再灌流症候群（ischemia-reperfusion syndrome）とも呼ばれる．虚血時間の延長とともに知覚神経障害が現れ，運動障害や皮膚のチアノーゼ・水泡などを認めると救肢困難になる．全身的には血液ガスでアシドーシス，血清CPK，カリウム，クレアチニンなどの上昇がみられることがあるが，下肢の血流再開により，これらはさらに悪化・上昇し，急激なカリウムの上昇などで心停止をきたしたり，ミオグロビンによる腎障害などの多臓器障害を起こしやすい．そのような例では救命のために血行再建を行わず下肢の切断を選択せざるを得ない場合もある．

①外科的治療

　Fogartyのバルーンカテーテルによる血栓除去術が行われる．末梢側は浅大腿動脈だけでなく大腿深動脈の血栓除去ができるように，通常総大腿動脈低位の横切開を行う．同じ部位から中枢側の外腸骨動脈から総腸骨動脈の血栓除去も行える．末梢動脈に対する追加処置が必要かどうか判断するため術中造影を行うのが望ましい．ASOなどによる動脈狭窄病変の急性増悪の場合は，血栓・塞栓に対する処置に加えて，原因病変に対する治療（血管拡張術など）を適宜行う．急性閉塞の原因が動脈解離のフラップによる一側総腸骨動脈の閉塞の場合には，健側の大腿動脈から患側の大腿動脈への非解剖学的バイパス手術なども有効である．

②血栓溶解療法

　ヘパリンを使用して凝固を抑制しながら，ウロキナーゼを動注する方法があり有効性も報告されているが，効果が出るまでに時間がかかる可能性もあり，症状の強い急性閉塞では勧められない．

2）慢性動脈閉塞

①運動療法

　跛行を生じるに十分な強度で歩行し，疼痛が中等度になれば安静にすることを繰り返し，側副血行路の発達を促して症状の改善をはかる[9]．症状改善のメカニズムは完全には明らかでないが，種々の液性因子の関与による微小循環や交感神経への効果などが報告されている．医療機関で行う監視下運動療法に保険適用がされたが普及は限定的で，自宅で行う在宅運動療法がもっぱら行われている．

②薬物療法

間欠性跛行の症状改善のため血管拡張作用のある抗血小板剤を投与するが，最もエビデンスのある第一選択の薬剤はシロスタゾールである[10, 11]．ただし副作用のうち頻拍症は，虚血性心疾患での虚血の誘発などがあり注意が必要であり，心不全には禁忌となっている．低用量アスピリンも血行再建後の開存性向上，併存する他の血管疾患イベント（脳梗塞，心筋梗塞）抑制のために投与されることが多い[12]．2012年からはクロピドグレルにも末梢動脈疾患への効能追加がなされ，その優劣が検証されている[13, 14]．その他，サルポグレラート，プロスタグランジンなど血管拡張作用の機序の異なる薬剤も用いられる．また同時に併存する高血圧・糖尿病・高脂血症などの動脈硬化促進因子に対する薬物治療も考慮する．

③血行再建術の適応

Fontaine分類ⅢおよびⅣでは血行再建術が適応となる．Fontaine分類ⅠおよびⅡではまず保存的療法（上記①②）が適応であり，保存的療法を行っても症状が残存しQOLを低下させる虚血病変に対しては観血的治療（血管内治療および外科的治療）を考慮する．低侵襲の治療であっても観血的治療は，治療の結果が治療前より悪化する可能性もあり，下肢切断に至る可能性は極力排除しなければならない．

PAD治療の標準化のため2000年にTASCが発表され[6]，2007年にはTASCⅡと改訂された[7]．TASCⅡでは大動脈腸骨動脈領域病変をAからD型病変に分類しており，概略ではA・B型病変では血管内治療が，C・D型病変では外科的治療をまず考慮するとなっている．また大腿膝窩動脈領域病変もAからD型病変に分類して同様の方針が推奨されている．しかしこの領域におけるデバイスの進歩は著しく，TASCⅡの発表から7年が経過した2014年にはSociety for Cardiovascular Angiography and Interventions (SCAI) から大動脈腸骨動脈領域，膝下動脈領域の血管内治療についての推奨が発表され[15, 16]，血管内治療の適応が拡大されつつある．わが国では「末梢閉塞性動脈疾患の治療ガイドライン」[17]が策定され，標準的治療が示されている．

④血管内治療

腸骨動脈領域：現在では血管内治療が第一選択である．狭窄部にバルーンによる血管拡張のみを行うこともあるが，現在ではステントを留置することが多い．バルーン拡張は狭窄部位にステントを通過させるために留置前拡張として行う場合と，ステント留置後の後拡張として行う場合がある．ステントには材質やステントデザイン，バルーン拡張型か自己拡張型かなどの違いで数種類がある．バルーン拡張型は位置決めが容易で総腸骨動脈に，自己拡張型は屈曲部位にも追従が容易などの特徴があり屈曲蛇行のある外腸骨動脈に使われる．

大腿動脈領域：血管内治療が勧められる病変は単独で短い狭窄か閉塞（TASC typeA）病変である．ステント留置は一期的には行わず（厳密には救急避難的使用が適応とされているため）バルーン拡張が主として行われてきた．しかし新しいステントの開発や治療成績の向上により今後はステント留置が主流となる可能性もある．しかし，総大腿動脈，膝窩動脈周辺は血管周囲を支持する筋肉がなく，関節の屈曲が血管への物理的影響を及ぼしやすいためstent fractureを起こしやすいこと，側副血行の起点となる動脈の分枝が多いことからもステント留置は避けるべきである．

膝窩動脈以下：救肢を目的として重症虚血肢に対する血管内治療を行うことはあるが，血管内治療の不成功後の救肢的バイパス手術が困難とならぬような配慮が必要である．通常Fontaine分類Ⅰおよび Ⅱの慢性動脈閉塞に関しては治療の適応はない．

⑤外科的治療

腹部大動脈・腸骨動脈領域：血管内治療が多く行われるようになり適応となる症例は少ない．病変への直接的アプローチは開腹手術となること，病変範囲が広い場合が多くなり手技が繁雑になることなどから，片側の病変の場合は大腿－大腿交叉バイパスや腋窩－大腿バイパスが，また両側病変例では腋窩－両大腿バイパスなど人工血管を用いた非解剖学的バイパスが行われることが多い．開存性は必ずしも良好でないが，体表だけの手術で

あり局所麻酔でも可能なので，解剖学的外科治療のリスクが高く全身麻酔や開腹操作などを回避したい例には適している．また片側の血管内治療を行った上で反対側を大腿－大腿交叉バイパスで血流確保するハイブリッド治療が選択されることもある．

総大腿動脈：内膜肥厚による狭窄・閉塞に対しては，屈曲する部位であることから外科的な血栓内膜摘除術が適応となる．総大腿動脈の中枢側，浅大腿動脈，大腿深動脈をテーピングして総大腿動脈を縦切開し，石灰化した内膜は外膜を残して剥離子で切離する．残した内膜は血流方向を勘案して適宜内膜固定を行う．大腿深動脈起始部にも狭窄のある場合は狭窄部を越えて切開線を延長しパッチにより拡大（形成術）をはかる．血流遮断には通常の遮断鉗子やブルドッグ鉗子も用いるが，occlusion balloon を上手に利用すると鉗子による動脈壁の損傷が避けられる場合もある．動脈径が太い場合は切開線の直接閉鎖が可能であるが，径の細い場合や血管壁性状によってはパッチ拡大も適宜考慮する．

大腿－膝窩動脈（膝上）領域：大腿動脈－膝窩動脈バイパスが基本術式である．バイパス血管としては自己の静脈グラフトの開存性が優れるが，人工血管も用いられる．最近では表面にヘパリンを共有結合させた延伸多孔質ポリテトラフルオロエチレン（ePTFE）グラフトが開発されて人工血管の開存性の向上が期待される[18]．

大腿－膝窩動脈（膝下）・下腿三分枝領域：自己の静脈グラフトを使用するバイパス手術を行う．静脈をフリーのグラフトとして使用する際は，中枢側と末梢側を反転させて使用する場合（reversed graft）と静脈弁をカッターで処理して反転させないで使用する場合（non-reversed）がある．Reversed graft では弁処理は不要だが，グラフトの中枢端が細く末梢端が太くなり，吻合動脈径の

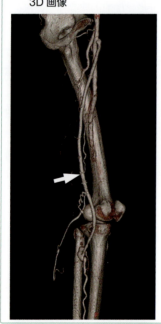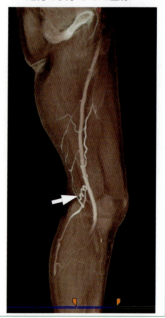

図2 Multidetector CT から Workstation で作成した 3D 画像（図1と同症例術後）

A：大伏在静脈を *in situ* グラフトとして大腿－膝下膝窩動脈バイパスに用いている．（→）
B：大伏在静脈の枝が一部動静脈瘻となり残存している．（→）

ミスマッチが生じることがある．non-reversed graft ではグラフト径は中枢が太く，末梢が細いので，吻合動脈径にフィットしやすい．グラフトを動脈との吻合部のみ剥離して，残りは剥離せず in situ グラフトとして用いることもできる（図1, 2）．この場合，静脈弁の処理，静脈の枝の結紮が必要となる．in situ グラフトでは血管周囲の vaso vasorum が温存され，グラフト口径が血管径に適合しやすく開存性がよいとも考えられるが，実証されていない[19]．実際には病変やバイパス部位の血管径等に応じて最も適切と思われる方法を選んでいる．

4 その他の疾患

1) 膝窩動脈外膜嚢腫

動脈の外膜の粘液変性により生じたコロイド様物質の嚢腫が動脈内腔を圧迫して下肢虚血症状をきたす稀な疾患で，若年から中年男性に多く膝窩動脈に好発する．症状の増悪寛解を繰り返す特徴があり，膝関節の屈曲で末梢の動脈拍動が消失する．本来，内膜病変はないことから嚢胞内容穿刺吸引なども行われるが，狭窄例では嚢胞壁切除，閉塞例では動脈切除＋自己静脈移植や自己静脈によるバイパス手術が行われる[20]．

2) 膝窩動脈捕捉症候群

膝窩動脈は膝窩部で腓腹筋間を通過するが，その周囲の筋構造（正常筋の変位や異常筋束）に影響されて，動脈が捕捉あるいは圧迫されて生じる疾患群である．若年男性に好発し，繰り返す捕捉で動脈は次第に内膜損傷を生じ，血栓形成，閉塞病変に至る．有症状例では手術が勧められ，動脈が開存していて血栓や内膜損傷が少なければ捕捉原因筋束の切離や切除，血管損傷が進んでいれば動脈の修復，バイパス術が考慮される[21]．

3) 遺残坐骨動脈

胎生期初期には，軸動脈から下肢への血流は坐骨動脈が担っているが，その後は外腸骨動脈から大腿動脈の経路が発生して下肢への血流を担うようになり，通常，坐骨動脈から大腿動脈への経路は退化して消失する．この過程で異常が生じて坐骨動脈が遺残したものである．最近の画像診断法では診断は容易である．無症状のことも多いが，遺残坐骨動脈が繰り返しの座位による鈍的外力などで拡張蛇行や瘤化すれば，下肢への塞栓源となったり，血栓性閉塞，瘤破裂を生じることがあるため，外科治療が考慮される．

4) 膝窩動脈瘤

末梢動脈瘤で最も多くみられ，両側性も少なくない．原因は動脈硬化性で紡錘型瘤がほとんどである．大動脈瘤と異なり，破裂よりも狭窄・閉塞により症状が現れ，急性動脈閉塞の一因ともなるが，間欠性跛行を主とする慢性動脈閉塞症状を示すことが多い．外科的治療では瘤の圧迫症状があり瘤切除を要する場合は直接到達法もあるが，瘤を空置してバイパスを行う方法もある（図1, 2）．

参考文献

1) Iwai T, Inoue Y, Umeda M, et al. Oral bacteria in the occluded arteries of patients with Buerger disease. J Vasc Surg 2005; 42: 107-115.
2) 重松 宏, 大城秀巳.【血栓症と抗血栓薬】血栓症の臨床 疫学と臨床 閉塞性動脈硬化症 臨床像の変遷. Medicina（Mex）2000; 37: 728-730.
3) Rutherford RB, Baker JD, Ernst C, et al. Recommended standards for reports dealing with lower extremity ischemia: Revised version. J Vasc Surg 1997; 26: 517-538.
4) Yao ST, Hobbs JT, Irvine WT. Ankle systolic pressure measurements in arterial disease affecting the lower extremities. Br J Surg 1969; 56: 676-679.
5) Rooke TW, Hirsch AT, Misra S, et al. 2011 ACCF/AHA focused update of the guideline for the management of patients with peripheral artery disease (updating the 2005 guideline): a report of the American College of Cardiology Foundation/American Heart Association Task Force on Practice Guidelines: developed in collaboration with the Society for Cardiovascular Angiography and Interventions, Society of Interventional Radiology, Society for Vascular Medicine, and Society for Vascular Surgery. J Vasc Surg 2011; 54: e32-e58.
6) Dormandy JA, Rutherford RB. Management of peripheral arterial disease (PAD). TASC Working Group. TransAtlantic Inter-Society Consensus (TASC). Vasc

Surg 2000; 31: S1-S296.
7) Norgren L, Hiatt WR, Dormandy JA, et al. Inter-society consensus for the management of peripheral arterial disease (TASC II). J Vasc Surg 2007; 45: S5-S67.
8) Haimovici H: Muscular, renal, and metabolic complications of acute arterial occlusions: Myonephropathic-metabolic syndrome. Surgery 1979; 85: 461-468.
9) Stewart KJ, Hiatt WR, Regensteiner JG, et al. Exercise training for claudication. N Engl J Med 2002; 347: 1941-1951.
10) 藤岡顕太郎, 江里健輔, 中島伸之, 他. 間歇性跛行症例に対する薬効評価法 日本脈管学会間歇性跛行重症度評価小委員会報告. 脈管学 2000; 40: 851-857.
11) Hiatt WR, Money SR, Brass EP. Long-term safety of cilostazol in patients with peripheral artery disease: The CASTLE study (Cilostazol: A Study in Long-term Effects). J Vasc Surg 2008; 47: 330-336.
12) Baigent C, Sudlow C, Collins R, et al. Collaborative metaanalysis of randomised trials of antiplatelet therapy for prevention of death, myocardial infarction, and stroke in high risk patients. Br Med J 2002; 324: 71-86.
13) Gent M, Beaumont D, Blanchard J, et al. A randomised, blinded, trial of clopidogrel versus aspirin in patients at risk of ischaemic events (CAPRIE). Lancet 1996; 348: 1329-1339.
14) Shigematsu H, Komori K, Tanemoto K, et al. Clopidogrel for Atherothrombotic Event Management in Patients with Peripheral Arterial Disease (COOPER) Study: Safety and Efficacy of Clopidogrel versus Ticlopidine in Japanese Patients. Ann Vasc Dis 2012; 5: 364-375.
15) Klein AJ, Feldman DN, Aronow HD, et al. SCAI expert consensus statement for aorto-iliac arterial intervention appropriate use. Catheter Cardiovasc Interv 2014; 84: 520-528.
16) Klein AJ, Pinto DS, Gray BH, et al. SCAI expert consensus statement for femoral-popliteal arterial intervention appropriate use. Catheter Cardiovasc Interv 2014; 84: 529-538.
17) 重松宏, 池田康夫, 石丸新, 他. 末梢閉塞性動脈疾患の治療ガイドライン. Circ J 2009; 73(Suppl III): 1507-1569.
18) Dorigo W, Pulli R, Piffaretti G, et al. Results from an Italian multicentric registry comparing heparin-bonded ePTFE graft and autologous saphenous vein in below-knee femoro-popliteal bypasses. J Cardiovasc Surg (Torino) 2012; 53: 187-194.
19) El-Sayed HF. Bypass surgery for lower extremity limb salvage: vein bypass. Methodist Debakey Cardiovasc J 2012; 8: 37-42.
20) Desy NM, Spinner RJ. The etiology and management of cystic adventitial disease. J Vasc Surg 2014; 60: 235-245.
21) Noorani A, Walsh SR, Cooper DG, et al. Entrapment syndromes. Eur J Vasc Endovasc Surg 2009; 37: 213-220.

2部

血小板

12

血小板と血栓

オーバービュー

はじめに

　脳梗塞や心筋梗塞などの動脈血栓症は，世界の死因の4分の1以上を占める人類最大の疾患であり，高齢化と生活習慣病の蔓延により増え続けている．動脈血栓の形成には血小板が主役を演じており，動脈血栓形成の舞台となる動脈硬化の進展そのものにも血小板は重要な役割を果たしている．

　動脈のような速い血流系では高ずり応力により血小板が活性化されやすい．活性化した血小板は動脈に炎症反応を惹起し，粥腫斑（アテローム性プラーク）の形成を促す．炎症により脆弱化した粥腫を覆う線維性皮膜が破綻すると，内皮下組織が血液面に露出し，血小板の粘着と凝集が進行して血小板血栓が形成される[1,2]．活性化した血小板のプロコアグラント活性により血液凝固反応が促進し，フィブリン網が形成されて血小板血栓が増大すると局所で動脈を閉塞し，あるいは動脈壁から遊離した血栓が塞栓子となって遠位部の動脈を閉塞する[1,2]．このようなプロセスにより脳梗塞や心筋梗塞が生じるので，これらの疾患は血小板依存性疾患病態であると理解されている．

1 動脈血栓症の疫学

　世界保健機関（WHO）の報告によると，世界の死因の1位と2位を占めるのは心筋梗塞と脳卒中（大多数は脳梗塞）である（図1）[3]．心筋梗塞と脳卒中を合計すると，実に世界の死因の4分の1以上を占めている（図2）[3]．これらの心血管疾患の大多数は動脈血栓症により生じることから，動脈血栓症は人類の生命を脅かす最大の疾患であるといえる．しかも，動脈血栓症は高齢化と生活習慣病の蔓延により増加し続けている（図3）[3]．

　「人間は動脈とともに老いる」というウイリアム・オスラー博士の名言があるが，高齢者の増加とともに動脈の老化によりもたらされる動脈血栓症が増加するのは当然の帰結であるといえる[4]．このような高齢者の増加に伴う動脈血栓症の自然増加に拍車をかけているのが生活習慣病の蔓延である．生活習慣病は血管性危険因子と言い換えることができるが，飽食の時代にあって血管性危険因子の中で特に増加しているのは糖尿病，脂質異常，肥満およびメタボリックシンドロームなどの代謝性危険因子である（図4）[5]．

　脳梗塞，心筋梗塞，末梢動脈疾患（閉塞性動脈硬化症）は粥腫破綻を契機に形成される血小板血栓による動脈の閉塞という共通のメカニズムを有することからアテローム血栓症と総称されるようになった（図5）[6]．アテローム血栓症は血小板血栓により生じる血小板依存性疾患病態であり，これらの再発予防には抗血小板療法の適応があり，血管性危険因子，特に代謝性危険因子の厳格な管理が必要となる．

　アテローム血栓症という血管イベントを生じる患者は氷山の一角であり，その前段階である無症

1. 動脈血栓症の疫学

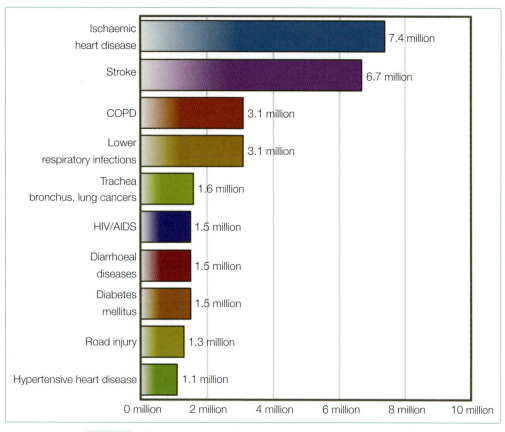

図1　世界の10大死因（WHO2012年報告）（文献1より引用）

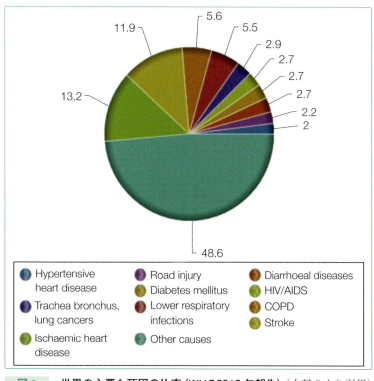

図2　世界の主要な死因の比率（WHO2012年報告）（文献3より引用）

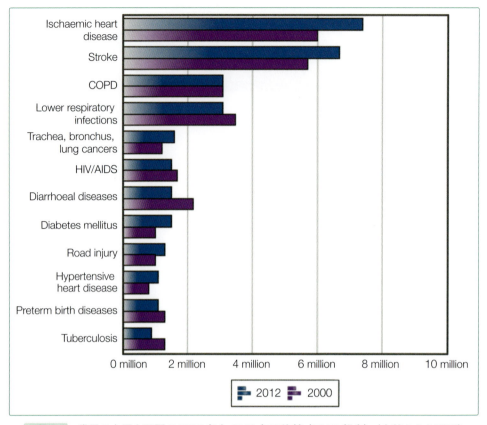

図3 世界の主要な死因の2000年と2012年の比較（WHO報告）（文献3より引用）

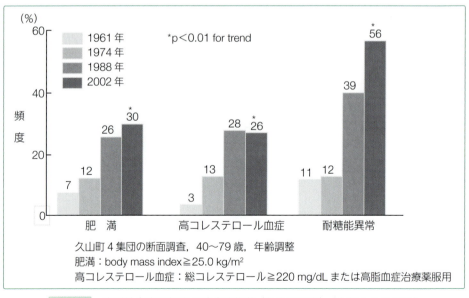

図4 代謝性疾患の頻度の時代的推移（久山町研究）（文献5より引用）

候性の脳・心・末梢動脈病変を有する患者はアテローム血栓症患者よりはるかに多く，さらにその底辺には血管性危険因子を有する膨大な数のアテローム血栓症予備軍が存在する（図6)[7]．抗血小板療法の予防効果が確立されているのはアテローム血栓症のみであるが，抗血小板療法はアテロー

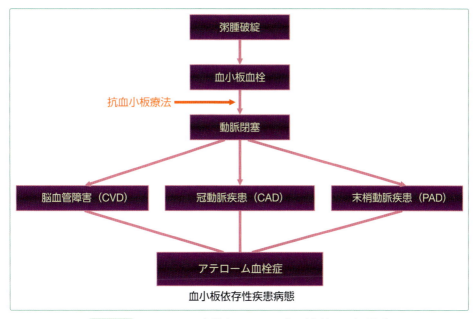

図5　アテローム血栓症のコンセプト（文献6より引用）

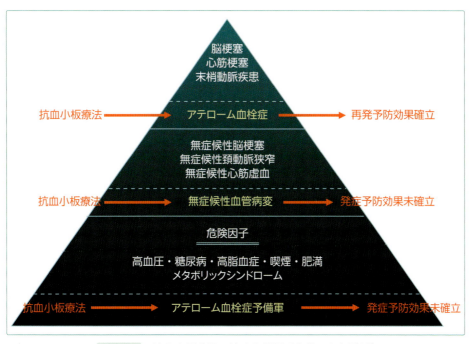

図6　抗血小板療法の適応と効果（文献7より引用）

ム血栓症のハイリスク患者である無症候性病変を有する患者やアテローム血栓症予備軍の患者にも有用性が期待される．ただし，無症候性患者や予備軍の患者はアテローム血栓症の既往患者より血管イベントのリスクが低いので，有効性と安全性を天秤にかけた場合，重大な出血性合併症のリスクがさらに低く，かつ血管イベントの低減に有効な抗血小板療法でないと正当化されない．

2 血栓形成メカニズム

動脈のような速い血流系での血栓形成には血小板活性化が主役を演じている．速い血流で生じる高ずり速度下では，内皮から産生され，流血中に存在する接着分子である von Willebrand 因子（vWF）が傷害されて露出したコラーゲンなどの内皮下組織構成成分に結合し，次いで血小板は接着分子の受容体（インテグリン）である膜糖蛋白（GP）Ib の α 鎖を通じて，コラーゲンなどに結合した vWF の A1 ドメインと最初に接触し，円盤状から球状に変化する．血小板は固相化した vWF 上で接着と解離を繰り返し，偽足を出しながらゆっくり移動する（これをローリングという）．血小板はローリングしている間に次第に活性化され，強固に粘着して停止する．ローリングの間に vWF-GP1b 相互作用により血小板内から血小板外（inside out）への情報伝達シグナルが発動し，細胞骨格蛋白を介してインテグリンである GPIIb/IIIa（αIIbβ3）を活性化し，活性化した αIIbβ3 が固相化 vWF のアミノ酸配列 RGD を含む C1 ドメインと結合することにより血小板外から血小板内（outside in）へのシグナル伝達が行われ，血小板内カルシウムが著しく上昇し，血小板は扁平に伸展し，不可逆的で強固な血小板粘着が成立する（図7）[8, 9]．

損傷血管壁に強固に粘着した血小板は，血小板膜上の GPIb が血流中の vWF と結合した後，vWF は活性化した αIIbβ3 に結合する．粘着血小板に捕獲された vWF 分子の層に血流中の血小板がローリングして粘着することにより2層目の血小板粘着が完成する．このような過程を繰り返すことにより壁在血栓は三次元的に増大する（図8）[8, 10]．しかしながら，この段階での血小板間の結合は緩やかであり，高いずり速度に耐えられず，容易に崩壊し，血管壁から剥離しやすい．

一方，活性化された血小板膜表面では血液凝固の接触反応が増強し，プロトロンビンからのトロンビン生成は20万倍にも加速する．血小板には凝固の第 Xa 因子と第 V 因子の受容体があり，カルシウムイオンとともに，血小板膜表面に発現したフォスファチジールセリンを代表とする陰性荷電リン脂質とプロトロンビナーゼ複合体を形成し，プロトロンビンからトロンビンへの変換を飛躍的に促進する．同時に血小板からはフォスファチジールセリンを大量に含んだ微粒子（platelet-derived microparticle）が無数に放出され，局所に作用してトロンビン生成に寄与する．このような血小板による凝固促進反応は血小板プロコアグラント活性（platelet procoagulant activity）と呼ばれている（図9）[1, 2, 11]．血小板プロコアグラント活性により爆発的に増加したトロンビンはフィ

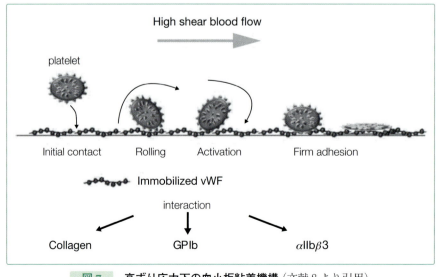

図7 高ずり応力下の血小板粘着機構（文献8より引用）

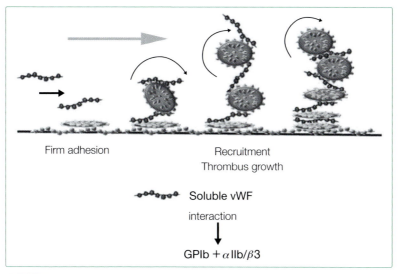

図8　高ずり応力下の血小板粘着の三次元的増大過程（文献8より引用）

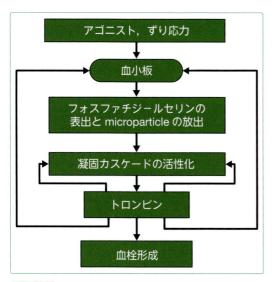

図9　血小板プロコアグラント活性と凝固活性化（文献11より引用）

ブリノゲンをフィブリンに変換し，血小板血栓にフィブリン網が形成され，安定した壁在血栓が完成する．

3 炎症と動脈硬化

血小板は炎症，血栓，動脈硬化の連鎖に重要な役割を担っている．炎症は血小板，白血球，内皮細胞の相互作用により生じる．これらの相互作用は血管壁への白血球の遊走を誘導する血小板活性化によりもたらされる．血小板が惹起する慢性炎症は動脈硬化やアテローム血栓症への進展をもたらす．

血流中の血小板と血管内皮との初期のゆるやかな接触は内皮と血小板の両方に存在するセレクチンにより仲介される．Pセレクチン（CD62P）は内皮の貯蔵顆粒（Weibel-Palade body）から形質膜への移動によりもたらされる炎症刺激に反応して内皮表面に発現する．急性炎症の過程においては，次に血小板膜受容体のGP1bαおよびPSGL-1（P-selection glycoprotein ligand 1）と内皮のPセレクチンとの相互作用により血小板のローリングが生じる．次いで血小板の強固な粘着がβ3インテグリンを介してもたらされる（図10）[12-15]．

αIIbβ3を含む強固な血小板粘着はPセレクチン（CD62P）の血小板膜上への発現やCD40LやIL-1βの放出を加速し，内皮細胞を刺激して炎症病態を惹起し，動脈硬化を促進する．粘着して活性化した血小板はPセレクチンと単球のPSGL-1との相互作用，およびαIIbβ3（およびフィブリノゲン架橋）やGP1bαと単球のMac-1との相互作用により，単球からケモカイン，サイトカイン，組織因子を放出させ，単球のマクロファージへの分化を誘導する（図11）[12, 16-18]．

このようにして，血小板と単球の相互作用は動脈

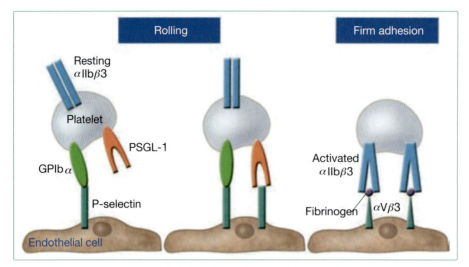

図10　血小板と内皮の粘着機構（文献12より引用）

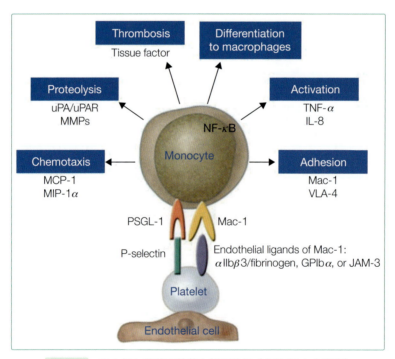

図11　血小板と単球の粘着と相互作用（文献12より引用）

硬化を促進し，粥腫斑の形成をもたらす．

活性化した血小板はGP1bα/PセレクチンやPSGL-1/Pセレクチンを介して内皮表面を転がり，その後β3インテグリンを介して血管内皮に強固に粘着し，IL-1βやCD40Lなどの炎症物質を放出し，内皮から動脈硬化を促進するMCP-1やICAM-1を誘導する．次いで，粘着した血小板は白血球を引き付けて結合し，受容体との相互作用により白血球の遊走をもたらし，泡沫細胞形成へと導く．このように，血小板は粥腫破綻を生じた動脈を閉塞させる以前に，粥腫斑形成のための炎症病態を構築しているのである（図12）[12, 19-21]．

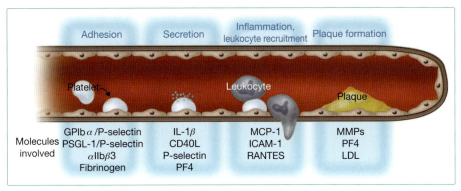

図12　血小板により誘導される動脈硬化の仮説モデル（文献12より引用）

4 抗血小板療法

図13に臨床的に用いられている抗血小板薬の作用部位を示す[22]．これらの抗血小板薬のうち特に頻用されているのはアスピリン，クロピドグレル，シロスタゾールの3剤であるが，アスピリンは有効性と安全性のバランスに問題があり（表1)[23]，クロピドグレルは日本人に多い抵抗性（レジスタンス）の問題が指摘されており（図14)[24]，シロスタゾールは心筋梗塞の予防効果に関するエビデンスが乏しく，冠動脈疾患には適用承認されていない（図15)[25]．

今後，既存の抗血小板薬より動脈血栓症の再発予防効果が高い薬剤の開発が望まれるが，抗血小板作用の強い薬剤ほど出血合併症が多くなるというジレンマがある．そこで，血小板血栓の原因となる病的な血小板血栓形成のみを抑制し，生理的止血機構に影響を及ぼさない薬剤を開発するため，生理的止血と病的血栓に関与する血小板活性化の分子機構が研究されてきた．その中で注目されたのが，止血機構に影響を与えず，病的血栓を予防するための分子標的である．分子標的として活発に研究されてきたのは，血小板アゴニスト受容体であり，新規抗血小板薬として多くの受容体阻害

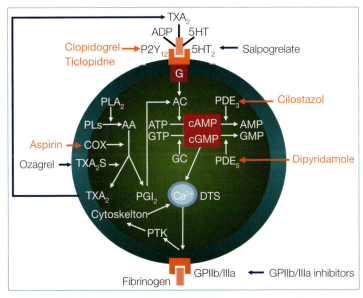

図13　抗血小板薬の作用部位（文献22より引用）

表1 アスピリンによる血管イベントの一次・二次予防と出血合併症（文献23より引用）

	Number of events (aspirin vs control)		Rate ratio (95% CI) (aspirin vs control)			Yearly absolute difference (% per year)	
	Primary prevention (660 000 person-years)	Secondary prevention (43 000 person-years)	Primary prevention	Secondary prevention	p value for heterogeneity	Primary prevention	Secondary prevention
Major coronary event	934 vs 1115	995 vs 1214	0.82 (0.75-0.90)	0.80 (0.73-0.88)	0.7	−0.06	−1.00*
Non-fatal MI	596 vs 756	357 vs 505	0.77 (0.69-0.86)	0.69 (0.60-0.80)	0.5	−0.05	−0.66
CHD mortality	372 vs 393	614 vs 696	0.95 (0.82-1.10)	0.87 (0.78-0.98)	0.4	−0.01	−0.34
Stroke	655 vs 682	480 vs 580	0.95 (0.85-1.06)	0.81 (0.71-0.92)	0.1	−0.01	−0.46*
Haemorrhagic	116 vs 89	36 vs 19	1.32 (1.00-1.75)	1.67 (0.97-2.90)	0.4	0.01	..†
Ischaemic	317 vs 367	140 vs 176	0.86 (0.74-1.00)	0.78 (0.61-0.99)	0.5	−0.02	..†
Unknown cause	222 vs 226	304 vs 385	0.97 (0.80-1.18)	0.77 (0.66-0.91)	0.1	−0.001	..†
Vascular death	619 vs 637	825 vs 896	0.97 (0.87-1.09)	0.91 (0.82-1.00)	0.4	−0.01	−0.29
Any serious vascular event	1671 vs 1883 (0.51% vs 0.57% per year)	1505 vs 1801 (6.69% vs 8.19% per year)	0.88 (0.82-0.94)	0.81 (0.75-0.87)	0.1	−0.07	−1.49*
Major extracranial bleed	335 vs 219	23 vs 6	1.54 (1.30-1.82)	2.69 (1.25-5.76)	0.2	0.03	..†

MI=myocardial infarction. CHD=coronary heart disease. Non-fatal MI definitions vary; see methods. *Major coronary event rates (percent per year, aspirin vs control) 6.0 vs 7.4 in post-MI trials and 2.4 vs 3.0 in post-cerebral vascular disease trials; corresponding rates of stroke (mainly of unknown cause) 0.6 vs 0.8 in post-MI trials and 3.9 vs 4.7 in post-cerebral vascular disease tritals (web appendix pp 14-18). †Stroke causes, and extracranial bleeds, very incompletely reported.

Table 2: Comparison of proportional and absolute effects of aspirin in primary and secondary prevention trials

薬が開発されてきた（図16）[26, 27].

その中で，最も盛んに開発されているのがADP受容体P2Y$_{12}$の阻害薬である．P2Y$_{12}$阻害薬としては，現在クロピドグレルが用いられているが，CYP2C19の遺伝子多型に関連した抵抗性が問題となっているクロピドグレルに代わるP2Y$_{12}$阻害薬として，肝臓での活性代謝物への変換が迅速で，1段階の代謝過程しか必要としないことからクロピドグレル抵抗性を改善する薬剤として期待されるプラスグレルや，活性代謝物への変換を必要としないためクロピドグレル抵抗性を根本的に解消する薬剤として期待されるチカグレロールの第3相臨床試験が日本でも進行中である（図17）[26-28].

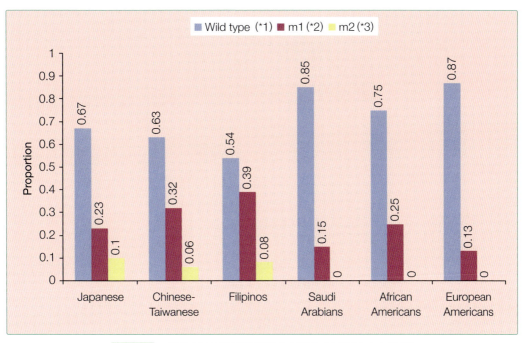

図14　CYP2C19遺伝子多型の人種差（文献24より引用）

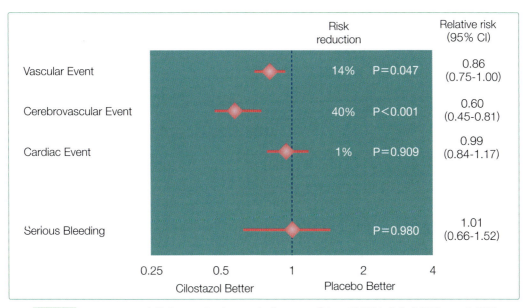

図15　アテローム血栓症におけるシロスタゾールのプラセボ対照無作為化試験のメタ解析

（文献25より引用）

12 血小板と血栓

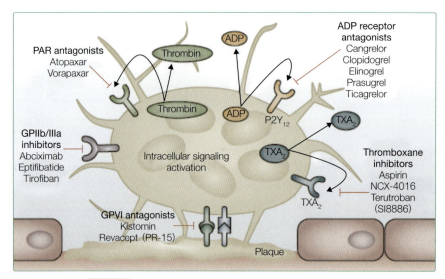

図 16 抗血小板療法の分子標的（文献 26 より引用）

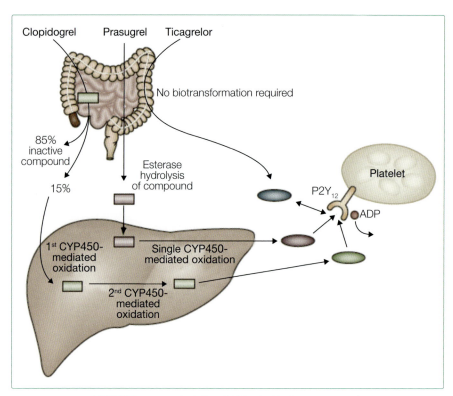

図 17 $P2Y_{12}$ 阻害薬の代謝経路（文献 26 より引用）

参考文献

1) 内山真一郎. 虚血性脳血管障害. In: 池田康夫, 丸山征郎（編）. 血小板生物学, 東京: メディカルレビュー社, 2004: 675-694.
2) 内山真一郎. 血液凝固能. In: 橋本信夫（編）. 脳神経外科学体系, 東京: 中山書店, 2004: 32-44.
3) World Health Organization. Fact Sheets. Media Center 2014.
4) 内山真一郎. 健康に生きる. In: 矢崎義雄（編）. 医の未来, 東京: 岩波書店, 2012: 167-183.
5) Kubo M, Hata J, Doi Y, et al. Secular trends in the incidence of and risk factors for ischemic stroke and its subtypes in Japanese population. Circulation 2008; 118: 2672-2678.

6) 内山真一郎. アテローム血栓症の抗血小板療法を評価する. Vasc Med 2005; 1: 53-62.
7) 内山真一郎. アスピリンの一次・二次予防効果のエビデンス. 薬局 2013; 64: 276-284.
8) 杉本充彦. 血栓形成過程: オーバービュー. J Jpn Coll Angiol 2011; 51: 275-282.
9) Savage B, Saldivar E, Ruggeri ZM. Initiation of platelet adhesion by arrest onto fibrinogen or translocation on von Willebrand factor. Cell 1996; 84: 289-297.
10) Sugimoto M, Miyata S. Functional property of von Willebrand factor under flowing blood. Int J Hematol 2002; 75: 19-24.
11) 内山真一郎. 血小板活性化と血液凝血学的異常. 神経内科 2000; 52: 10-17.
12) Grawaz M, Langer H, May AE. Platelet in inflammation and atherogenesis. J Clin Invest 2005; 115: 3378-3384.
13) Frenette PS, Johnson RC, Hynes RO, et al. Platelet roll on stimulated endothelium in vivo: an interaction mediated by endothelial P-selectin. Proc Nat Acad Sci USA 1995; 92: 7450-7454.
14) Romo GM, Dong JF, Schade AJ, et al. The glycoprotein Ib-IX-V complex is a platelet counter receptor for P-selection. J Exp Med 1999; 190: 803-814.
15) Frenette PS, Denis CV, Weiss L, et al. P-selection glycoprotein ligand 1 (PSGL-1) is expressed on platelets and can mediate platelet-endothelial interactions in vivo. J Exp Med 2000; 191: 13-22.
16) Bombeli T, Schwartz BR, Harlan JM. Adhesion of activated platelets to endothelial cells evidence for a Gp IIbIIIa-dependent bridging mechanism and novel roles for endothelial intercellular adhesion molecule-1 (ICAM-1), $\alpha_v\beta_3$ integrin, and GpIbα. J Exp Med 1998; 187: 329-339.
17) Hawrylowicz CM, Howells GL, Feldmann M. Platelet-derived interleukin 1 induces human endothelial adhesion molecule expression and cytokine production. J Exp Med 1991; 174: 785-790.
18) Weyrich AS, Elstad MR, McEver RP, et al. Activated platelets signal chemokine synthesis by human monocytes. J Clin Invest 1996; 97: 1525-1534.
19) Massberg S, Brand K, Gruner S, et al. A critical role of platelet adhesion in the initiation of atherosclerotic lesion formation. J Exp Med 2002; 196: 887-896.
20) Burger PC, Wagner DD. Platelet P-selectin facilitates atherosclerotic lesion development. Blood 2003; 101: 2290-2295.
21) Mach F, Schonbeck U, Sukhova GK, et al. Reduction of atherosclerosis in mice by inhibition of CD40 signalling. Nature 1998; 394: 200-203.
22) Uchiyama S, Nakamura T, Yamazaki M, et al. New modalities and aspects of antiplatelet therapy for stroke prevention. Cerebrovasc Dis 2006; 21(Suppl 1): 7-16.
23) Antithrmbotic Trialists' Collaboration. Aspirin in the primary and secondary prevention of vascular disease: collaborative meta-analysis of individual participant data from randomised trials. Lancet 2009; 373: 1849-1860.
24) Uchiyama S. Clopidogrel resistance: identifying and overcoming a barrier to effective antiplatelet treatment. Cardiovasc Ther 2011; 29: e100-e111.
25) Uchiyama S, Demaershalk BM, Goto S, et al. Stroke prevention by cilostazol in patients with atherothrombosis: meta-analysis of placebo-controlled randomize trials. J Stroke Cerebrovasc Dis 2009; 18: 382-390.
26) Yousuf O, Bhatt DL. The evolution of antiplatelet therapy in cardiovascular disease. Nat Rev Cardiol 2011; 8: 547-559.
27) 内山真一郎. 期待される抗血小板薬. 循環器内科 2010; 68: 372-376.
28) Cattano M. New $P2Y_{12}$ inhibitors. Circulation 2010; 121: 171-179.

13 血小板産生のメカニズム

はじめに

　血小板は，幹細胞から未成熟巨核球，成熟巨核球への分化を経て，最終分化産物として産生される[1-3]．この過程において，幹細胞から巨核球に分化する際には細胞分裂を行わず，染色体数を増加させる多倍核化（DNA ploidy）という非常にユニークな現象を示す．この多倍核化は2Nから128N程度が認められるが，この様式を有するために出血時において，血小板は通常の20倍以上の産生増加が可能であるとも考えられている．成熟巨核球は血小板を産生する．通常，血小板の産生は巨核球1個あたり約1,000個で1日あたりの産生量は10^{11}個である．血小板寿命は約1週間である．これまでに多くの研究者が巨核球分化・血小板産生のメカニズム解明に取り組んできたが，未だ不明点が多い．この主な原因として，生体内において巨核球の数が少なく解析が困難であることが挙げられている．

　血小板は，1800年代の中～後期にAddisonやOsler，De Gaetano，Hayemらによって血液循環中に発見された[4,5]．その後Bizzozeroは，血小板の機能を見出した．1900年はじめには，血小板が巨核球に由来することがWrightにより示唆された[6]．1970年代に開発が進んだコロニーアッセイにより血球前駆細胞の解析が進んだ．1980年・1990年代には，蛋白解析も遺伝子解析も技術の発展を背景に巨核球・血小板に特異的に直接作用するサイトカインであるトロンボポエチン（TPO）の同定[7-10]，また巨核球分化・血小板産生に重要な転写因子が明らかにされた[11]．遺伝子制御に関わる転写因子の同定・その機能解析により，巨核球分化・血小板産生における遺伝子発現制御機構を理解することができる．また，TPOの同定は，in vitro 分化誘導システムにおける巨核球の誘導を可能とし[12]，さらに発展著しい再生医学技術を応用することにより巨核球・血小板造血研究は最近急速に発展してきたといえる．

1 巨核球分化・血小板産生過程の細胞表面マーカー

　造血幹細胞からの巨核球・血小板分化系列は他の血球分化過程とともにコロニーアッセイ（半固形培地に検討目的に応じた添加因子を添加して，血球前駆細胞を培養し形成された個別の血液細胞集団を解析）やフローサイトメトリー法による細胞表面抗原解析により検討されてきた．図1にスタンダードな階層的血球分化モデルを示す．造血幹細胞は2つの系列，すなわちリンパ系共通前駆細胞（CLP）と骨髄系共通前駆細胞（CMP）に分かれ，CMPから巨核球系列へ分化が決まる最初の段階は赤芽球／巨核球系前駆細胞（MEP）である．巨核球系列においては，その後に続き，巨核球バースト形成（BFU-MK），巨核球コロニー形成（CFU-MK），巨核球前駆細胞，未成熟巨核球，成熟巨核球，そして血小板へと分化する．最近では，新しい知見に基づく血球分化モデル（von Willebrand因子発現の造血幹細胞は巨核球系列に分化しやすく，また，その造血幹細胞は階層的血

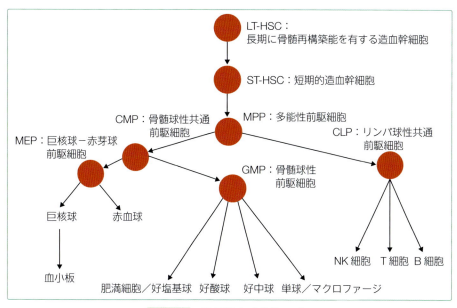

図1　階層的血球分化モデル

表1　巨核球分化過程における表面抗原

	マウス	ヒト
LT-HSC	Lin⁻c-kit⁺Sca1⁺Flt3⁻CD34⁻CD150⁺Thy1.1⁺/low	Lin⁻CD34⁺CD38⁻CD90⁺CD45RA⁻
ST-HSC	Lin⁻c-kit⁺Sca1⁺Flt3⁻CD34⁻CD150⁺Thy1.1⁺/low Mac1^{low}	
MPP	Lin⁻c-kit⁺Sca1⁺Flt3⁺CD34⁻CD150⁻Thy1.1⁻ Mac1^{low}CD4^{low}（early） Lin⁻c-kit⁺Sca1⁺Flt3^{high}CD34⁻CD150⁻Thy1.1⁻ Mac1^{low}CD4^{low}（late）	Lin⁻CD34⁺CD38⁻CD90⁻CD45RA⁻
CMP	Lin⁻c-kit⁺Sca1⁻/lowCD34⁺FCγR^{low}IL7Rα⁻	LinCD34⁺CD38⁺IL3Ra^{low} CD45RA⁻
MEP	Lin⁻c-kit⁺Sca1⁻CD34⁻FCγR^{low}IL7Rα⁻	LinCD34⁺CD38⁺IL3Ra⁻CD45RA⁻
MKp	Lin⁻c-kit⁺Sca1⁻CD150⁺CD41⁺ あるいはc-kit⁺Sca1⁻CD9⁺CD41⁺ FCγR^{low}IL7Rα⁻Thy1.1⁻Lin⁻	

LT-HSC：長期的造血幹細胞，ST-HSC：短期的造血幹細胞，MPP：多能性前駆細胞
CMP：骨髄球性共通前駆細胞，MEP：巨核球－赤芽球前駆細胞，MKp：巨核球前駆細胞　　　（文献14を改変）

球モデルの上位に位置する[13]）も報告されているが，その確立には十分な検証が必要であろう．

造血幹細胞は，自己複製能とすべての血球細胞への分化能を有する細胞である．自己複製能に関しては，限界の存在を示唆する報告も最近では認める．造血幹細胞は骨髄有核細胞の0.1％以下の割合で存在する．造血幹細胞から血球分化に伴う細胞は表面抗原マーカーで選択される（表1）．特に幹細胞の段階では形態による同定ができないため，表面抗原による解析は重要な情報をもたらしている．巨核球系列の表面マーカーはCD41（integrin αIIb，血小板ではglycoprotein（GP）IIb）であり，巨核球・血小板分化過程の全過程において発現が認められる．この分化過程の後期（成熟巨核球，血小板）における表面マーカーはCD42b（GPIb alpha）である[14]．

2　巨核球からの血小板産生

成熟巨核球は血小板産生に至るがその機構は不

明点が多い．巨核球から血小板が産生されるモデルは2つに大別される[15, 16]．成熟巨核球は細胞内に demarcation membrane system と呼ばれる分画膜を有し，これが血小板形成に重要である．1つめのモデルは，この demarcation membrane system が proplatelet formation のリザーバーとなり血小板産生を起こすものである．Proplatelet とは巨核球成熟の最終段階において形成される無数の胞体突起で，この胞体のくびれがちぎれることにより血小板産生が起こる．2つめのモデルは細胞質粉砕（崩壊）モデルで成熟巨核球の細胞質内によく発達した分画膜が将来血小板となる血小板野をあらかじめ分画し，その分画膜の面で破壊されて血小板になる，というものである．最近では，これら両方が存在している，というモデルも示されている．

3 巨核球分化・血小板産生に重要なサイトカイン

TPO は巨核球分化において非常に重要なサイトカインである．TPO は特異的膜受容体である c-MPL との結合により，チロシンキナーゼ JAK2 を介して下流の PI3-kinase や STAT などのシグナル経路を活性化して生理的効果を発揮する．TPO の薬剤開発は自己抗体産生などから中止となったが，TPO に関する知見蓄積の貢献は学術・臨床どちらの領域に対しても非常に大きい．その成果の一つとして，c-MPL 作動薬は血小板減少治療に対する薬剤として，臨床で用いられている．c-MPL 作動薬に関しては文献を参考されたい[17]．

1994年の TPO のクローニング以来，巨核球分化・血小板産生機序の解明に大きな役割を有している．TPO, c-MPL のノックアウトマウスは巨核球数減少と血小板減少（野生型に対して約10％）を示す．これらダブルノックアウトマウスを用いた検討により，TPO/c-MPL 以外の巨核球分化・血小板産生に関与するサイトカインとして SDF-1 が見出された[18, 19]．また，in vitro の検討において，TPO 添加条件で造血幹細胞を培養することにより，巨核球を enrichment させて得ることが技術的に可能になった．これは巨核球分化や血小板産生の制御機構解明研究の分野において非常に強い追い風となった．

4 巨核球分化・血小板産生に重要な転写因子

血球分化系列決定において上述サイトカインとともに重要な役割を有するのは遺伝子制御に関わる転写因子である[20-24]．巨核球分化の特徴である核の多倍化や血小板産生時に認められる pro-platelet formation の際にも転写因子が関与することを示す報告がある．図1に示すように巨核球系列への分化運命決定の最初の段階は MEP であるが，ここでは転写因子 Myb が重要な働きを有する．MEP 細胞において，Myb の機能低下に伴い赤血球数が減少，巨核球分化亢進，そして血小板数増加が遺伝子改変マウスを用いた検討において報告されている．したがって，MEP の機能調節において Myb は赤血球分化を促進し，巨核球分化を抑制していることが明らかとなった．巨核球・血小板に特異的な GPIb alpha, GPIIb, platelet factor 4 などの遺伝子のプロモーター領域は GATA family や ETS family のコンセンサス配列を有している．GATA family に属する転写因子の中で，GATA-1 と GATA-2 は血球分化制御における役割を有していることが報告されている．これら2つの転写因子は遺伝子結合配列を共有しているため，結合配列を奪い合いながら血球分化調節に寄与していると考えられる．GATA-2 は赤芽球と巨核球に高発現を示す．これまでの報告において，GATA-2 は GATA-1 の発現低下によって巨核球系列へドライブをかける役割を有することが示されている．そして GATA-1 は赤血球へのドライブに働くことが示唆されている．赤血球分化過程において，GATA-1 活性化によって GATA-2 発現は抑制されている．また，赤血球分化過程において GATA-2 の強制発現を行うと成熟赤血球分化が抑制される．これは GATA-1 を介する赤血球分化制御機構が抑制されたためと考

えられている．しかしながらGATA-1が巨核球分化促進に重要な働きを有することを示す報告も多い．巨核球系列GATA-1をノックアウトしたマウスの骨髄は小型の巨核球増加を示した．血小板数は野生型に比し約15％減であった．また，細胞内顆粒の減少が認められた．GATA-1のbinding partnerであるFOG-1のノックアウトマウスは巨核球前駆細胞の欠如を示した．NF-E2（p45NF-E2とMafで形成されるヘテロ二量体転写因子）はGATA-1により制御される転写因子とされ，巨核球分化・血小板産生に重要な役割を有することが知られている．NF-E2は赤血球で発見されたことからNF-E2ノックアウトマウス作成時は赤血球に異常を呈するものと考えられていた．しかし赤血球は正常であった．一方，NF-E2ノックアウトマウスは重篤な血小板減少，出血傾向を示した．巨核球は顆粒形成が乏しく，巨核球から血小板放出時に観察されるproplatelet formationは認められなかった．さらにNF-E2で制御されるbeta-1 tubulinのノックアウトマウスは血小板減少を示している．NF-E2の巨核球分化における重要性は異なるアプローチによっても示されている．線維芽細胞は巨核球への分化能は有さないが，NF-E2遺伝子を導入したマウスおよびヒト成人皮膚線維芽細胞をTPO添加の巨核球分化誘導培地（造血幹細胞から巨核球分化を行う際と同じ培地）で培養を行うと巨核球分化に至る[25]．この知見はNF-E2の巨核球分化ドライブにおける重要性を示したことに加え，巨核球分化における遺伝子制御機構の理解につながっている．さらなる転写因子の重要性を示す知見として，脂肪前駆細胞からの血小板産生が挙げられる．脂肪前駆細胞は造血細胞とは異なる分化系列を有するが上述の巨核球分化誘導培地（造血幹細胞から巨核球分化を行う際と同じ培地）で培養すると巨核球・血小板に分化する．脂肪前駆細胞はNF-E2やGATA-2，後述のRUNX-1など巨核球分化・血小板産生に重要な転写因子を内在している．したがって線維芽細胞のようにNF-E2遺伝子導入を行わずして巨核球分化に至ることができる[26,27]．RUNX-1はAML-1としても知られる転写因子である．RUNX-1は細胞骨格調節を介して巨核球や血小板分化に寄与していると考えられている．また，RUNX-1遺伝子に変異を有する血小板異常症の患者は白血病のリスクが高いことが知られている．MKL1はSRF転写活性や巨核球分化に関与することが主にノックアウトマウスの解析により示されている．MKL1も細胞骨格調節に関与していることが知られているが，MKL1とMKL2のダブルノックアウトマウスは巨核球分化能の低下と血小板形成能の異常が認められた．

5 巨核球分化に関与するmicroRNA

遺伝子制御に関与する因子としてmicroRNAも挙げられる[28-30]．造血幹細胞からの血球分化に関与するmicroRNAの知見も蓄積されてきているが，ここでは巨核球分化に関与するmicroRNAとして報告された主なものを述べる．未だ報告により一致を見ないものも多いことを付記したい．miR-28やmiR-150はMEP分化に関与する．miR-150はMEPから巨核球分化へドライブする際の重要な因子と考えられている．報告によっては，miR-150は巨核球最終分化と血小板産生に関与することが示されている．miR-155をK562細胞株に強制発現させると巨核球分化は抑制されたことが示された．また異なるアプローチとして，miR-155強制発現の造血幹細胞を移植されたマウスを用いた検討では巨核球産生減少を示した．miR-28はc-MPL発現調節を介して巨核球分化を抑制する働きを有する．

おわりに

巨核球分化・血小板産生の制御機構は1990年代から飛躍的に研究が進んでいる．それまで形態観察技術を駆使した細胞観察が主流であったが，TPOのクローニング，遺伝子解析技術の発展に伴った転写因子の解析，最近ではmicroRNA解析，そして再生医学技術の発展を背景に巨核球・血小板も幹細胞から*in vitro*分化誘導が可能と

なったことが研究加速につながっている．しかし未だ巨核球分化・血小板産生機構は不明点が多い．血小板の産生機構調節を詳細な解明は血小板の質的・量的異常を呈する病態の解明，その病態に対する有用なマネージメント法開発につながることが期待される．

参考文献

1) Battinelli EM, Hartwig JH, Italiano JEJr. Delivering new insight into the biology of megakaryopoiesis and thrombopoiesis. Curr Opin Hematol 2007; 14: 419-426.
2) Chang Y, Bluteau D, Debili N, et al. From hematopoietic stem cells to platelets. Journal of thrombosis and haemostasis. JTH 2007; 5 Suppl 1: 318-327.
3) Geddis AE. Megakaryopoiesis. Semin Hematol 2010; 47: 212-219.
4) Coller BS. A Brief History of ideas about platelets in health and disease. Platelets. ed. Michelson AD., Academic Press, xxiii-xiii (foreword), 2006
5) Kaushansky K. Historical review: megakaryopoiesis and thrombopoiesis. Blood 2008; 111(3): 981-986.
6) Wright JH. The origin and nature of the blood plates. Boston Med Surg J 1906; 23: 643-645.
7) Bartley TD, Bogenberger J, Hunt P, et al. Identification and cloning of a megakaryocyte growth and development factor that is a ligand for the cytokine receptor Mpl. Cell 1994; 77: 1117-1124.
8) Kaushansky K, Lok S, Holly RD, et al. Promotion of megakaryocyte progenitor expansion and differentiation by the c-Mpl ligand thrombopoietin. Nature 1994; 369: 568-571.
9) Kuter DJ, Beeler DL, Rosenberg RD. The purification of megapoietin: a physiological regulator of megakaryocyte growth and platelet production. Proc Natl Acad Sci U S A 1994; 91: 11104-11108.
10) Kato T, Ogami K, Shimada Y, et al. Purification and characterization of thrombopoietin. J Biochem 1995; 118: 229-236.
11) Shivdasani RA. Molecular and transcriptional regulation of megakaryocyte differentiation. Stem Cells 2001; 19: 397-407.
12) Avanzi MP, Mitchell WB. Ex Vivo production of platelets from stem cells. Br J Haematol 2014 Feb 13.
13) Sanjuan-Pla A, Macaulay IC, Jensen CT, et al. Platelet-biased stem cells reside at the apex of the haematopoietic stem-cell hierarchy. Nature 2013; 502 (7470): 232-236.
14) Yu M, Cantor AB. Megakaryopoiesis and thrombopoiesis: an update on cytokines and lineage surface markers. Methods Mol Biol 2012; 788: 291-303.
15) Kosaki G. In vitro platelet production from mature megakaryocytes: does platelet release occur via proplatelets? Int J Hematol 2005; 81: 208-219.
16) Junt T, Schulze H, Chen Z, et al. Dynamic visualization of thrombopoesis within bone marrow. Science 2007; 317: 1767-1770.
17) トロンボポエチン受容体作動薬のすべて, 東京, 先端医学社, 2012.
18) Avecilla ST, Hattori K, Heissig B, et al. Chemokine-mediated interaction of hematopoietic progenitors with the bone marrow vascular niche is required for thrombopoiesis. Nat Med 2004; 10(1): 64-71.
19) Salim JP, Goette NP, Lev PR, et al. Dysregulation of stromal derived factor 1/CXCR4 axis in the megakaryocytic lineage in essential thrombocythemia. Br J Haematol 2009; 144(1): 69-77.
20) Doré LC, Crispino JD. Transcription factor networks in erythroid cell and megakaryocyte development. Blood 2011; 14 ;118(2): 231-239.
21) Ravid K, Doi T, Beeler DL, et al. Transcriptional regulation of the rat platelet factor 4 gene: interaction between an enhancer/silencer domain and the GATA site. Mol Cell Biol 1991; 11(12): 6116-6127.
22) Martin F, Prandini MH, Thevenon D, et al. The transcription factor GATA-1 regulates the promoter activity of the platelet glycoprotein IIb gene. J Biol Chem 1993; 268(29): 21606-21612.
23) Lemarchandel V, Ghysdael J, Mignotte V, et al. GATA and Ets cis-acting sequences mediate megakaryocyte-specific expression. Mol Cell Biol 1993; 13(1): 668-676.
24) Vicente C, Conchillo A, García-Sánchez MA, et al. The role of the GATA2 transcription factor in normal and malignant hematopoiesis. Crit Rev Oncol Hematol 2012; 82: 1-17.
25) Ono Y, Wang Y, Suzuki H, et al. (2012) Induction of functional platelets from mouse and human fibroblasts by p45NF-E2/Maf. Blood 120: 3812-3821.
26) Matsubara Y, Murata M, Ikeda Y. Culture of megakaryocytes and platelets from subcutaneous adipose tissue and a preadipocyte cell line. Methods Mol Biol 2012; 788: 249-258.
27) Matsubara Y, Ono Y, Suzuki H, et al. OP9 bone marrow stromal cells differentiate into megakaryocytes and platelets. Plos One. 2013; 8: e58123.
28) Lu J, Guo S, Ebert BL, et al. MicroRNA-mediated control of cell fate in megakaryocyte-erythrocyte progenitors. Dev Cell 2008; 14: 843-853.
29) Edelstein LC, McKenzie SE, Shaw C, et al. MicroRNAs in platelet production and activation. J Thromb Haemost 2013; 11 Suppl 1: 340-350.
30) Girardot M, Pecquet C, Boukour S, et al. miR-28 is a thrombopoietin receptor targeting microRNA detected in a fraction of myeloproliferative neoplasm patient platelets. Blood 2010; 116(3): 437-445.

14

血小板の超微細形態

はじめに

　血小板は骨髄巨核球の成熟に伴って形成されたdemarcation membrane systemが，数珠状のproplateletとなって髄洞に突出し，さらにこれがちぎれるように分離し，円盤または碁石状の細胞片となって血液循環に放出されたものである．したがって，血小板の細胞質には核はない．しかし，血小板を透過型電子顕微鏡で観察すると，その細胞質には豊富な小器官があり，血小板固有の小器官として開放小管系，α顆粒，濃染顆粒，暗調小管系が存在する．さらに他の細胞と同様にミトコンドリア，細胞骨格，グリコーゲンなども存在する．一方，血小板の止血機能を欠如する先天性血小板異常症では，血小板の外形，サイズ，小器官などに変化が見られるものもある．本章では，電子顕微鏡で観察した正常血小板の外形および主な小器官の特徴を解説し，次いで先天性の異常血小板の形態を述べる．

1 正常血小板の超微細形態

　血小板は血液細胞の中でも最小で，直径2〜3 μmの円盤または碁石状の形態を示す（図1）．正常な状態での還流時には，この形を変えることはなく7日から10日の寿命を終え，主に脾臓で破壊される．

1）開放小管系（open canalicular system）

　円盤形血小板の表面は必ずしも平滑ではなく，表面には数個以上の開放小管系（open canalicular system：OCS）の開口部が見られる（図2）．本構造は細胞膜が細胞質中に向かって陥入した構造で[1,2]，3Dトモグラフィー電顕法ではその複

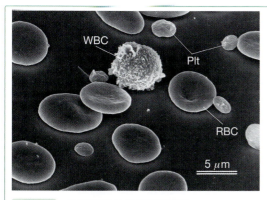

図1　血液細胞の走査型電顕像
赤血球（RBC）の周囲には，白血球（WBC）と直径3 μm程度の血小板（Plt）が見られる．

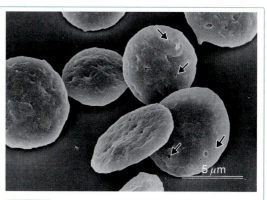

図2　血小板の外形と開放小管系
血小板は円盤または碁石状を示す．表面は滑らかではなく，開放小管系の開口部が観察される（矢印）．

雑な立体構造が示されている[3]．

2) α顆粒（α-granules）

α顆粒（α-granules：αG）は血小板の中で最も多い顆粒で，血小板1個当たり50〜80個ほど存在する（図3）．本顆粒はそのほとんどが直径0.3〜0.5 μmの球状体であるが，サブタイプとして楕円形，棒状または管状のα顆粒が報告されている[2,3]．巨核球でのゴルジ野から分離した顆粒が，α顆粒として成熟するためにはVPS（vacuolar protein sorting-associated protein）33Bの類縁であるVSP16Bの結合が必須とされる[4]．基質は電子密度が高いヌクレオイド（核様体），やや暗調な中間調部，明調部の3領域に識別される（図4）[1]．本顆粒には多種の生理活性蛋白が存在し，β-トロンボグロブリン，血小板第4因子などの固有蛋白の他に，フィブリノゲン，フィブロネクチン，von Willebrand因子などの接着分子，抗血管新生因子，成長因子，ケモ＆サイトカインなどが内在している．α顆粒はその形態ばかりでなく，vesicle-associated membrane proteins (VAMPs) のheterogeteityが知られている．すなわち，VAMP-3，VAMP-8およびVAMP-7がそれぞれ別個に内在するサブタイプが報告され，これらのα顆粒は血小板粘着，伸展時の分布と機能に違いがあるとされる[5]．さらに，内容物についての質量分析法での検討では，既知なものも含めて284個の蛋白がα顆粒に存在するとされる[6]．一方，α顆粒膜上にはCD62Pをはじめとして GPIb[1]，GPIIb/IIIa[1]，GPVI[7]，P2Y1[8]，TPα[8]，Glut-3[9]，LTBP-1[10] など多種の膜蛋白質が同定されている．α顆粒の内容物は血小板活性化後，開放小管系とSNARE（soluble n-ethylmaleimide-sensitive factor-attachment protein receptor）系を介するメカニズムによって開放小管系に融合して血小板外に放出され[11]，またフィブリノゲンなどの一部の内容物は血小板表面に再分布する[1]．

3) 濃染顆粒（dense granules）

濃染顆粒（dense granules：DG）はδ顆粒とも呼ばれる．本顆粒は限界膜に囲まれた直径0.2〜0.3 μmの球状体で，α顆粒よりやや小型である．内容は高電子密度の芯状構造coreとその周囲の電子密度が低いhaloからなる（図3）．ヒト血小板の濃染顆粒はウサギ，マウスの血小板と比較すると，その数が少なく，超薄切片像で全ての血小板にみられるわけではない[12]．whole mount法で観察すると，1血小板当り数個の濃染顆粒が存在する（図5）[2,13]．本顆粒は芯状内容物の容積によって4型に分類されている[14]．すなわち，芯状内容物が顆粒の50%以上を占めるものを1型，50%以下を2型，断片化している

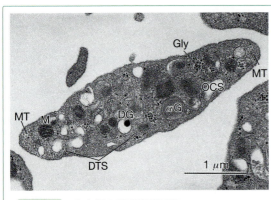

図3　血小板の透過型電顕像

長径約3 μm，短径約1 μmで中央部が厚い円盤形を示す．細胞質には開放小管系（OCS），α顆粒（αG），濃染顆粒（DG），暗調小管系（DTS），ミトコンドリア（M），微小管（MT），グリコーゲン粒子（Gly）などの小器官が豊富に存在する．

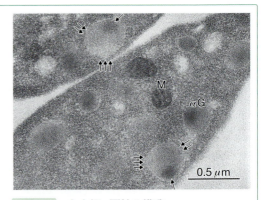

図4　血小板α顆粒の構造

四酸化オスミウムによる後固定なしに試料を調製した．α顆粒の内部は最も電子密度が高いヌクレオイド（核様体，矢印），やや暗調な中間調部（2連矢印），明調部（3連矢印）の3領域に識別される．M：ミトコンドリア

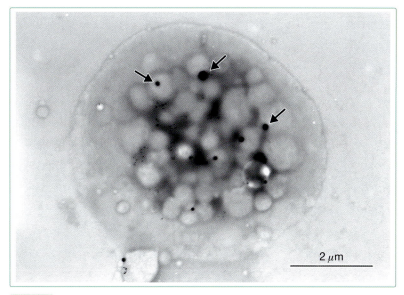

図5 whole mount 法による血小板濃染顆粒

多血小板血漿をフォルムバー膜を張った電顕用膜メッシュに1滴載せ，10分間静置後，水洗，固定，風乾して観察した．血小板は膜上で伸展しており，高電子密度の濃染顆粒内容物が数個見られる（矢印）．

ものを3型，さらに空の顆粒を4型と分類される．空の顆粒は特に empty sack と呼ばれている[15]．濃染顆粒は Ca^{2+} を多量に含有しているために高電子密度とされる．他に Mg^{2+}，ADP，ATP，セロトニン，ヒスタミン，ピクリン酸など低分子生理活性物質が含まれる．一方，α顆粒膜と同様に，本顆粒膜上にも膜糖蛋白 CD63 が存在する．

4）暗調小管系（dense tubular system）

暗調小管系（dense tubular system：DTS）は限界膜を有する直径 40～60 nm の小胞体に相当する細長い管状小器官で，その内容物はやや電子密度が高い（図3）．通常の電顕観察では識別しにくいが，ペルオキシダーゼ活性があるので酵素組織化学的にその分布を知ることができる[1]．本膜系と開放小管系の関連が membrane complexes として観察されている[2,3,12]．暗調小管系は Ca^{2+} の貯蔵部位である．血小板が活性化されると，イノシトール代謝回転の亢進により産生されたイノシトール3リン酸（IP3）が暗調小管系の IP3 受容体を介して貯蔵する Ca^{2+} を遊離させ，細胞質内 Ca^{2+} 濃度が上昇する[16]．この血小板活性化時に，暗調小管系は細長い管状から vesicle 状に変形することが知られている[17]．

5）細胞骨格（cytoskeleton）

血小板の細胞骨格は透過型電顕で観察すると，微小管と主にアクチンからなる細線維が観察される（図6）．骨格蛋白としてチュブリン，アクチンの他に Myosin II，スペクトリン，フィラミン，Arp2/3，タリン，ビンキュリンなどの多種の蛋白の存在が知られている[18]．

微小管（microtubules：MT）は他の細胞のものと同じように，α-および β-チュブリンから構成される 13 本の protofilament が円筒状に並んで，直径 24～26 nm の管状構造を示す．微小管は円盤状血小板の縦断面では，両極に 10 本前後の束となって観察される（図3, 6）．また，Triton X-100 で可溶化した円盤状血小板のネガティブ染色像では，微小管がリング状に束を形成して観察される（図7）．微小管は proplatelet の形成，血小板サイズの一定化および円盤状構造維持に必須である[18-21]．

細線維（microfilament：MF）は G-actin が F-actin に重合してアクチンフィラメントを形成し，電顕的には直径 6～8 nm の細線維として観察される．

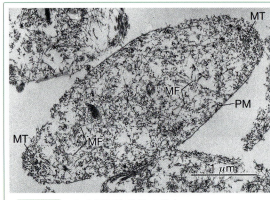
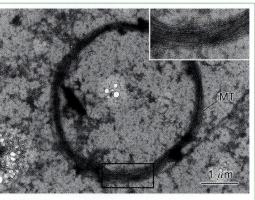

図6　血小板細胞骨格の分布
血小板浮遊液を Triton X-100 を含む固定液で固定した．血小板の細胞骨格が明瞭に観察される．胞体の両極には10本程度の微小管（MT），細胞膜（PM）直下から胞体中央部にかけて豊富な細線維（MF）のネットワークがみられる．

図7　血小板微小管のリング状構造
血小板浮遊液を Triton X-100 を含む固定液で固定し，フォルムバー膜を張った電顕用膜メッシュに1滴載せ，接着後に酢酸ウランによるネガティブ染色を行った．微小管は束となってリング状に観察される．挿入図は□部の拡大像．

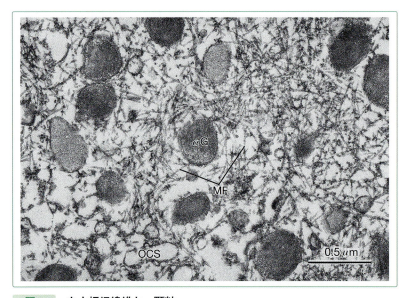

図8　血小板細線維と α 顆粒
血小板浮遊液をサポニンで可溶化後，固定した．サポニン処理では α 顆粒（αG）が溶けずに残り，α 顆粒と細線維（MF）間の連結がみられる．

細線維は常法の超薄切片による観察では，細胞質の可溶性蛋白によってマスクされるために，細胞質内に断片的にしか観察されない．しかし，可溶化剤 Triton X-100 で処理した試料では，網目状に走向する細線維がよく観察されるようになる（図6）．細線維のネットワークは開放小管系，顆粒とも連結している（図8）．細線維は細胞膜直下の裏打ち構造にも観察される．これは特に membrane skeleton と呼ばれている．本構造にはスペクトリンをはじめとして，フィラミン，テリン，ビンキュリン，ビメンチン，デスミンなどの骨格蛋白，RhoA，Rac1，Cdc42 などの低分子量 G 蛋白が付随している．これらの蛋白および Wiskott-Aldrich syndrome protein（WASP），actin-related protein 2/3（Arp2/3）および dystrophin は，proplatelet 形成，血小板活性化時の偽足（filopodia）形成，また胞体の伸展（lamelipodia）形成時の細胞骨格の再構成に関与している[18, 19, 22-24]．

2 異常血小板の超微細形態

先天性血小板異常症には膜蛋白異常症，放出異常症などが知られている．膜蛋白異常症では血小板無力症（Glanzmann's thrombasthenia），Bernard-Soulier 症候群が多数報告されている．放出異常症には Gray platlet 症候群のα顆粒欠損症（α-storage pool disease：α-SPD）および白子症（albinism）を伴う Hermansky-Pudlak 症候群などの濃染顆粒欠損症（δ-storage pool disease：δ-SPD）が知られている．その他，β1-tubulin 異常血小板，May-Hegglin 異常／白血球封入体を伴う血小板減少症，von Willebrand 病でも血小板の形，サイズ，小器官の変化が報告されている．

1）膜蛋白質異常症の血小板
①血小板無力症の血小板の超微形態

血小板無力症（Glanzmann's thrombasthenia：GT）の血小板は GPIIb/IIIa 複合体（別名：αIIbβ3 インテグリン）が欠損，低下または質的変化を示す．GPIIb/IIIa は血小板に最も多い膜糖蛋白質で，80,000 から 100,000 分子存在する[25]．GPIIb/IIIa は凝集時に，血小板を相互に接着させるフィブリノゲンの受容体として機能する．したがって，本症では出血時間が延長し，凝集が低下する．GPIIb/IIIa は血小板にのみ存在し，α顆粒膜上にも分布する（図 9A）[26]．血小板無力症では血小板数は正常とされ，その形態，サイズもほぼ正常と同様とされる．しかし，重篤なⅠ型の本症患者の血小板を詳細に観察すると，外形およびサイズの違いを識別できないが，α顆粒はその数が減少傾

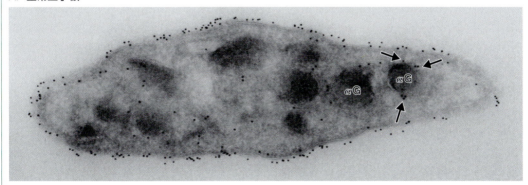

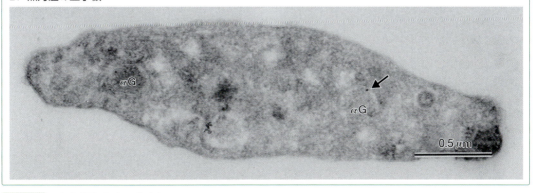

図 9　血小板無力症の血小板

正常および血小板無力症血小板の凍結超薄切片を使い，GPIIb/IIIa を免疫染色した．正常血小板（A）では，表面膜上に GPIIb/IIIa の存在を示す金粒子が多数分布している．またα顆粒膜（αG）上にも金粒子が存在する（矢印）．無力症の血小板（B）では，形，サイズは正常血小板とほぼ同様であるが，GPIIb/IIIa の存在を示す金粒子は表面膜上では皆無であり，ghost granule 状の電子密度が低いα顆粒の膜上にごくわずかに見られる（矢印）．

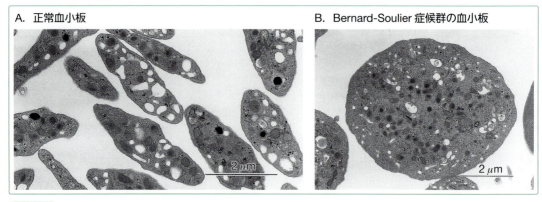

図10 Bernard-Soulier症候群の大型血小板

正常血小板（A）と比較すると，Bernard-Soulier症候群の血小板（B）は，大型，球状の形態として観察される．α顆粒などの小器官は豊富に存在している．

向を示す（**図9B**）．血液中のフィブリノゲンはGPIIb/IIIa依存性にα顆粒内に貯蔵される．このために，I型の本症血小板ではフィブリノゲンがα顆粒にほとんど存在しない．一方，GPIIb遺伝子にヘテロ接合R995W変異が検出され，本無力症患者の血小板では大型化していることが報告されている[27]．また無力症様のphenotypeでも大型血小板の出現が知られている[28,29]．

② Bernard-Soulier症候群血小板の超微形態

Bernard-Soulier症候群（Bernard-Soulier syndrome：BSS）の血小板は，GPIb/V/IX複合体が欠損，低下または質的変化を示す．血小板表面膜に発現しているGPIb/V/IXはGPIIb/IIIaに次いで多く，約25,000分子が存在する．正常血小板は直径2〜3μmの円盤状を示すのに対して（**図10A**），Bernard-Soulier症候群の血小板は直径4μm以上の大型で球状を示す（**図10B**）．細胞質では微小管の走行が乱れているが，α顆粒などの小器官は豊富に存在する．GPIbβが欠損しているマウス血小板およびGPIbβに遺伝子異常がみられるヒトBernard-Soulier症候群の血小板は大型化，さらにα顆粒サイズの増大が報告されている[30,31]．本症血小板は大型であるため，自動血球計数装置では血小板数減少を示す場合があるので，血小板数測定には目視によるカウントが必要となる．

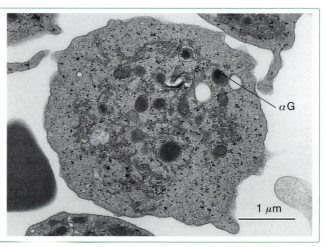

図11 Gray platelet症候群の血小板

本症血小板は大型，球状化を示す．細胞質は全体的に疎にみえ，α顆粒は明らかに減少している．そのため，暗調小管系が目立って観察される．αG：α顆粒．

2）放出異常症の血小板

① Gray platlet 症候群血小板の超微形態

Gray platlet 症候群はその末梢血の Wright または May-Giemsa 染色標本において，血小板が gray に染色されることから灰色血小板症候群（gray platelet syndrome：GPS）と呼ばれている．本症の血小板はやや大型の球状で，α顆粒が欠損または減少しているために，α顆粒欠損症（α-storage pool disease：α-SPD）を示す（図11）[32, 33]．本症血小板ではα顆粒が減少，欠損のため，細胞内が疎になっているのに対して，暗調小管系が目立って観察される．濃染顆粒，ミトコンドリアなどは正常とされる．一方，α顆粒内容物の電子密度が減少しているために，顆粒膜のみの ghost granules として観察される GPS の血小板も報告されている[10]．この ghost granules には免疫電顕的にアルブミン，フィブリノゲン，β-トロンボグロブリンがわずかに検出されている．

② Hermansky-Pudlak 症候群血小板の超微形態

Hermansky-Pudlak 症候群は白子症（albinism）を伴っており，本症血小板は円盤状の形とサイズは正常を示すが，濃染顆粒が減少または欠損している[32]．濃染顆粒は血小板あたり数個しかないために，その数の減少または欠損の確認は whole mount 法による電顕検索が必須である．この濃染顆粒欠損症（δ-storage pool disease：δ-SPD）は heterogeneity に富んでおり，Hermansky-Pudlak 症候群の他に Chediak-Higashi 症候群，Wiskott-Aldrich 症候群などが知られている．これらの症例において，Hermansky-Pudlak 症候群の血小板では濃染顆粒のみが欠損するが，他の欠損症ではα顆粒の部分欠損も見られ，両顆粒が欠損または減少を伴う．これは αδ-storage pool disease と分類される．

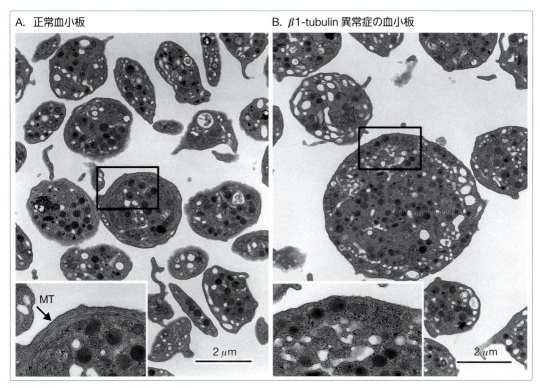

図12　β1-tubulin 異常症の血小板

正常血小板（A）では，微小管のリング状配列が見える部位を撮影したために，すべての血小板が円盤状ではない．挿入図は□部の拡大像で，血小板辺縁部でリング状に束になっている微小管が観察される．一方，β1-tubulin 異常症の血小板（B）はサイズが正常よりやや大きく，中央部の血小板は特に大型である．挿入図の拡大像では，微小管が見られない．

3) その他の血小板異常症の血小板形態

① β1-tubulin 異常血小板

特発性血小板減少性紫斑病（idiopathic thrombocytopenic purpura：ITP）として経過観察されていた患者の血小板は大型化しており，β1-tubulin の遺伝子配列ではヘテロ接合性のミスセンス変異が検出されている．本症血小板は球状化している上に，大型のものが多く観察される（図12）[21]．正常血小板では辺縁部にリング状の微小管の束が観察されるが，本症血小板では微小管が観察されない．

② May-Hegglin 異常／白血球封入体を伴う血小板減少症

May-Hegglin 異常症（May-Hegglin anomaly：MHA）は巨大血小板，血小板減少および好中球の顆粒封入体を特徴とする先天性巨大血小板症として知られている[34,35]．本症は非筋ミオシン重鎖ⅡA（myosin ⅡA）蛋白をコードする MYH9 遺伝子異常が原因である．本症における血小板の大型化は，骨髄巨核球での proplatelet 形成時に，アクトミオシンの過剰な収縮力と myosin ⅡA の抑制がかかり，proplatelet の形成不全が原因とされる[36]．

③ von Willebrand 病

von Willebrand 病は von Willebrand 因子（von Willebrand Factor：vWF）の量的または質的異常により出血傾向をきたす遺伝性疾患である．本症は vWF が量的に低下する1型，質的異常をきたす2型，重症の vWF 欠損である3型に分類され，2型はさらに 2A，2B，2M，2N に分類されている．von Willebrand 病 2B 型および3型の患者血小板で大型化，vWF の異常分布などの形態異常が報告されている[37-39]．

おわりに

本章では正常および異常血小板の静止期における超微形態について解説した．特に異常血小板の形態学的診断に参考になれば幸いである．円盤状の血小板は活性化すると大きく形態変化し，粘着，凝集の任に当たる．血小板活性時の形態変化とそれをもたらすシグナル伝達については割愛した．他章を参照されたい．

参考文献

1) Suzuki H, Yamazaki H, Tanoue, K. Immunocytochemical aspects of platelet adhesive proteins and membrane glycoproteins during activation. Prog Histochem Cytochem 1996; 30: 1-109.
2) White JG. Platelet structure. In: Michelson AD. ed. Platelets. IInd edition, Burlington, MA: Academic Press. 2006: 45-73.
3) van Nispen tot Pannerden H, de Haas F, Geerts W, et al. The platelet interior revisited: electron tomography reveals tubular α-granule subtypes. Blood 2010; 116: 1147-1156.
4) Urban D, Li L, Christensen H, et al. The VPS33B-binding protein VPS16B is required in megakaryocyte and platelet α-granule biogenesis. Blood 2012; 120: 5032-5040.
5) Peters CG, Michelson AD, Flaumenhaft R. Granule exocytosis is required for platelet spreading: differential sorting of α-granules expressing VAMP-7. Blood 2012; 120: 199-206.
6) Maynard DM, Heijnen HF, Horne MK, et al. Proteomic analysis of platelet α-granules using mass spectrometry. J Thromb Haemost 2007; 5: 1945-1955.
7) Suzuki H, Murasaki K, Kodama K, et al. Intracellular localization of glycoprotein VI in human platelets and its surface expression upon activation. Br J Haematol 2003; 121: 904-912.
8) Nurden P, Poujol C, Winckler J, et al. Immunolocalization of $P2Y_1$ and TPα receptors in platelets showed a major pool associated with the membranes of α-granules and the open canalicular system. Blood 2003; 101: 1400-1408.
9) Heijnen HF, Oorschot V, Sixma JJ, et al. Thrombin stimulates glucose transport in human platelets via the translocation of the glucose transporter GLUT-3 from α-granules to the cell surface. J Cell Biol 1997; 138: 323-330.
10) Maynard DM, Heijnen HF, Gahl WA, et al. The α-granule proteome: novel proteins in normal and ghost granules in gray platelet syndrome. J Thromb Haemost 2010; 8: 1786-1796.
11) Golebiewska EM, Poole AW. Secrets of platelet exocytosis -what do we really know about platelet secretion mechanisms? Br J Haematol 2013; 165: 204-216.
12) White JG. Platelet interior imaging technologies. Blood 2010; 116: 6150-6151.
13) Ge S, Woo E, Haynes CL. Quantal regulation and exocytosis of platelet dense-body granules. Biophys J 2011; 101: 2351-2359.

14) McNicol A, Israels SJ. Platelet dense granules: structure, function and implications for haemostasis. Thromb Res 1999; 95: 1-18.
15) Weiss HJ, Lages B, Vicic W, et al. Heterogeneous abnormalities of platelet dense granule ultrastructure in 20 patients with congenital storage pool deficiency. Br J Haematol 1993; 83: 282-295.
16) Dolan AT, Diamond SL. Systems modeling of Ca^{2+} homeostasis and mobilization in platelets mediated by IP_3 and store-operated Ca^{2+} entry. Biophys J 2014; 106: 2049-2060.
17) Ebbeling L, Robertson C, McNicol A, et al. Rapid ultrastructural changes in the dense tubular system following platelet activation. Blood 1992; 80: 718-723.
18) Hartwig JH. The platelet cytoskeleton. In: Michelson AD. ed. Platelets. IInd edition, Burlington, MA: Academic Press; 2006: 75-97.
19) Pleines I, Dütting S, Cherpokova D, et al. Defective tubulin organization and proplatelet formation in murine megakaryocytes lacking Rac1 and Cdc42. Blood 2013; 122: 3178-3187.
20) Italiano JE. Unraveling mechanisms that control platelet production. Semin Thromb Hemost 2013; 39: 15-24.
21) Kunishima S, Nishimura S, Suzuki H, et al. TUBB1 mutation disrupting microtubule assembly impairs proplatelet formation and results in congenital macrothrombocytopenia. Eur J Haematol 2014; 92: 276-282.
22) 鈴木英紀. 血小板活性化とシグナル伝達. 顕微鏡 2005; 40: 124-127.
23) Patel-Hett S, Wang H, Begonja AJ, et al. The spectrin-based membrane skeleton stabilizes mouse megakaryocyte membrane systems and is essential for proplatelet and platelet formation. Blood 2011; 118: 1641-1652.
24) Cerecedo D. Platelet cytoskeleton and its hemostatic role. Blood Coagul Fibrinolysis 2013; 24: 798-808.
25) Plow EF, Pesho MM, Ma Y. Integrin $αIIbβ3$. In: Michelson AD. ed. Platelets. IInd edition, Burlington, MA: Academic Press; 2006: 165-178.
26) Suzuki H, Yamazaki H, Tanoue K. Immunocytochemical studies on colocalization of $α$-granule membrane $αIIbβ3$ integrin and intragranular fibrinogen of human platelets and their cell-surface expression during the thrombin-induced release reaction. J Electron Microsc 2003; 52: 183-195.
27) Kunishima S, Kashiwagi H, Otsu M, et al. Heterozygous ITGA2B R995W mutation inducing constitutive activation of the $αIIbβ3$ receptor affects proplatelet formation and causes congenital macrothrombocytopenia. Blood 2011; 117: 5479-5484.
28) Nurden AT, Pillois X, Fiore M, et al. Glanzmann thrombasthenia-like syndromes associated with macrothrombocytopenias and mutations in the genes encoding the $αIIbβ3$ integrin. Semin Thromb Hemost 2011; 37: 698-706.
29) Kashiwagi H, Kunishima S, Kiyomizu K, et al. Demonstration of novel gain-of-function mutations of $αIIbβ3$: association with macrothrombocytopenia and glanzmann thrombasthenia-like phenotype. Mol Genet Genomic Med 2013; 1: 77-86.
30) Kato K, Martinez C, Russell S, et al. Genetic deletion of mouse platelet glycoprotein Ibβ produces a Bernard-Soulier phenotype with increased $α$-granule size. Blood 2004; 104: 2339-2344.
31) Watanabe R, Ishibashi T, Saitoh Y, et al. Bernard-soulier syndrome with a homozygous 13 base pair deletion in the signal peptide-coding region of the platelet glycoprotein Ibβ gene. Blood Coagul Fibrinolysis 2003; 14: 387-394.
32) 鈴木英紀. 先天性血小板機能異常症/storage pool病. in 坂田洋一, 小澤敬也, 編. 別冊・医学のあゆみ 血液疾患 -state of arts Ver.3; 医歯薬出版 2005: 733-736.
33) Gunay-Aygun M, Zivony-Elboum Y, Gumruk F, et al. Gray platelet syndrome: natural history of a large patient cohort and locus assignment to chromosome 3p. Blood 2010; 116: 4990-5001.
34) Kunishima S, Kojima T, Matsushita T, et al. Mutations in the NMMHC-A gene cause autosomal dominant macrothrombocytopenia with leukocyte inclusions (May-Hegglin anomaly/Sebastian syndrome). Blood 2001; 97:1147-1149.
35) Kunishima S, Matsushita T, Yoshihara T, et al. First description of somatic mosaicism in MYH9 disorders. Br J Haematol 2005; 128: 360-365.
36) Chen Y, Boukour S, Milloud R, et al. The abnormal proplatelet formation in MYH9-related macrothrombocytopenia results from an increased actomyosin contractility and is rescued by myosin IIA inhibition. J Thromb Haemost 2013; 11: 2163-2175.
37) Nurden P, Chretien F, Poujol C, et al. Platelet ultrastructural abnormalities in three patients with type 2B von Willebrand disease. Br J Haematol 2000; 110: 704-714.
38) Nurden P, Gobbi G, Nurden A, et al. Abnormal VWF modifies megakaryocytopoiesis: studies of platelets and megakaryocyte cultures from patients with von Willebrand disease type 2B. Blood 2010; 115: 2649-2656.
39) Nurden P, Nurden AT, La Marca S, et al. Platelet morphological changes in 2 patients with von Willebrand disease type 3 caused by large homozygous deletions of the von Willebrand factor gene. Haematologica 2009; 94: 1627-1629.

15 血小板機能と血流

はじめに

　生体防御メカニズムの一つである止血機構は，血管破綻部位の（血管）内皮下組織への血小板の粘着ではじまる．引き続き，組織に粘着した血小板を基盤として血小板同士が結合し，凝集塊を形成することで血小板血栓（一次止血栓）が完成する．並行して血小板血栓内で血液凝固反応が進行し，血小板血栓に組み込まれたフィブリノゲンがフィブリンに変換・蓄積されることで，トータルとして強固な止血栓（二次止血栓）が完成することになる．

　止血機構は生体防御に必須ではあるが，致死的な動脈血栓症のトリガーともなりえる．近年，動脈硬化を基盤として発症する心筋梗塞，脳梗塞などは，発症メカニズムを共有する"アテローム血栓症"として理解されるようになり，わが国においては悪性新生物と並んで死因のトップを占めている．弾性型動脈から中型の筋型動脈に粥状動脈硬化症が進展した場合，血管内膜に粥腫プラークが形成される．この粥種プラークが破綻し，血小板凝集反応を中心とした動脈血管の血栓性閉塞がアテローム血栓症の本態と考えられている．

　生理的止血および病的動脈血栓症の基盤である血小板血栓形成メカニズムについては，従来は静止系の血小板粘着アッセイや閉鎖攪拌系の古典的血小板凝集計で評価されてきた．しかしながら，血小板は生体内では赤血球，白血球とともによどみなく血流にのっており，血小板粘着反応は当然ながら**血流下**で成立する．本章では，一連の血小板血栓形成過程における血流の影響・役割について考察する．その中でも特に，動脈血栓症発症に直接リンクする最終ステージである血栓形成→血栓性血管閉塞と血流との連関について重点的に概説したい．

1 生体血管内における血流環境（ずり応力）

　生体内での血流については，まず"ずり応力"の概念を整理して理解しておきたい．血流は血管により大きく異なり，たとえば大きな静脈などでは血液はゆっくり流れており，血小板をふくむ血球成分はたいしたストレスは受けない（図1）．逆に，血液が速く流れている細動脈の狭窄部位や血管径の細い毛細血管などでは，ある種の流体力学的なストレス（ずり応力；shear stress，または，ずり速度；shear rate）を受けるのである（図1）．ここで，静脈血流のように一定した低ずり応力下では，静止系や閉鎖攪拌系の実験システムで構築されてきた従来の古典的血栓形成メカニズムの概念がそのまま当てはまると考えてさしつかえない．しかしながら生体での種々の動脈環境で出現するきわめて高いずり応力下や，可変性または不規則なずり応力下では，静止下や低ずり速度下とはまったく異なるメカニズムで血栓形成が進行すると考えられるようになった[1-4]．

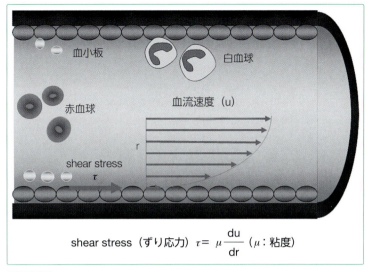

図1　血管内のずり応力

血管内では部位によるスピードの違い（内腔の中央部は速く，血管壁側は血流が遅い）から，ずり応力（ずり速度）が生じる．ずり応力は血管径に反比例し血流速度に比例するため，一般的に静脈内は低ずりであり，細い動脈内では高ずり応力である．

2　血流下における血小板血栓形成メカニズム

前述のように，生体動脈内での血栓形成は様々なずり応力血流下で成立する．種々のずり応力環境での血栓形成メカニズムの解析について，最近では，血液灌流装置（フローチャンバーシステム）を用いた *in vitro* での生理的血流下での血栓形成解析や，生体内顕微鏡によるウサギやマウスなどの実験動物の *in vivo* での血栓形成解析を中心とした新潮流の血栓止血研究が盛んに行われるようになってきた．これらの包括的，リアルタイムかつ可視的な血栓形成解析で，血流下での血栓形成メカニズムの理解は飛躍的に進展した．この中で，我々の研究室で行っている *in vitro* フローチャンバーシステム（図2）の実験成績を中心に，最近改訂された高ずり応力血流下での血小板血栓形成メカニズムの概念を解説する．なお，実験動物を用いた *in vivo* 血栓形成解析については，「18. めでみる血栓形成過程」（p.163）に詳しく解説されているので参照されたい．

1）高ずり応力下での血小板粘着メカニズム

1990年代に入って，フローチャンバー実験システムが改良され，正確に様々な血流状況・ずり応力が *in vitro* で再現することが可能となった．ガラスプレートに固相化されたコラーゲンや von Willebrand 因子（VWF）などの粘着蛋白上での血栓形成過程のリアルタイムかつ可視的な観察が可能となった．また，血栓形成過程の画像をコンピュータで詳細なデジタル画像解析をすることができる（図2）．このシステムを用いて明らかとなった高ずり応力下での血小板粘着メカニズムは，完全に VWF の機能に依存することが特徴である．以下に，生体における血小板粘着反応をイベント順に解説する．

血管壁が障害を受けた場合，コラーゲンをはじめとする血管内皮下組織が露出し，血漿中に流れている VWF がコラーゲンなどの内皮下組織構成成分にまず結合する．次いで，血小板はその膜蛋白 GPIb の α 鎖を通じて，コラーゲンなどに結合した VWF の A1 ドメインと最初のコンタクトをとることになる．ここで，高いずり応力，すなわち血流スピードが速い場合は，種々の古典的な血小板粘着機構はまったく機能しない．唯一，VWF-

15 血小板機能と血流

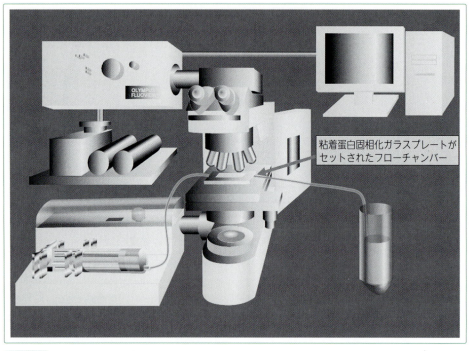

図2 フローチャンバーシステム

チャンバー内にコラーゲンやVWFなどの粘着蛋白を固相化したガラスプレートをセットし全血をシリンジポンプで還流する．共焦点レーザー顕微鏡でリアルタイムに血栓形成過程を観察し，コンピュータで画像解析する．

GPIb相互作用だけが，そのきわめて高い（結合反応の）on rateで，高速で流れている血小板を血管破綻現場に捕獲しえるのである．しかしながらVWF-GPIb相互作用は同時にoff rateも高いためすぐに解離する．血小板は再び固相化VWF上を付着しては離れ，付着と解離を繰り返し，結果として血流より圧倒的に遅いスピードで，固相化VWF上を移動する（ローリング）[1]（図3）．血小板はローリングしている間に次第に活性化され，固相化VWF上に停止し強固に粘着する（firm adhesion）．ローリングの間に断続的にVWF-GPIb相互作用から生じる"inside-out"シグナルが，細胞骨格蛋白を介してインテグリン$\alpha IIb\beta 3$を活性化し，活性化インテグリン$\alpha IIb\beta 3$が固相化VWFの（アミノ酸RGD配列を含む）C1ドメインと結合することで，強固な血小板粘着に至るものと考えられている[1-4]（図3）．

固相化VWF上での個々の血小板粘着は，血小板の伸展による非可逆的粘着（irreversible adhesion）で完結するが，この過程における血小板内カルシウム動態および形態変化は図4に示すように進行する[5,6]．まず，血液中を流れている円板状の血小板はGPIbを介してVWF表面と最初の接触を持つと同時に，速やかに球状になり偽足を出してローリングを始める．ローリングの間にVWF-GPIb相互作用によって生じるinside-outシグナルで活性化された$\alpha IIb\beta 3$がVWFと結合し，半円球状に形を変えた血小板が固相化VWF上に停止する（強固な粘着：firm adhesion）．この過程において，中等度の細胞内カルシウムの上昇（変動：oscillation）が観察されている．これはVWF-GPIb反応依存性の細胞内貯蔵カルシウムのリリースによると考えられ，firm adhesionに必須であるが，この時点では粘着は未だ可逆的であると考えられる．次いで，VWFと結合した$\alpha IIb\beta 3$から"outside-in"シグナルが入り，血小板内カルシウムが劇的に上昇し，血小板は極端に扁平に伸展（extensive spreading）することで真の非可逆的粘着が完成する[5,6]（図4）．

ここまでVWFの機能特性にフォーカスを絞っ

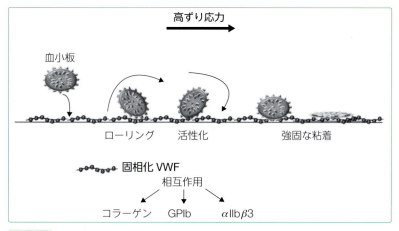

図3 高ずり応力下での血小板粘着メカニズム

血小板はVWF-GPIb相互作用で，コラーゲンなどに固相化されたVWF上をローリングする．ローリング中に活性化されたインテグリンαIIbβ3とVWFとの結合で強固な粘着に至る．

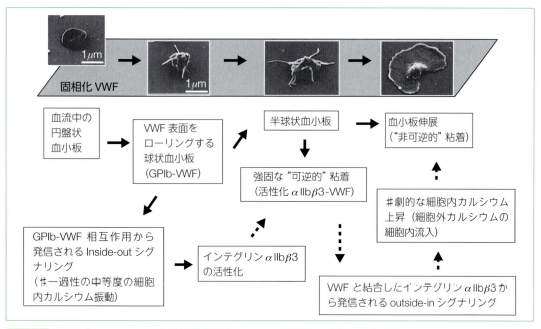

図4 固相化VWF上での血小板粘着過程における血小板活性化と形態変化

血流中の円板状の血小板は固相化VWFに接触し，偽足形成とともに球状に形態変化してローリングする．引き続き図の下部に示すような活性化過程を経て，半球状形態→伸展へと形態変化が進み，非可逆的粘着に至る．

た血小板粘着機構を概説したが，当然ながら生体における血管破綻部位の内皮下組織への血小板の粘着はもっと複雑である．これらのVWF機能以外では，血小板コラーゲンレセプターのインテグリンα2β1やGPVIのコラーゲンへの結合反応などが特に重要な役割を演じていることが明らかとなっている．しかしながら，高ずり応力下ではこれらの古典的反応はあくまで補助的であり，VWF機能が血小板粘着反応を絶対的に支配する．

2) 高ずり応力下での血小板凝集メカニズム

　血小板粘着につづく次のステップとして，損傷

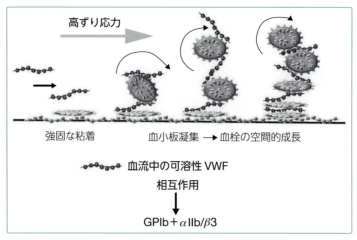

図5 高ずり応力下での血小板凝集メカニズム

高ずり応力下での血小板凝集→血栓の三次元的進展は，基本的には図3に示した血小板粘着過程（VWF-GPIb および VWF-αIIbβ3 相互作用によるメカニズム）を2層目，3層目と積み上げていくことで成立する．

血管壁に強固に粘着した血小板はつぎつぎと血流にのって供給される血小板を捕獲・結合し（血小板凝集反応），壁血小板血栓が空間的に成長する．古典的概念では血小板凝集はフィブリノゲンの分子糊機能が司ると考えられていたが，高ずり応力下においては粘着過程と同様，VWF-GPIb 相互作用と VWF- インテグリン αIIbβ3 結合反応が主役を演じることが判明した[3,4]．高ずり応力下では粘着蛋白も速いスピードで流れており，この状況下でフィブリノゲンをはじめとした VWF 以外の血漿粘着蛋白は，損傷血管壁に粘着した血小板 αIIbβ3 に直接反応し得ない．ここでもまず VWF が2段階メカニズムの特性を発揮して粘着血小板上の GPIb と相互作用した後，活性化 αIIbβ3 に結合する．すなわち，最初の固相化 VWF への1層目の血小板粘着メカニズムの裏返しの現象（固相化血小板への血漿 VWF の強固な結合）が起こるのである[4]（図5）．

次いで，粘着血小板に捕獲された VWF 分子の層を血流中の血小板が，やはり2段階メカニズムでローリングしてこれに粘着することで2層目の血小板粘着が完成する．高ずり応力下での壁血小板血栓の空間的成長は，VWF の機能で粘着過程を2層目，3層目と繰り返すことで成立すると考えられる（図5）．このように高ずり応力下では，古典的定理では主役と考えられていたフィブリノゲンの不在状況下でも，VWF 依存性メカニズムで基本的に壁血栓は三次元的に増大する．しかし，フィブリノゲン不在状況下で形成される血栓は，血栓のパッキングが粗であり壊れやすい．したがって，高ずり応力下においても壁血栓の正常かつ強固な三次元的進展には，VWF 機能とともにフィブリノゲンによる血栓安定化機能も必須と考えられている[7]．

この血管破綻部位における血小板血栓の三次元的進展は止血メカニズムに必須であるが，このまま増大し続けるわけではない．そのまま増大し続けた場合，最終的には血管閉塞→血液遮断→臓器不全を引き起こし生命の危機となる（血栓症）．したがって，血栓の三次元的進展は生体において精密に制御されているはずである．この制御メカニズムは長らくの間不明であったが，我々は，VWF 切断酵素である ADAMTS13 による血小板血栓成長制御メカニズムを解明した．フローチャンバーシステムでの実験で，ADAMTS13 の VWF 切断（VWF 機能抑制）活性はずり応力に呼応して増大することを見出し，以下のメカニズムを提唱した[8]．

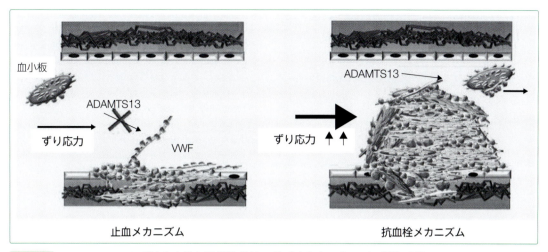

図6　ADAMTS13 のずり応力依存性機能特性に基づく止血メカニズム制御理論

高ずり応力下で，血管損傷部位における VWF 依存性の血小板粘着・凝集が進行する（**止血メカニズム**）．血小板粘着・凝集反応の進行につれ，徐々に血栓が増大していく．これに伴い，血管内腔のフリースペースが狭小化することになり，結果として局所ずり応力が高くなる．同時に，血流に直接曝露する血栓成長先進部では，VWF の血小板結合に伴ってずり応力の ADAMTS13 活性増幅効果が飛躍的に亢進する．すなわち，血栓が成長すればするほど，ADAMTS13 の血栓成長ストッパー（制御）機能が増幅されて致命的な血管閉塞を回避させる（**抗血栓メカニズム**）．

3）ADAMTS13 のずり応力依存性機能特性に基づく止血メカニズム制御理論

　高ずり応力で，まず VWF-GPIb 相互作用が促進され，VWF 依存性の血小板粘着・凝集が進行する（止血メカニズム）．血小板粘着・凝集の初期相のこの時点では ADAMTS13 の機能は未だそれほど活発ではない（図6）．血小板粘着・凝集反応の進行につれ，徐々に血栓が大きくなっていき，血管内腔のフリースペースが狭小化することになる．前述したずり応力の定義「血管腔が狭いほどずり応力が高い」（図1）から考えると，結果として血栓の増大に呼応して局所ずり応力が高くなる．理論的には，閉塞直前の血管腔におけるずり応力は無限大に上昇しているはずである．同時に，血流に直接曝露する血栓成長先進部では，VWFへの活発な血小板結合で ADAMTS13 による VWF 切断活性が飛躍的に亢進する（図6）．言い換えれば，血栓が成長すればするほど，ADAMTS13 の血栓成長ストッパー（制御）機能が増幅されて致命的な血管閉塞を回避させることになる（抗血栓メカニズム）．

　すなわち生体では，「VWF」「血小板」および「ADAMTS13」の三者が，「ずり応力」のタクトの下で絶妙なハーモニーを奏でて，致命的な動脈閉塞を防御しつつ適正な止血血栓形成を司っていると想定されるのである[8, 9]．

　心筋梗塞やストロークなどの致命的な動脈血栓症に対する抗血栓症戦略の命題は「可能な限り出血リスクを減じて，効果的に病的血栓症を防ぐ」であるが，一般的な抗血小板療法や抗凝固療法による従来型の抗血栓戦略は出血傾向を助長する．これに対して，今回明らかとなった ADAMTS13 のずり応力依存性機能特性は，止血メカニズムが機能した後に血管閉塞のみを特異的にブロックするユニークなものであり，止血機能と抗血栓機能の両立の可能性を提示している．

おわりに

　最近の *in vitro* フローチャンバーシステムによる実験成績で明らかとなった"**全血での高ずり応力下における血小板血栓形成メカニズム**"に焦点を絞って解説した．フローシステムの実験環境は，（血小板多）血漿による静止系や閉鎖撹拌系が基本となる古典的な血栓止血学実験の設定とは大きく異なる．より生理的な環境と考えられるフロー

実験系での成績で，特に，血小板粘着・凝集メカニズムの解明はここ数年で大きく進展した．加えて，フロー実験システムを用いた血液凝固研究も徐々に進展しつつある（flow-dependent thrombin or fibrin generation）[10]．さらに，血液凝固反応によるフィブリン網が形成されると，それに伴って生体では組織修復の進行とともに，線維素溶解（フィブリン溶解）機転（Fibrinolysis）が進行する．今後はこの線溶現象も包括的に組み入れた生理的血流状況下での解析を行う必要があろう．

これら in vitro 実験システムに加えて，最近では生体内顕微鏡の解像スキルも飛躍的に向上し，ウサギやマウスなどの実験動物の in vivo での血栓形成解析が盛んに行われるようになった．生体での血流環境は血管弾力性や解剖学的な血管走行状況などに大きく影響され，微妙な血流・ずり応力の変化などを in vitro フロー実験系で再現することは難しい．実際，生体内顕微鏡による実験動物の最近の in vivo 実験で，血管内のずり速度のグラデイエントな変化のみで血小板粘着・凝集反応が進行することが報告された[11]．興味あることに，この血小板粘着・凝集反応は古典的な血小板凝集反応とはまったく異なるメカニズムに支配され，古典的な血小板形態変化，放出反応や血小板活性化アゴニストにはまったく依存しないで進行することが明らかとなった[11]．

これら in vitro または in vivo 血流状況下での血小板機能（ならびに血液凝固および線溶機転）の包括的な解析アプローチは，今後，ますます重要性を増すと考えられる．

参考文献

1) Savage B, Saldivar E, Ruggeri ZM. Initiation of platelet adhesion by arrest onto fibrinogen or translocation on von Willebrand factor Cell 1996; 84: 289-297.
2) Tsuji S, Sugimoto M, Miyata S, et al. Real-time analysis of mural thrombus formation in various platelet aggregation disorders: Distinct shear-dependent roles of platelet receptors and adhesive proteins under flow. Blood 1999; 94: 968-975.
3) Sugimoto M, Tsuji S, Kuwahara M, et al. Shear-dependent functions of the interaction between soluble von Willebrand factor and platelet glycoprotein Ib in mural thrombus formation on a collagen surface. Int J Hematol 1999; 69: 48-53.
4) Sugimoto M, Miyata S. Functional property of von Willebrand factor under flowing blood. Int J Hematol 2002; 75: 19-24.
5) Kuwahara M, Sugimoto M, Tsuji S, et al. Cytosolic calcium changes in a process of platelet adhesion and cohesion on a von Willebrand factor-coated surface under flow conditions. Blood 1999; 94: 1149-1155.
6) Kuwahara M, Sugimoto M, Tsuji S, et al. Platelet shape changes and adhesion under high shear flow. Arterioscler Thromb Vasc Biol 2002; 222: 329-334.
7) Matsui H, Sugimoto M, Mizuno T, et al. Distinct and concerted functions of von Willebrand factor and fibrinogen in mural thrombus growth under high shear flow. Blood 2002; 100: 3604-3610.
8) Shida Y, Nishio K, Sugimoto M, et al. Functional imaging of shear-dependent activity of ADAMTS13 in regulating mural thrombus growth under whole blood flow conditions. Blood 2008; 111: 1295-1298.
9) Hobbs, II WE, Lopez JA. Shear elegance: regulation of thrombus growth by shear stress. Blood 2008; 111: 972.
10) Neeves KB, McCarty OJ, Reininger AJ, et al. Flow-dependent thrombin and fibrin generation in vitro: opportunities for standardization; J Thromb Haemost 2014; 12: 418-420.
11) Nesbitt WS, Westein E, Tovar-Lopez FJ, et al. A shear gradient-dependent platelet aggregation mechanism drives thrombus formation. Nature Med 2009;15: 665-673.

16

血小板反応とそのシグナル伝達機構

はじめに

著しい血小板減少では生命を脅かす出血が起きる一方，血管内の動脈硬化部位で血小板が活性化されると，やはり生命を脅かす動脈血栓症を発症する．「諸刃の刃」ともいえる血小板はその機能を厳密にコントロールされる必要があり，生体内では様々な血小板活性化機構と活性化抑制機構が存在する．

1 血小板の活性化機構

1）オーバービュー

外傷などにより血管壁が傷害されると，血液が血管壁中の血栓惹起物質にさらされて血栓が生じ，止血が完了する．動脈硬化性病変における血栓も，同様の機構で形成される．

❶血管壁への tethering（tether 繋ぎとめる）

プラークの破裂などにより，血管内皮細胞が傷害されると，血液が内皮下組織に暴露される．動脈硬化により内腔が狭小化した血管では，ずり応力が増加する．高ずり応力下では，内皮下組織のコラーゲンに von Willebrand factor（VWF）が結合して，構造変化が生じる．構造変化した VWF は血小板 glycoprotein（GP）Ib/V/IX complex に結合可能となる．この結合は早い血流の中で血小板を捉えるのに適しているが，強い血小板活性化シグナルは惹起せず，VWF 上を血小板がコロコロと転がる tethering の状態となる．

❷血小板の活性化

血小板上コラーゲン受容体である GPVI は，この tethering に助けられてコラーゲンと結合し，強力な活性化シグナルを惹起し，2 つのことをもたらす．

　ⅰ）インテグリンの活性化：非活性化状態にあった integrin $\alpha 2\beta 1$（GPIa/IIa）と integrin $\alpha IIb\beta 3$（GPIIb/IIIa）を活性化する．非活性化状態にあるインテグリンは，リガンドと結合できないが，活性化された $\alpha 2\beta 1$ はコラーゲンと直接，$\alpha IIb\beta 3$ は VWF を介して間接的にコラーゲンと結合し，血流に抗することのできる強固な血小板－コラーゲン結合となる（粘着）（図 1）．

　ⅱ）放出：血小板濃染顆粒から，ADP やセロトニンなどの血小板活性化物質を放出し，さらに，thromboxane A_2（TXA_2）を速やかに細胞質で合成して放出する．

❸血小板血栓（一次血栓）の形成

血小板活性化物質は，周辺を流れる血小板に作用して，これらの $\alpha IIb\beta 3$ も活性化し，活性化 $\alpha IIb\beta 3$ と血中の VWF や fibrinogen の結合を介して多数の血小板が結合し，血栓が内腔に成長する（凝集）（図 1）．血小板凝集の本体は，フィブリノゲンという糊が，血小板上の活性化 $\alpha IIb\beta 3$ というのりしろを介して多数の血小板が結合した状態といえる[1]．

❹フィブリン血栓（二次血栓）の形成

この血小板血栓に，血小板活性化に伴って活性化された凝固カスケードにより生成されたフィブリンがからみつくことで，初めて強固な血栓とな

16 血小板反応とそのシグナル伝達機構

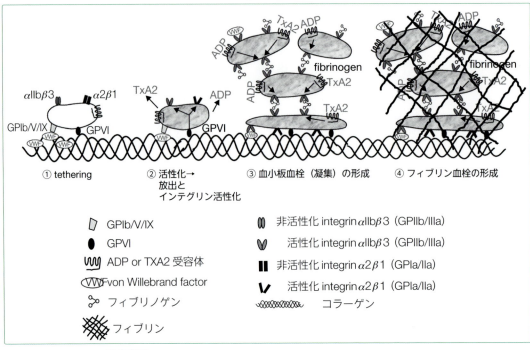

図1　血小板血栓形成のメカニズム（文献15より引用・改変）

るため，血小板の異常でも，凝固系の異常でも出血傾向が生じる．血小板活性化が凝固カスケードを進行させる機序は，血小板活性化に伴って表出するリン脂質が，第X因子，プロトロンビンの活性化複合体が形成される際の足場となって，活性化第X因子，トロンビンの生成が加速されるというものである（「20. Scramblase と Scott 症候群」の章参照）．

次項ではこの過程に関わる個々の分子や信号伝達系について解説する．

2）血小板活性化受容体

血小板活性化受容体は，チロシンキナーゼ依存性受容体と G protein-coupled receptors (GPCRs) に大別される．

① チロシンキナーゼ依存性受容体

チロシンキナーゼ Src ファミリーキナーゼ，Syk により活性化シグナルを惹起する受容体である．

- GPVI：免疫グロブリンファミリーに属するコラーゲン受容体

- GPIb/V/IX：VWF 受容体．強力な活性化シグナルは惹起しない．
- C-type lectin-like receptor 2 (CLEC-2)：C-type lectin 受容体に属する．ポドプラニン受容体．CLEC-2 は血小板活性化蛇毒の受容体として近年同定され，そのノックアウトマウスの研究から血栓形成に関与することがわかったが詳細な機序は不明である（総説[2]）．

② GPCRs

三量体 G 蛋白に共役する 7 回膜貫通型受容体である．

- ADP 受容体：P_2Y_1（主に Gq と共役，$G_{12/13}$ とも共役），P_2Y_{12}（Gi と共役）
- トロンビン受容体：proteinase-activated receptor-1（PAR-1，主として Gq と共役，$G_{12/13}$ とも共役），PAR-4（主として Gq と共役，$G_{12/13}$ とも共役）
- TxA_2 受容体（Gq と共役）

3）血小板活性化信号伝達系

血小板の活性化→インテグリンの活性化＋放出反応．

チロシンキナーゼ依存性受容体も GPCRs もどちらも細胞内カルシウムの上昇と protein kinase C（PKC）の活性化でもたらし，これらがインテグリンの活性化と放出反応を引き起こす（Gi は PKC と Ca^{2+} に依存せずに血小板を活性化する．後述．）．その機序について図2に図示しつつ，解説する．

① 血小板上受容体から細胞内カルシウム上昇と PKC 活性化まで

チロシンキナーゼ依存性受容体による細胞内カルシウム上昇と PKC 活性化：チロシンキナーゼ依存性受容体がリガンドと結合すると，種々のチロシンキナーゼが活性化される．これらのチロシンキナーゼが phospholipase $C\gamma2$（$PLC\gamma2$）のチロシン残基をリン酸化すると $PLC\gamma2$ が活性化され，Phosphatidylinositol 4, 5-bisphosphate（PIP2）を加水分解して，Inositol trisphosphate（IP3）と diacylglycerol（DG）が生じる．IP3 は dense tubular system（DTS，滑面小胞体に相当する血小板内の構造）の IP3 受容体を介して細胞内カルシウムの上昇をもたらし，DG は PKC の活性化を惹起する．

Gq に共役する GPCRs による細胞内 Ca^{2+} 上昇と PKC 活性化：$PLC\beta$ が活性化され，$PLC\gamma2$ と同様に PIP2 を加水分解する．後のシグナルはチロシンキナーゼ依存性受容体の場合と同様である．

② 細胞内カルシウム上昇のメカニズム：DTS 上の STIM1 と形質膜上の Orai1 が重要．

$PLC\gamma2$ あるいは $PLC\beta$ の活性化により生じた IP3 は，血小板の細胞内カルシウムストアであり，他の細胞の滑面小胞体に相当する DTS 膜上の IP3 受容体に結合し，内部のカルシウムを細胞質中に放出して細胞内カルシウム濃度を上昇させる．DTS のカルシウムが枯渇すると，DTS 膜上の Ca^{2+} センサである stromal interaction molecule 1（STIM1）が multimerization を起こし，形質膜

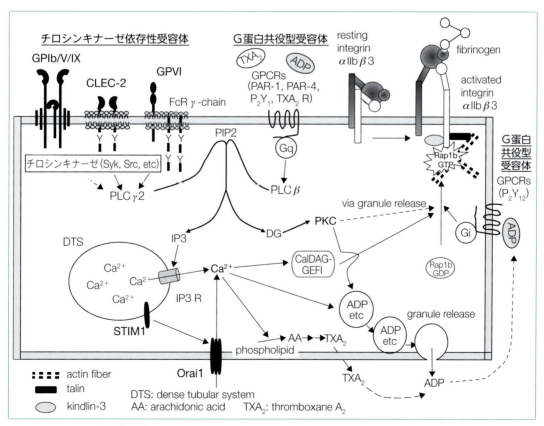

図2 血小板活性化の分子メカニズム（文献15より引用・改変）

上のカルシウムチャネルである Calcium release-activated calcium channel protein 1 (Orai1) と結合することにより，細胞外からの Orai1 を介したカルシウム流入を促進する．このように，細胞内カルシウム上昇は細胞内カルシウムストアからの放出と細胞外からのカルシウム流入によって生じる．

③ **細胞内カルシウム上昇からインテグリン活性化メカニズム**：CalDAG-GEFI と Rap1b が重要．

近年，Ca^{2+} and diacylglycerol regulated guanine nucleotide exchange factor I (CalDAG-GEFI) という guanine nucleotide exchange factor (GEF，低分子量 G 蛋白活性化因子) がカルシウム上昇以降の血小板活性化経路に必須であることが報告された[3]．CalDAG-GEFI はカルシウムが結合することで，Rap1b と呼ばれる低分子量 G 蛋白を GDP と結合した不活性型から，GTP に結合した活性化型に変化させる．CalDAG-GEFI は文字通りカルシウムに結合する部位とジアシルグリセロールに結合する部位があるが，ジアシルグリセロールでは弱い活性化しか生じない（総説[4]）．CalDAG-GEFI はまた，主として P_2Y_{12} 受容体に共役している Gi を介しても活性化され，インテグリン活性化を持続させるのに必要である．GTP 結合型 Rap1b は Rap1-interacting adaptor molecule (RIAM) との結合を介し[5]，talin が integrinβ3 の細胞内ドメインに結合することで[6]，インテグリンが活性化型に変化して，フィブリノゲンに結合可能となる．talin の他に，インテグリン細胞内ドメインに結合している kindlin-3 という分子もその活性化に必須である[7]．

④ **放出反応**

顆粒内容の放出：血小板には α 顆粒，濃染顆粒，ライソゾームの3種類があり，血小板活性化時に生じる PKC と細胞内カルシウムの上昇によってもたらされる．

- α 顆粒→PDGF や TGFβ などの増殖や血管新生を制御する蛋白や，フィブリノゲンや VWF といった細胞外基質が含まれる．血管が傷害された際に活性化された血小板から放出され，傷害された組織の修復に関連する．
- 濃染顆粒→ADP，セロトニン，カルシウムなど，血小板を活性化する小分子が含まれている．血小板活性化に伴って放出され，血小板活性化のポジティブフィードバックに関わる．
- ライソゾーム→蛋白分解酵素が含まれ，血小板血栓の溶解に関わると推測されている．

TXA_2 の合成と放出：TXA_2 は血小板活性化に伴って，細胞質で速やかに合成されて細胞外に放出される．血小板活性化で生じた細胞内カルシウムの上昇がホスホリパーゼ A_2 の活性化をもたらし，これが細胞膜のリン脂質から切り出されたアラキドン酸が産生される．次にアラキドン酸カスケードと呼ばれる代謝経路を経てプロスタグランジン類や TXA_2 に変換される．

放出された ADP と TXA_2 の働きと抗血小板薬：前述のように流血中の血小板を活性化して血小板凝集塊の増大に関わる重要な血小板活性化物質である．現在抗血小板として，アスピリンと，クロピドグレルなどの ADP 受容体阻害剤が頻用されている．アスピリンはアラキドン酸をプロスタグランジンに変換する酵素であるシクロオキシゲナーゼを不可逆的に抑制して TXA_2 を抑制することで抗血小板効果を示す．クロピドグレルは ADP 受容体のうち，P_2Y_{12} への ADP 結合を抑制するものである．

4）活性化非依存性の凝集（発展的な学習，最近の知見）

上記，オーバービューで述べたような血小板活性化を伴わない凝集メカニズムが，近年報告された．2009年に Nesbitt らは生体内顕微鏡によるマウスの in vivo 実験により，血管内のずり応力の勾配（変化）のみで血小板粘着・凝集反応が進行することを示した[8]．この血小板粘着・凝集反応は血小板活性化を伴わず（古典的な血小板形態変化，放出反応や血小板活性化アゴニストにはまったく依存しない），GPIb と VWF を介する結合のみで進行することが明らかとなった[8]．これまで主に使用されている抗血小板薬は血小板から放出される TXA_2 や ADP をターゲットとするも

のであるが，これらの薬剤に反応しない患者群が存在することがよく知られている．このような，アスピリンやクロピドグレル抵抗性の原因として様々な説があるが[9]，一つにはこの活性化非依存性の凝集メカニズムが関与する可能性はある．

2 血小板の活性化抑制機構

1）血管内皮による血小板活性化抑制

健康な血管は血管内皮に覆われ，血栓はできない．血管内皮からは prostaglandin I_2（PGI_2）が放出される．ADPのP_2Y_{12}受容体はGiと共役しており，cAMPの細胞内濃度の低下をもたらして血小板を活性化するのに対して，PGI_2はGsと共役するPGI_2受容体に結合して，cAMPの上昇を引き起こし，血小板活性化を阻害する．血管内皮は一酸化窒素（NO）を放出する．NOは細胞膜を透過してグアニル酸シクラーゼを活性化してcGMP濃度を上昇させて血小板活性化を抑制する．

2）血小板自身の活性化抑制機構（発展的な学習内容）

①チロシンリン酸化依存性活性化受容体に対する抑制機構

Platelet endothelial cell adhesion molecule-1 (PECAM-1)は免疫グロブリンスーパーファミリーに属する膜蛋白で，血小板活性化に伴って細胞内ドメインがチロシンリン酸化を受け，そこにチロシンフォスファターゼが結合して活性化される[10,11]．このチロシンフォスファターゼが，GPVIやCLEC-2といったチロシンキナーゼ依存性に血小板活性化を惹起する受容体の活性を抑制している．

②インテグリン活性化に対する抑制機構[12]（最近の知見）

α-actinin は非活性化型 $\alpha IIb\beta 3$ のβ鎖に結合して，アゴニスト刺激により活性化シグナルが入ると$\alpha IIb\beta 3$より解離する．ヒト巨核球細胞株への過剰発現で$\alpha IIb\beta 3$の活性化が抑制され，ノックダウンで未刺激状態での$\alpha IIb\beta 3$活性化が増加した[13]．これよりα-actinin はインテグリン活性化の負の調節因子と考えられる．SHARPIN はインテグリンα鎖に結合して，talinやkindlin-3のインテグリンβ鎖への結合を抑制することで，その活性化を抑制する[14]．

参考文献

1) Nieswandt B, Watson SP. Platelet-collagen interaction: Is gpvi the central receptor? Blood 2003; 102: 449-461.
2) Suzuki-Inoue K, Inoue O, Ozaki Y. Novel platelet activation receptor clec-2: From discovery to prospects. J Thromb Haemost 2011; 9(Suppl 1): 44-55.
3) Crittenden JR, Bergmeier W, Zhang Y, et al. Caldag-gefi integrates signaling for platelet aggregation and thrombus formation. Nat Med 2004; 10: 982-986.
4) Stefanini L, Bergmeier W. Caldag-gefi and platelet activation. Platelets 2010; 21: 239-243.
5) Watanabe N, Bodin L, Pandey M, et al. Mechanisms and consequences of agonist-induced talin recruitment to platelet integrin alphaiibbeta3. J Cell Biol 2008; 181: 1211-1222.
6) Tadokoro S, Shattil SJ, Eto K, et al. Talin binding to integrin beta tails: A final common step in integrin activation. Science 2003; 302: 103-106.
7) Moser M, Nieswandt B, Ussar S, et al. Kindlin-3 is essential for integrin activation and platelet aggregation. Nat Med 2008; 14: 325-330.
8) Nesbitt WS, Westein E, Tovar-Lopez FJ, et al. A shear gradient-dependent platelet aggregation mechanism drives thrombus formation. Nat Med 2009; 15: 665-673.
9) 大森司. 抗血小板薬抵抗性の概念とその実態. 医学の歩み 2009; 228: 1001-1006.
10) Patil S, Newman DK, Newman PJ. Platelet endothelial cell adhesion molecule-1 serves as an inhibitory receptor that modulates platelet responses to collagen. Blood 2001; 97: 1727-1732.
11) Newman DK, Hamilton C, Newman PJ. Inhibition of antigen-receptor signaling by platelet endothelial cell adhesion molecule-1(cd31)requires functional itims, shp-2, and p56(lck). Blood 2001; 97: 2351-2357.
12) 田所誠司. 血小板インテグリンの負の調節因子. Annual Review 血液 2013; 2013: 175-181.
13) Tadokoro S, Nakazawa T, Kamae T, et al. A potential role for alpha-actinin in inside-out alphaiibbeta3 signaling. Blood 2011; 117: 250-258.
14) Rantala JK, Pouwels J, Pellinen T, et al. Sharpin is an endogenous inhibitor of beta1-integrin activation. Nat Cell Biol 2011; 13: 1315-1324.
15) 井上克枝. 血小板の活性化と制御機構. 日本臨牀 2014; 72: 1212-1217.

17 血栓形成制御とシミュレーション理論

はじめに

　ニュートンはりんごが木から落ちることを「観察」した．りんごの落下は万人が再現可能である．ニュートン以外の多くの人々もりんごの落下を「観察」した．「観察」は科学の最初の一歩であるが，自然現象を理解するためには精緻な観察と観察に基づいて「理論化」が必須である[1]．血栓止血学の第一歩も血液凝固過程の観察であったことは容易に想像できる．多くの人は「りんごの落下」をみても「自然現象を統合するシステム」の理論を考えるに至ることはできない．ニュートンが偉かったのは，「りんごの落下」をみて，「りんごと地球が違いに引き合っている」という検証可能な仮説を立てたことにある（理論化）．自然現象を観察し，観察した現象の中から万人が後日に検証可能な仮説を立てることこそが科学の基本である．血栓止血学の研究者の多くも，ヒト，動物を対象に精緻な観察的研究を行いつつ，血栓止血の世界における統合的システムの理解に向けた仮説作成（理論化）を行っている．シミュレーションの世界に足を踏み込むためには，定性的な理論ではなく定量的な理論を作成する習慣をつければよい．

　ニュートンが見出した万有引力の法則には定量性があった．物質同士の物理的相互作用を定量的に理解したので「数式」による記述が可能となった．万物が引き合っているという定性的理解から，物質同士が時間依存性に増加する速度により引き合うという定量関係を見出した．この定量関係をF（力）＝M（質量）×A（加速度）として数式化した．ニュートンが偉人とされるのは「りんごの落下」の一般法則を見出したからではない．りんごの落下は数式化しなくても個人において再現可能である．しかし，惑星同士の相互作用を自ら経験することはできない．ニュートンの見出したF＝M×Aは惑星同士の相互作用にも成立した．自然現象の理論化により，自ら経験できない現象の「予測」を可能としたのがニュートンの最大の貢献である．生命体は物体に比較してはるかに複雑である．生命現象を精緻に観察しても，その法則性を見出して理論化することは困難である．観察科学から理論科学への発展は「物体の落下」のような単純な自然現象では可能であった．複雑な生命現象の理論化は現時点でもきわめて困難である．

　血液凝固，血栓形成は細胞分裂，分化などに比較すれば単純である．それでも関与する因子の数は多く，統合するシステムは未知である．この複雑な生命現象のモデル化，理論化を個人の頭脳で行うことは今後も不可能であろう．近年の情報工学技術の進歩は著しい．大量の情報の一括的扱いが可能である．生命体を構成する既知の要素をスーパーコンピュータ上に取り入れ，物理，化学の諸法則の数式を用いて生命現象の再構成を目指す研究活動が始まった．

1 血小板細胞とその機能のモデル化，シミュレーション

　コンピュータはデジタル情報しか扱うことがで

きない．人の頭脳と異なり曖昧なことは扱えない．コンピュータシミュレーションを行うためには生体現象の数理モデル化が必須である．「りんごの落下」を観察したニュートン同様，我々は「血小板」のふるまいについて精緻に定量的に観察した[2-8]．血小板の機能を単純にモデル化すれば，血管壁損傷部位への「接着」，その後に起こる細胞としての「活性化」「凝集」「血栓形成」となる．コンピュータシミュレーションには数理モデル化が必須である．我々も血小板細胞を精緻に観察し，血小板細胞の生理機能の数理モデル化を目指した[9]．

血小板細胞の接着シミュレーターの作成には，血小板の接着に寄与する定量的情報が必要である．我々は，1）血流，2）血液中の血小板細胞数，3）血流条件下における単位時間あたり単位面積あたりの血小板細胞の接着数，などを主な定量可能な

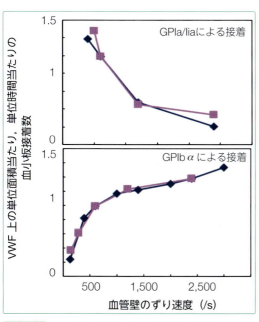

図1　血流条件下における単位時間当たりの血小板の接着数

血小板細胞接着シミュレーター作成のための定量的情報として，血流による壁面のずり速度に応じた血小板細胞の接着数を計測した．コラーゲン受容体 GPIa/IIa，活性化 GPIIb/IIIa による接着はずり速度依存性に接着数が減少する．GPIbα を介する VWF への接着はずり速度依存性に増加する．血小板細胞の接着数を仲介する蛋白により異なるとして血小板細胞接着シミュレーターを作成した．

情報とした（図1）．観察研究を精緻に施行した結果，血管壁損傷部位への血小板細胞の接着に寄与する主要蛋白として膜糖蛋白（glycoprotein）Ibα，GPIIb/IIIa，コラーゲン受容体（GPIa/IIa）などの重要性に気づいた．特に，GPIbα を介する接着はずり応力依存性に血小板細胞の接着数を増加させるとの特性がある（図1）．このような定量情報の取得がシミュレーターを作成の基盤となる．

2　血小板接着のシミュレーション

血小板を接着性を有する粒子と考えれば，その接着モデルとシミュレーターの作成は可能である．我々はシミュレーターの作成のための物理学の基礎方程式としての流体力学の式を用いた．ニュートンの力学の法則 F＝M×A には確率の要素はない．ニュートンの用いる運動方程式は個別の物体の運動の予測に役立つ．しかし，ニュートンの見出した運動方程式の適応可能範囲は限局される．超微細，高速運動物体の世界ではニュートンの運動方程式が成立しない．高速運動物体の運動の記述にはアインシュタインの相対性理論を用いる．超微細粒子の運動の記述には量子力学が適応される．量子力学には確率論が取り込まれている．すなわち，電子などの超微細粒子の運動を「りんごの落下」のように個別的に理解することはできない．電子の位置は常に揺らいでおり，ある瞬間の電子の存在場所を特定することはできない．我々が血小板細胞の運動の記述に用いた流体力学の方程式も完全に解くことが現時点ではできていない．流体を記述する一般的方程式として Navier-Stokes の方程式が知られる．しかし，この方程式により流体一般を記述することは可能であっても，流体を構成する個々の部分の物理的条件を個別に予測することはできない．

Navier-Stokes の式を一般論として使用しつつ，血管壁近傍に血小板が集積するか否かが基礎方程式と矛盾しないことを目指した[9]．すなわち，我々が作成した血小板接着シミュレーションを用いても，接着予測は雑駁である．シミュレーショ

ン計算は医師，生物学者が苦手の数式により構成されている．シミュレーション結果として血小板の流動動態を動画により示されると，それが「本物」であると誤解してしまう人も多いと想定される．微分方程式を解くということは，積分しても定数項が出るとのことである．流体の方程式自体も生体内で適用できるか否かを確定することができていない．定数項の扱い，方程式の解法により結果は大きく影響を受ける．

現在のシミュレーションは「基礎方程式を設定する」「スーパーコンピュータを用いて基礎方程式を解く」「定数項」に相当する部分に「適当に」解く，などのプロセスからなる．個々の研究者が作成したシミュレーションの計算結果には大きなばらつきがある．すなわち，「血小板細胞」の「接着」という比較的単純な現象であっても，物理，化学，数学などのハードサイエンスのみにより構成できる段階にはない．シミュレーションは，生命現象の「論理的理解」には役立つが，この「論理的理解」は部分的であり，しばしば誤っている．シミュレーションは理論化には役立つが，実証実験を代替できる段階にはない．

3 限界の多い「シミュレーション」を何に使うか？

生命現象を統べるシステムの理解が不完全である．生命現象をコンピュータ上に再現しようとのシミュレーションは，不完全な理解のうち，理解できている部分を再現するにすぎない．定量的に理解できた部分のみを再現するので，シミュレーション結果は対象とした部分においてのみ正しい．全体像としてはしばしば誤っている．工学者がシミュレーションを医学，生物学に応用している研究は多数あるが，医学，生物学の研究者との連携が不十分な場合には研究者の自己満足になってしまう[10]．情報工学者と医学，生物学の密接な連携が何よりも重要である．

我々は流体の方程式を解くとともに，接着した血小板細胞にかかる力をシミュレーションにおいて考慮した．流体力は接着した血小板を血管壁から引き剥がす力となる．実証的実験により，速い血流の条件下ではGPIbαとvon Willebrand factor（VWF）の結合により仲介されると「我々は条件を設定した」（本当かどうかはわからない）．GPIIb/IIIaは非活性化条件では接着力を発現せず，血小板細胞が活性化すると接着力を発揮する．この接着力は「活性化ととに発現するが，速い血流が惹起する高い流体力には耐えることができない」と「我々は条件を設定した」（主に自分の行った実証的研究の成果を反映するように作成した）．我々はコラーゲン受容体を活性化受容体と設定した．すなわち，我々が作成した「血小板細胞シミュレーター」は，筆者の過去の実証的研究の成果をコンピュータ上に再現したものである．日本には血小板の専門家が多数いる．私以外の研究者が主導すれば，我々の作成したシミュレーターとはまったく異なるシミュレーターができると思う．シミュレーター自身は数式により構成されているので，「私のシミュレーター」と「他の研究者のシミュレーター」の差異は数学的に理解できる．世界に多数の血小板シミュレーターが開発され，多くのシミュレーターのよいところと悪いところを比較すると「血小板接着」の精緻な理解に役立つ．

4 「血小板細胞の代謝，活性化シミュレーション」

血小板接着の基礎方程式はNavier-Stokesの式とニュートンの運動方程式という物理の方程式であった．対象とする現象は直径2〜5μmの血小板細胞の運動という光学顕微鏡により観察可能な現象であった．「血小板細胞の代謝，活性化」の基礎方程式には何を用いるべきであるか？ シミュレーターを作成するためにはモデル化が必須である．「血小板細胞」の反応を対象とするのであれば，「細胞内」で何が起こっているか？を精緻に，定量的に理解する必要がある．我々は，「血小板細胞」では「活性化」と「代謝」が重要であると考えた．コンピュータは情報を「入力」すれば，ルールを規定して「出力」情報を出す機械で

4.「血小板細胞の代謝，活性化シミュレーション」

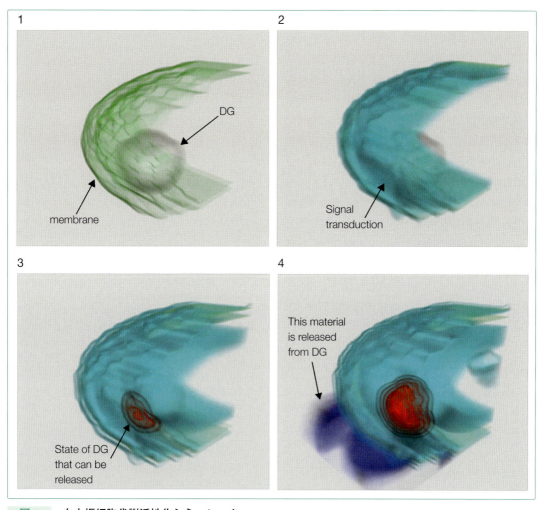

図2　血小板細胞代謝活性化シミュレーター
コンピュータ上に血小板を多数のボクセルに分割した．血小板細胞中央にはミトコンドリアがあり，膜近傍に濃染顆粒がある．血小板細胞の一部から活性化反応が始まる．濃染顆粒に活性化刺激が到達すると細胞外にADPが放出され細胞外を拡散する．

ある．ただし，「入力」と「出力」の関係はヒトの頭で考える必要がある．実証実験を行う研究者の「頭」がシミュレーターの作成には必須である．筆者は出力としては，1) GPIIb/IIIaの活性化構造転化，2) 濃染顆粒からのADPの放出，3) 活性化血小板上のトロンビン産生，を設定した．入力は，1) von Willebrand因子のGPIbαへの刺激，2) ADPによるP2Y$_{12}$ ADP受容体の刺激，3) トロンビンによるトロンビン受容体刺激，を設定した．細胞内の代謝としてはミトコンドリアによるATPの産生とATP消費と連携したシグナル蛋白のリン酸化を重視した．細胞には場を考慮した．ATPの産生は細胞中心部のミトコンドリアにて産生速度が高いとした．シグナル蛋白によるATPの消費は細胞膜直下で多いとした．我々のシミュレーターでは血管壁損傷部位のvon Willebrand因子に結合して局所的に活性化した血小板からのADP放出，トロンビン産生による活性化の効率化の理論化には成功した（図2）．他の血小板研究者が他のモデルを作ればまったく別個のシミュレーターが作られるだろう．

おわりに

コンピュータの高速化と情報通信科学の進歩は世界を革新的に変化させた．コンピュータは大量

の情報を短時間に処理することを可能とする．コンピュータに大量の情報を入力すれば，こちらが事前に決めたルールに従って大量の情報を出力する．生命体は複雑系である．生命体には多くの「情報入力」があり，大量の「情報出力」がある．医学，生物学の研究者も生命体の入力，生命体における情報処理，生命体からの情報出力の定量理解を心がけて研究を進めるべきである．入力と出力の定量関係を理解すれば「シミュレーター」への入れ込みが可能になる．コンピュータは単純なものしか理解できないので，コンピュータシミュレーターが多数作成されれば，生命体の理論的理解が進むと期待できる．医学，生物学の多くの研究者が情報工学の研究者との密接な連携を通じて，「理論医学」「理論生物学」などの新領域の研究の発展を期待したい．

参考文献

1) 後藤信哉. 血小板細胞シミュレーションモデル. 日本血栓止血学会雑誌 2010; 21: 334-336.
2) Goto S, Ikeda Y, Saldivar, et al. Distinct mechanisms of platelet aggregation as a consequence of different shearing flow conditions. The Journal of clinical investigation 1998; 101: 479-486.
3) Goto S, Kasahara H, Sakai H, et al. Functional compensation of the low platelet count by increased individual platelet size in a patient with may-hegglin anomaly presenting with acute myocardial infarction. International journal of cardiology 1998; 64: 171-177.
4) Goto S, Tamura N, Eto K, et al. Functional significance of adenosine 5'-diphosphate receptor(p2y(12))in platelet activation initiated by binding of von willebrand factor to platelet gp ibalpha induced by conditions of high shear rate. Circulation 2002; 105: 2531-2536.
5) Goto S, Tamura N, Handa S, et al. Involvement of glycoprotein vi in platelet thrombus formation on both collagen and von willebrand factor surfaces under flow conditions. Circulation 2002; 106: 266-272.
6) Goto S, Tamura N, Ishida H. Ability of anti-glycoprotein iib/iiia agents to dissolve platelet thrombi formed on a collagen surface under blood flow conditions. Journal of the American College of Cardiology 2004; 44: 316-323.
7) Goto S, Tamura N, Ishida H, et al. Dependence of platelet thrombus stability on sustained glycoprotein iib/iiia activation through adenosine 5'-diphosphate receptor stimulation and cyclic calcium signaling. Journal of the American College of Cardiology 2006; 47: 155-162.
8) Tamura N, Kitajima I, Kawamura Y, et al. Important regulatory role of activated platelet-derived procoagulant activity in the propagation of thrombi formed under arterial blood flow conditions. Circulation journal: official journal of the Japanese Circulation Society 2009; 73: 540-548.
9) Tomita A, Tamura N, Nanazawa Y, et al. Development of virtual platelets implementing the functions of three platelet membrane proteins with different adhesive characteristics. Journal of atherosclerosis and thrombosis 2014.
10) Miyazaki H, Yamaguchi T. Formation and destruction of primary thrombi under the influence of blood flow and von willebrand factor analyzed by a discrete element method. Biorheology 2003; 40: 265-272.

18 めでみる血栓形成過程

二光子顕微鏡の生体への応用

はじめに

80年の一生に，ほぼ1回しかおきない心血管イベントを理解するにはどうすればいいのだろうか．一つの答えは，生体で血栓を誘発し，形成過程を観察することである．我々は二光子顕微鏡によるバイオイメージングと，血栓形成を促す光操作技術を生かし，生体での血栓過程にアプローチしている．本章では，in vitro の理解を超えて，生体での血小板の活性化機構と血栓止血機能，さらに多彩な生命生理現象との関わりについて最近の知見を紹介する．

1 生体イメージングとは

わが国の死因の上位を占める脳・心血管障害の多くは動脈硬化を基盤とした血栓性疾患であり，心血管イベントは確率的に生体内で動脈硬化巣の粥腫が破綻して起きると考えられている．従来，心血管イベント予知を目指した血小板検査については多様なデバイスが開発されてきたが，in vitro による限定的な検討手法に過ぎず，いずれも生体での血栓性疾患を予測するには至っていない．

粥腫（アテローム）の破綻部位においては，血小板は活性化され，血小板血栓が形成される他，凝固系も病態に関与し，心血管イベントの引き金となる．しかし，動脈硬化巣の破綻は偶発的かつ高速に進行する病態であり，実験的にこれらを ex vivo, in vitro で再現することは不可能であった．

実際に，これら一連の過程には血小板のみならず，各種炎症性細胞，血管内皮細胞とその障害，局所の血流動態変化（血流とずり応力）が関わっている．このような多細胞からなる複雑病変とそのダイナミクスが血栓性病態の本質であり，これらを生体内で検討する手法が，病態理解の上で求められている．その検討を可能にしたのが我々の開発した「生体分子イメージング」手法である．

2 生体内の組織の可視化 —生体分子イメージングの開発

動脈硬化のように血管が主な傷害の場になる病態だけでなく，血栓症，腫瘍やメタボリックシンドロームにおいても，血流や血管機能といった生体内のダイナミックな変化，組織学的変化に先行する初期の炎症性変化を捉えることが可能な生体内分子イメージング技術は非常に有用である．従来の生体内観察では，透過光による観察が容易な腸間膜の微小循環を用いた研究が主に行われてきたが，近年の光学観察系・蛍光プローブの開発により，蛍光物質をトレーサーとして，透過光観察が不可能な厚みを有する脂肪組織をはじめとする実質臓器の血流観察も可能となっている．現在，時間・空間解像度も飛躍的に改善し，細胞内小器官レベルでの解析が可能となっており[1]，高速マルチカラー二光子生体イメージングも簡便に行われるようになっている．図1は二光子顕微鏡で観察した，末梢血管での血球動態である．単一血

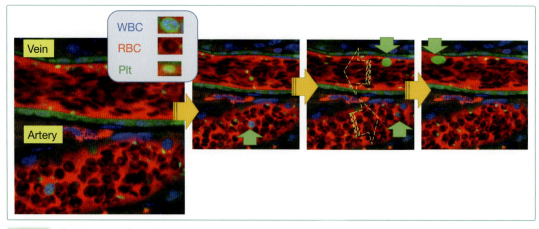

図1 「生体イメージング」でみる代謝組織・血管

「生体イメージング」では手に取るように末梢臓器や血管における生体内の各種細胞の動きがわかる．図では，CAG-eGFPマウスに，texas Red Dextran と Hoechst を投与し，高速二光子顕微鏡で精巣表面の動静脈を観察している．
＊緑矢印は白血球，黄矢印は血流の方向

小板が明確に同定されている．マルチカラーイメージングでは，生体内で複数の細胞種を染め分けて同定するとともに，機能プローブを組み合わせ，形態と機能の同時観察が可能である．

3 生体内の血栓形成過程の可視化

現在，「生体分子イメージング」「バイオイメージング」として行われている生体レベルでの生命現象の画像化・可視化は，「(ある一時間の・一個体の) 形をみただけ」という形態学から脱却できていないものが大半である．これでは，当然，血栓の形成過程を追うことはできない．そのために，我々は光操作技術を応用し，血栓を体内に誘導し，ブレイクスルーとしている．光による血栓形成の反応を観察することで，血栓症の基礎メカニズムと背景にある分子機構を明らかにしている．ここでは，3つの血栓モデルを紹介したい．

1) ROS誘導血栓モデル

我々は，レーザー傷害によるROS産生を伴う血栓形成モデルと，上記の生体イメージングを組み合わせ，最初に血栓形成を高速共焦点で観察した．これは，従来の Rose Bengal などの色素を用いた血栓形成と近い．しかし，一方，我々のシステムでは，「血栓形成の観察」と「光刺激による誘導」を同一の光源を用いて行っている．本手法では圧倒的に高い時間・空間解像度が得られるの

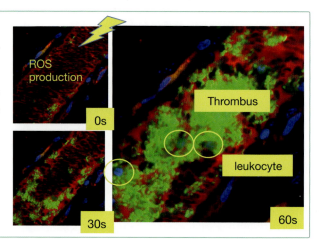

図2 生体内における血栓形成過程

レーザー照射により誘発された微小血栓の形成過程．生体イメージングとレーザー傷害を組み合わせることにより，精巣表面の静脈で，血栓を誘発し，血栓形成に寄与する単一血小板を可視化している．レーザー照射に伴う血栓形成に注目されたい．

3. 生体内の血栓形成過程の可視化

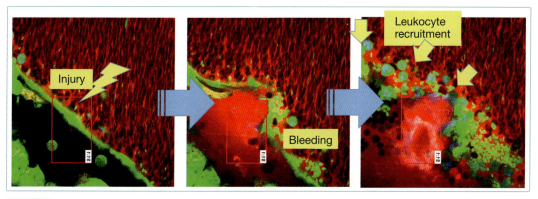

図3　血管内皮のレーザー傷害に伴う血栓形成

赤四角（ROI）のみに高出力のレーザーを集中し，血管内皮のレイヤーを破綻させる．初期には，出血（赤いデキストランと赤血球が血管外に漏出）とともに，血小板が凝集する．その後，血管内部から多くの白血球が遊走している．

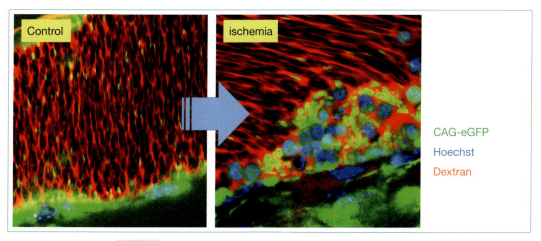

図4　虚血再灌流による自発的血小板凝集と白血球の遊走

が特徴である．

図2のように，ROS刺激により高い再現性をもって，血管内に血栓を誘導することに成功している．さらに，一血小板が同定できる解像度で，血栓が可視化されたのも初めてのことである．

我々のモデルでは楕円形を伴った血小板のみが血栓形成しており，一方，血管内皮の構築は保たれていた．炎症性サイトカインのノックアウトマウス，キメラマウスの解析の結果，TNF-αをはじめとする炎症性サイトカインが，ROS刺激下でのvWF因子の血管内皮表面への表出に関わっていることが明らかになった．さらに，IL-1，IL-6などの因子も血栓性を促進しており，これらの炎症性サイトカインは血管内皮に作用し，イン

テグリンシグナルと協同して，血栓の安定化に寄与していた．従来，炎症と血栓については多様な報告によりその関連が示唆されていたが，本解析により血栓形成過程のうち，血管内皮における炎症性サイトカインのシグナリングが血栓形成に関わっていることが示された[2-4]．

2）血管内皮損傷血栓モデル

あるいは，血管内皮をレーザーにより物理的に破壊，血管外のマトリックスを露出し，血栓を誘導することも可能である（図3）．観察と同時に，高出力のレーザーを一部の関心領域（ROI）に集光することができる．刺激と観察がやはり1つの光源で行えるメリットは大きい．

レーザー傷害を用いて，内皮の境界面を破壊す

ると，「出血」に伴い，血小板凝集・凝固線溶因子の活性化といった「止血」反応が生じる．さらにそれだけではなく，炎症性白血球が傷害部位にすみやかに遊走し，初期の「自然免疫反応」が生じる．相互に連関したこれらの3つの反応（出血・止血・免疫）には，強いつながりがあると考えられ，その記載はVirchowの時代にさかのぼることができる．そして，これらの動的反応について，生体内部で一番初期の遺伝子・細胞応答を，光イメージングは明らかにすることができる．通常の分子生物学的手法でアプローチ困難な初期の応答を観察することができるのがこの手法のメリットである．

3）虚血再灌流モデル

あるいは生物学的なモデルで，自発的な血栓形成を促すこともできる．我々は，精巣局所への虚血再灌流により，血小板凝集・白血球の回転・接着が増加することを確認した（図4）．従来の腸管膜などのモデルでは全身の炎症反応が惹起されているが，このモデルでは局所のみの反応であるのが特徴である．こういった末梢血管での自発的な血小板凝集による消費と，血栓塞栓による臓器障害は，DICなどの病態を説明できる，あるいは，治療薬の効果判定に有用である可能性が高い．

4）分子機構の解明—アダプター蛋白Lnkの関与—

我々は本手法を用い，Lnkというアダプター蛋白に注目して実験を進めている．Lnkは血球系幹細胞の維持に重要な蛋白であるが，巨核球・血小板にも発現しているが，その機能は不明であった．興味深いことに，Lnkの欠損した遺伝子改変動物では，流血中の末梢血小板数が野生型の5倍になるにもかかわらず血栓性を示さず，むしろ止血時間が延長しており，Lnkの欠損が血小板機能に影響をもたらしていると考えた．骨髄移植を行い作成したLnkキメラマウスを用い，生体イメージングにより血栓形成過程を観察したところ，血球系でのみLnkが欠損したLnkキメラマウスではレーザー傷害により血小板は一過性に血管内皮に付着するものの，血栓は安定化せず血流に崩され，

血小板血栓の発達が阻害されているさまが可視化された．すなわち，Lnkが血小板血栓の安定化に寄与していることが示された．分子生物学的機序としてはリン酸化したLnkが，C-Src，Fynと協同してインテグリンのシグナリングに関与していた．以上より，Lnkが生体内血栓の形成・安定化に寄与していることが明確に示されている[5]．

Lnkの遺伝子変異がヒトにおいては，多血症・血小板無力症や骨髄増殖性疾患を引き起こすことも報告されている．多血症では血小板数は増加するものの，血小板機能は低下していることが多く，今回，Lnkノックアウトマウスでみられた表現型にきわめて近いといえ，Lnkの血小板機能における重要性がマウスだけでなく，ヒトにおいても示されている．

このように近年の光学技術の進歩により，生体における血栓形成過程，および，分子機序が明らかになりつつある．今後は，さらに様々な血小板機能に異常をきたす遺伝子改変動物における血栓形成過程・血小板動態を観察するとともに，観察システム・動物モデルをブラッシュアップし，生体内の血栓形成の素過程を分離解析できると予測する．

4　iPS由来人工血小板の体内イメージング

近年の，多能性幹細胞（ES, iPS）の研究の進歩により，細胞療法を含む再生医学での広い範囲での臨床応用が期待されている．しかし，これらの幹細胞を用いた基礎研究を臨床現場につなげるためには，*in vitro*での知見を，ヒトを対象とした研究に応用する前に，実際に試験管内で作成した細胞が，実際の個体（マウスおよび大動物）の中でどのように機能しているか，どのように病変に働くかを明らかにすることは必須である．しかし，今までこれらiPS由来の分化誘導細胞の体内での細胞動態を検討する手法は存在しなかった．

我々は，京都大学iPS細胞研究所江藤教授チームとの共同研究の結果，iPS細胞を誘導するのに

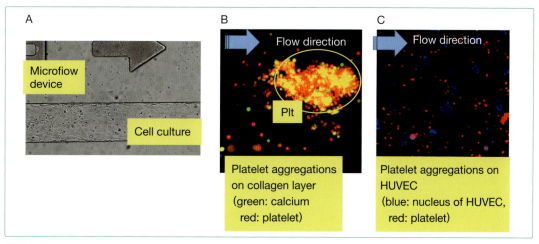

図5 マイクロ流路における血小板機能評価

A マイクロデバイス，B コラーゲンコート，C 培養血管内皮細胞上におけるヒト血小板（PH）の機能評価を行っている．

必要な山中因子の中の c-Myc の発現をコントロールすることにより，飛躍的かつ効率的に，ヒト iPS 由来の人工血小板を作成する手法を確立しており，光イメージングの一つの出口応用と考えている[6, 7]．

我々は生体イメージングを用いて，不死化した iPS 細胞由来巨核球株から得られたヒト iPS 血小板の体内動態の可視化を行っている．観察に用いた免疫不全マウス（NOG マウス）の体内では，iPS 由来人工血小板の細胞動態が捉えられている．さらに，iPS 由来血小板がマウス体内を循環しているだけでなく，レーザー傷害により誘発された血栓形成部位においてはホスト血小板と iPS 由来血小板が相互作用しながら血栓を形成するさまが観察された．つまり，「人工血小板は体内を循環し，血栓も作る」ことが光により証明されたわけである．このように，本イメージ手法は iPS 分化誘導細胞を用いた細胞療法の臨床応用に向けて，安全性・有用性を評価する上できわめて有用性が高い手法と考えている．

5 マイクロ流路での血小板

最近では，マイクロデバイスを用い，血小板の機能解析を行っている．微小流路での血小板機能評価は，他の診断手法（aggregometry など）より も再現性が高い．たとえば，von willebrand 因子や collagen をコーティングしたガラススライド，もしくは培養した血管内皮細胞の上に，カルシウムインディケーターを導入した血小板を流し，ガラス面および内皮細胞との接着に伴いカルシウム上昇が起き凝集することを確認している．また，生体内の血管を模したデバイスも開発されており，より生理的な生体外診断デバイスとして今後の展開が期待される（図5）．

おわりに――次世代のイメージング

臨床現場で広く用いられている形態診断に対し，本章で述べたような光解析による動的要素をさらに取り入れれば，精度だけでなく診断そのものの範囲を拡げることが可能である．生活習慣病の発症前診断など，臨床イベントの前疾患病態を評価できると思われる．

光を用いた可視化および治療デバイスの開発には，光学・工学によるハードウェア開発はもちろんのこと，出口としてのアプリケーション（医学・生物学），画像データ解析・定量化ソフトウェアと統計による裏付け・光原理（数学），可視化プローブ（有機化学），光化学反応の生体操作への利用（生物学），蛍光蛋白発現マウスの開発（発生工学）といった分野の縦のつながりが必

要である.将来的な生体への光診断・治療に対して必要な学術分野は多岐にわたるが,現在は研究者およびコミュニティが完全に別れており,若手レベルでも交流が行える地盤が無い現状も存在する.一方,日本の光学機器の開発技術・モノ作り技術は世界で類を抜いており,高い科学技術とあわせると,大きなポテンシャルがあると考えられる.今後の,新たな枠組みの中でのブレイクスルーを望みたい.

参考文献

1) Nishimura S, Manabe I, Nagasaki M, et al. CD8+ effector T cells contribute to macrophage recruitment and adipose tissue inflammation in obesity. Nature Medicine 2009; 15: 914-920.
2) Nishimura S, Manabe I, Nagasaki M, et al. In vivo imaging in mice reveals local cell dynamics and inflammation in obese adipose tissue. J Clin Invest 2008; 118(2): 710-721.
3) Nishimura S*, Takizawa H*,Takayama N, et al (*equal contribution). Lnk regulates integrin $\alpha IIb\beta 3$ outside-in signaling in mouse platelets, leading to stabilization of thrombus development in vivo. J Clin Invest 2010; 120 (1): 179-190.
4) Nishimura S, Manabe I, Nagasaki M, et al. In vivo imaging visualizes discoid platelet aggregations without endothelium disruption and implicates contribution of inflammatory cytokine and integrin signaling. Blood 2012; 119(8): e45-e56.
5) Takizawa H, Nishimura S, Takayama N, et al. Lnk regulates integrin $\alpha IIb\beta 3$ outside-in signaling in mouse platelets, leading to stabilization of thrombus development in vivo. J Clin Invest 2010; 120(1): 179-190.
6) Takayama N, Nishimura S, Nakamura S, et al. Transient activation of c-MYC expression is critifal for efficient platelet generation from human induced pluripotent stem cells. J Exp Med 2010; 207(13): 2817-2830.
7) Nakamura S, Takayama N, Hirata S, et al. Expandable Megakaryocyte Cell Lines Enable Clinically Applicable Generation of Platelets from Human Induced Pluripotent Stem Cells. Cell Stem Cell 2014 in publication.

19 先天性血小板異常症の今

はじめに

先天性血小板異常症は，きわめて多様な疾患を含んでおり血小板無力症や Bernard-Soulier 症候群など一部の疾患を除いては，長らくその原因が不明のものが多かった．しかし血小板活性化機構あるいは産生機構の解明と次世代シークエンサーを用いた包括的な検討などから，近年，その病因が次々と明らかにされてきている（表1）[1,2]．血小板機能異常と血小板産生障害は密接に関連しており，両者を合併する疾患も多いが，本章では血小板機能異常が中心になる疾患と血小板減少が中心になる疾患に大別し，最近の進歩について述べたい．

表1　先天性血小板異常症の責任遺伝子と病名，遺伝形式，血小板数と血小板機能への影響[2]

責任遺伝子	病名	遺伝形式	血小板数	血小板機能異常
転写因子異常				
GATA1	X-linked thrombocytopenia with thalassemia	XR	減少	凝集異常，α顆粒減少
FLI1	Thrombocytopenia Paris-Trousseau	AD	減少	δSPD
RUNX1	Familial platelet disorder and predisposition of acute myeloid leukemia（FPD-AML）	AD	減少	凝集異常，δSPD
GFI1B	GFI1b-related thrombocytopenia	AD	減少	凝集異常，α顆粒減少
TPOシグナルの異常				
MPL	Congenital amegakaryocytic thrombocytopenia	AR	減少	
RBM8A	Thrombocytopenia-absent radius syndrome	AR	減少	
ANKRD26	ANKRD26-related thrombocytopenia	AD	減少	α顆粒減少，GPIa発現の低下
細胞骨格蛋白の異常				
MYH9	MYH9-related diseases	AD	減少	血餅退縮の異常
FLNA	FLNA-related thrombocytopenia	XR	減少	凝集，分泌，接着の異常
TUBB1	TUBB1-related thrombocytopenia	AD	減少	正常
WAS	Wiskott-Aldrich syndrome	XR	減少	凝集異常，顆粒の減少
ACTN1	ACTN1-related thrombocytopenia	AD	減少	正常

アポトーシス					
CYCS	Thrombocytopenia 4 (THC4)	AD	減少	正常	
顆粒形成・運搬の異常					
NBEAL2	Gray platelet syndrome (GPS)	AR	減少	凝集異常, α顆粒減少	
VSP33B	Arthrogryposis, renal dysfunction, and cholestasis syndrome	AR	正常	凝集異常, α顆粒減少	
VIPAS39	Arthrogryposis, renal dysfunction, and cholestasis syndrome	AR	正常	凝集異常, α顆粒減少	
HPS1-9	Hermansky Pudlak syndromes types 1-9	AR	正常	凝集異常, δSPD	
LYST	Chediak-Higashi syndrome	AR	正常	凝集異常, δSPD	
膜糖蛋白および関連分子の異常					
GPIBA, GPIBB, GP9	Bernard-Soulier syndrome	AR	減少	リストセチン凝集欠如	
GPIBA	von Willebrand disease, platelet-type	AD	減少	リストセチン凝集亢進	
GP6	GPVI deficiency	AR	正常	コラーゲン凝集欠如	
ITGA2B, ITGB3	Glanzmann thrombasthenia	AR	正常（一部減少）	凝集欠如	
ITGA2B, ITGB3	αIIbβ3-related thrombocytopenia	AD	減少	一部凝集異常	
FERMT3 (Kindlin-3)	Leukocyte adhesion deficiency-III	AR	正常	凝集欠如	
可溶性アゴニスト受容体および関連分子の異常					
TBXA2R	Thromboxane receptor defect	AR	正常	アラキドン酸およびU46619凝集欠如	
TBXAS1	Ghosal hematodiaphyseal dysplasia syndrome	AR	正常	アラキドン酸凝集の欠如	
PLA2G4A	Cytosolic phospholipase A2α deficiency	AR	正常	凝集異常, δSPD	
P2RY12	P2Y$_{12}$ deficiency	AR	正常	ADP凝集欠如	
GNAS	Gs platelet defect related to bleeding	AD (imprinted gene)	正常	凝集阻害試験の異常	
シグナル分子異常					
RASGRP2 (CalDAG-GEF1)	(Life long sever bleeding)	AR	正常	凝集異常	
その他（凝固関連の異常）					
PLAU	Quebec platelet disorder	AD	正常（一部減少）	α顆粒内容物の減少, エピネフリン凝集の低下	
TMEM16F	Scott syndrome	AD	正常	PS発現の低下	

AD：常染色体優性遺伝　AR：常染色体劣性遺伝　XR：伴性劣性遺伝　SPD：ストレージ・プール病
PS：phosphatidylserine

1 先天性血小板機能異常症

血小板は血管損傷部位に露出したコラーゲンを中心とする血管内皮下組織に von Willebrand 因子 (VWF) と GPIb-IX-V 複合体を介して接着する．その後，GPIb-IX-V 複合体およびコラーゲン受容体（主に GPVI）からのシグナルを受け，ADP を含む細胞内顆粒の放出および TxA_2 の合成・放出が進行する．さらに凝固系の活性化によりトロンビンの産生も進行し，これら可溶性アゴニストによるさらなる血小板活性化シグナルにより，非活性化型であったインテグリン $αIIbβ3$（GPIIb-IIIa）が活性化型に構造変化する．これにより $αIIbβ3$ はフィブリノゲンや VWF との結合能を獲得し，血小板凝集塊が形成される．リガンドが結合した $αIIbβ3$ からは血小板内に新たなシグナルが励起され血餅退縮反応などが生じる．これら一連の過程のいずれかに異常が生じた場合に血小板機能異常が生じる（図1）[3]．

1）血小板接着受容体の異常

① Bernard-Soulier 症候群（BSS）

BSS は GPIb-IX-V 複合体の先天的な量的あるいは質的異常により，巨大血小板減少症とともに VWF 依存性の血小板接着に異常をきたす常染色体劣性遺伝形式の疾患である．幼児期より重篤な出血傾向を認める[4]．

GPIb-IX-V 複合体は，GPIbα，GPIbβ，GPIX，GPV の4つの膜貫通領域を有するサブユニットの複合体である．GPIbα と GPIbβ は S-S 結合を形成し，さらに GPIbβ は GPIX とそれぞれの細胞膜貫通領域の相互作用を介して非共有的に結合し強固な複合体を形成する．これらのいずれかの分子の異常により，GPIb-IX 複合体の血小板表面の発現は低下する．一方，GPV と GPIb-IX 複合体の結合は強いものではなく，GPV の発現は GPIb-IX の発現に影響を与えない．GPIbα は細胞外領域に VWF 結合部位をもち，高ずり応力下でのコラーゲン上への血小板接着に必須の分子である．また，GPIbα の細胞内領域はフィラミン A を介

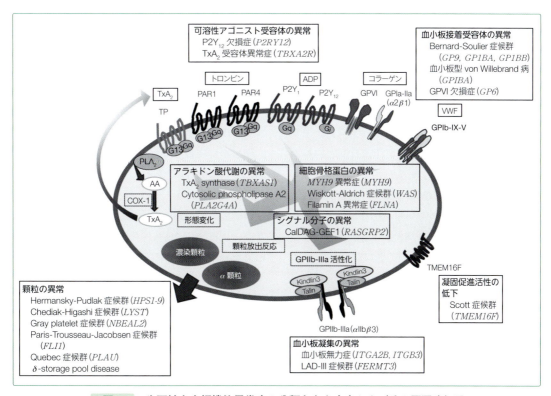

図1　先天性血小板機能異常症の分類と主な疾患およびその原因遺伝子

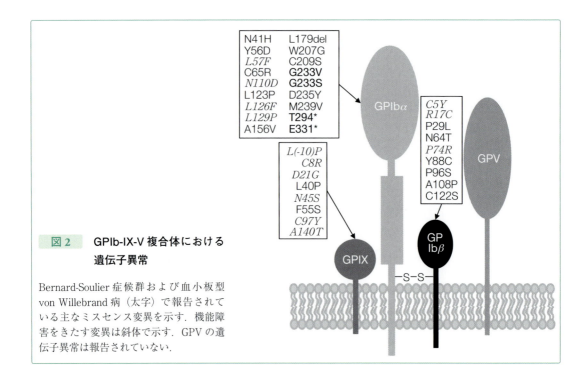

図2 GPIb-IX-V 複合体における遺伝子異常

Bernard-Soulier 症候群および血小板型 von Willebrand 病（太字）で報告されている主なミスセンス変異を示す．機能障害をきたす変異は斜体で示す．GPV の遺伝子異常は報告されていない．

して細胞骨格蛋白と結合しており，血小板産生および血小板形態の維持に関与している[5]．

BSS は GPIbα，GPIbβ あるいは GPIX における遺伝子異常をホモ接合体で有する場合に発症し，GPV の遺伝子異常は報告されていない（図2）[1]．多くの GPIbα，GPIbβ，GPIX における遺伝子異常により，GPIb-IX 複合体の形成や細胞内輸送に障害が生じる．一部のミスセンス変異においては，細胞表面の発現はほぼ正常であるが VWF との結合が障害されることにより BSS の表現型を呈する．BSS の頻度は 100 万人に 1 人程度といわれているが，ヘテロ接合体（キャリア）は 500 人に 1 人程度と計算されている[6]．キャリアは通常，血小板機能は正常であり，出血症状は認めないが，軽度の巨大血小板減少症を認めることが多い．BSS およびキャリアの診断にはフローサイトメトリーによる GPIb-IX 発現量解析が有用である．

② 血小板型 von Willebrand 病

GPIbα 変異により VWF との結合親和性が亢進し，血漿中の VWF 高分子マルチマーの減少および血小板寿命の短縮による血小板減少が生じ，出血傾向をきたす常染色体優性遺伝の疾患である．低濃度のリストセチンでも血小板凝集能が亢進し，VWF 高分子マルチマーが減少している点は von Willebrand 病 2B 型と同様であり，診断には異常が VWF ではなく血小板にあることを示す必要がある．GPIbα の VWF 結合領域におけるミスセンス変異およびナンセンス変異が報告されている（図2）[1]．

③ GPVI 欠損症

血小板の主要なコラーゲン受容体は，GPIa-IIa（α2β1）と GPVI である．GPVI は免疫グロブリンスーパーファミリーに属し，FcRγ 受容体と複合体を形成し，血小板活性化シグナル伝達に関与する．現在まで 10 数例の GPVI 欠損症が報告されており，多くは抗 GPVI 抗体が関与する後天性欠損であるが[7,8]，GPVI 遺伝子（*GP6*）異常に起因する先天性 GPVI 欠損例も報告されている[1,2]．GPVI 欠損患者においてはコラーゲン凝集能が欠如するが，出血傾向は通常軽度である．

2) 血小板凝集の異常

① 血小板無力症（Glanzmann thrombasthenia：

GT)

αIIbβ3（GPIIb-IIIa）はフィブリノゲンおよびvon Willebrand 因子（VWF）の受容体として血小板凝集に必須の分子であり，その量的あるいは質的異常による先天性出血性疾患を血小板無力症（GT）と呼ぶ．リストセチン凝集を除く各種血小板アゴニストに対する血小板凝集能を欠如し血餅退縮能が障害される．常染色体劣性遺伝形式をとる[9]．

GT は血小板表面の αIIbβ3 発現量により，正常の 5% 未満に低下している I 型，5〜20% の II 型，および 20% 以上発現しているがリガンド結合能を欠如する亜系（variant 型）に分類される．わが国における 1986 年の調査では GT は 222 例が登録されており 50 万人に 1 人程度の頻度と考えられているが，その後の診断の進歩により報告症例数は増加している．我々が行った日本人GT44 例の解析では，I 型が 23 例（52%），II 型が 19 例（43%），亜型が 2 例（5%）であった．

現在まで，αIIb 遺伝子（*ITGA2B*）および β3 遺伝子（*ITGB3*）のそれぞれにおいて多数の遺伝子異常が報告されているが（図 3）[1]，わが国では比較的特定の遺伝子異常（αIIbQ747P，β3H280P など）が原因となっている場合が多い[3]．

αIIbβ3 の異常を呈する原因は，遺伝子変異により次のように分類できる．

αIIbβ3 の生合成に異常をきたす変異：αIIbβ3 の発現には αIIb と β3 が正常な複合体を形成することが必須であり，ナンセンス変異やフレームシフトを伴う挿入あるいは欠失変異だけでなく，αIIbβ3 の会合や粗面小胞体からゴルジ小体あるいは膜表面への輸送に影響を与えうる多くのミスセンス変異が GT の原因となる．

リガンド結合部位における変異：αIIb の β-プロペラ領域における 2 塩基挿入（F160_S

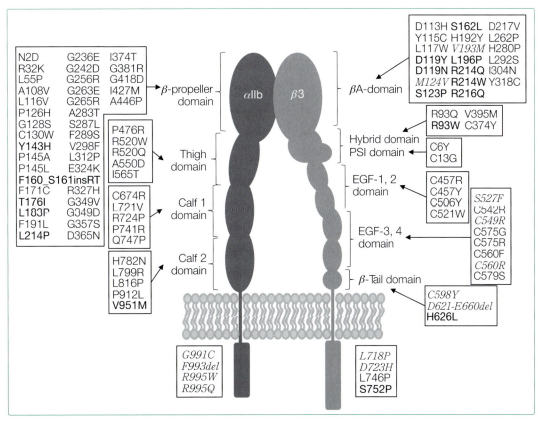

図3　αIIbβ3 における遺伝子異常

主なミスセンス変異を示す．機能欠失変異は太字，活性化変異は斜体で示す．

161insRT），$\beta3$ の βA 領域における D119Y, R214Q, R214W などでは，変異によりリガンド結合が直接的に阻害され，GT亜系の表現型を呈する．

αIIbβ3活性化変異：αIIbβ3変異の中にはαIIbβ3活性化を誘導するものが知られている．同時にαIIbβ3発現も阻害される場合が多いが，この中で $\beta3C560R$ 変異に関する研究が進んでいる．$\beta3C560R$ のホモ接合体の患者では，血小板凝集は著明に障害されていたが，αIIbβ3の発現は20%程度であり，血小板表面のフィブリノゲン結合の増加が認められた[10]．Fangらは $\beta3C560R$ 変異を導入したマウスでは重篤な出血傾向により死亡率が増加することを示し，恒常的なフィブリノゲン結合は血栓形成ではなくむしろ血小板機能を障害し，GT様の出血症状を誘導することを明らかにした[11]．また後述するように，αIIbβ3の膜近傍領域における活性化変異のヘテロ患者においては巨大血小板減少症を認めるが，我々はαIIbG991C変異とαIIbのナンセンス変異の複合ヘテロ接合体患者において，巨大血小板減少症とともにαIIbβ3の著明な発現低下を認めている[12]．

αIIbβ3 inside-out シグナルの異常：αIIbβ3の活性化には，最終的に $\beta3$ の細胞内領域にtalinおよびkindlin-3が結合することが必要である．$\beta3S752P$ 変異では，$\beta3$ とkindlin-3の結合が障害されることにより inside-out シグナルが障害され，GT亜系の表現型を呈する[13]．

② Leukocyte adhesion deficiency (LAD) -III

LADは白血球の機能異常により生下時より感染症を繰り返す常染色体劣性遺伝の先天性疾患である．そのサブタイプであるLAD-IIIにおいては，免疫不全に加えて，出血傾向を認める．GT亜系と同様に血小板数およびαIIbβ3発現はほぼ正常であるが，各種血小板アゴニストに対する血小板凝集反応が欠如している．kindlin-3の異常によりαIIbβ3および白血球の $\beta2$ インテグリンの活性化が障害されていることがその原因であることが明らかにされている[14]．

3）活性化シグナルの異常

CalDAG-GEF1はRap1の活性化を介してαIIbβ3活性化に関与する inside-out シグナルの重要な構成分子であり，CalDAG-GEF1欠損マウスではαIIbβ3の活性化が障害されている[15]．最近，生来の重篤な出血傾向を認める家系においてCalDAG-GEF1の変異が報告されている．患者においては低濃度のアゴニスト刺激に対する血小板凝集反応や流動条件下での血栓形成が障害されている[16]．

4）可溶性アゴニスト受容体の異常

$P2Y_{12}$ 欠損症と TxA_2 受容体異常症が知られている．いずれもきわめて稀な疾患であり，出血傾向は軽度であるが，血小板活性化機構の解明に重要な役割を果たしてきた．$P2Y_{12}$ 欠損症ではADPによる二次凝集の欠如およびコラーゲン凝集の低下，TxA_2 受容体異常症ではアラキドン酸およびU46619に対する凝集反応が障害されている．TxA_2 受容体異常症のヘテロ接合体では凝集反応には異常を認めるがまったく出血症状を認めない例と軽度の出血症状を呈する症例が存在する[1,17]．

5）血小板顆粒形成・放出の異常

血小板内には，α顆粒，濃染顆粒およびライソゾームが存在し，血小板活性化刺激により顆粒内容物が放出される．これら顆粒の形成あるいは放出異常に伴う血小板機能異常症をストレージ・プール病と呼ぶ．

① Gray platelet 症候群（GPS）

α顆粒の欠損症である．塗沫標本において大型かつ灰白色の特徴的な血小板を認める．α顆粒内に貯留されるべきPDGFやTGF-βなどのサイトカインが骨髄内に放出されることにより骨髄線維症をきたし，脾腫，汎血球減少を認める．出血症状は軽度～中等度で症例により様々である．

GPSはその原因遺伝子が近年明らかにされ大いに研究が進んできている．常染色体劣性遺伝

形式のGPSに関しては，2011年3つのグループからその原因遺伝子がneurobeachin-like 2 (*NBEAL2*)であることを明らかにされた[18-20]．さらに*Nbeal2*ノックアウトマウスにおいてGPS様の巨大血小板減少症を呈することが示されている[21,22]．*Nbeal2*はBEACH (beige and Chediak-Higashi syndrome) domain-containing protein (BDCP) ファミリーに属し，α顆粒の形成に必要な蛋白を特定の膜領域に集合させる働きをしていると考えられている[23]．同じBDCPグループに属するLYST/CHS1の異常はChediak-Higashi症候群の原因となる．

また常染色体優性遺伝形式のGPS家系の連鎖解析からは，growth factor independent 1B (*GFI1B*) 異常 (Q287*) が見出されている．*GFI1B*は巨核球と赤芽球系の発生に必須の転写因子であり，Q287*変異により生じる異常*GFI1B*は正常*GFI1B*の転写活性をドミナントネガティブに阻害することによりα顆粒形成を阻害すると考えられている[24]．

❷ 濃染顆粒異常症（δ-storage pool disease：δ-SPD）

濃染顆粒には，血小板活性化に関与するADP，ATP，セロトニン，カルシウムや，血液凝固に関与するポリリン酸を含んでいる．症例によって濃染顆粒異常の程度は様々であり，α顆粒異常を伴う症例もある（α，δ顆粒放出異常症）．濃染顆粒異常とともに眼・皮膚色素低下および網内系へのセロイド様物質の沈着を伴うHermansky-Pudlak症候群では濃染顆粒やライソゾームの形成に必須であるHPS蛋白の異常が明らかにされており，また濃染顆粒異常と皮膚色素低下および好中球機能異常を認めるChediak-Higashi症候群ではLYST/CHS1異常が明らかにされている[1,2]．δ-SPD患者の出血傾向は通常軽度であり，血小板凝集能検査において，ADPにおける二次凝集の欠如，エピネフリン，コラーゲン凝集などの低下を認めるが，ほとんど正常の場合もある．確定診断には，ADP，ATPあるいはセロトニン放出能の検討や電子顕微鏡による観察などが必要である．

2 先天性血小板減少症

先天性血小板減少症は一部の疾患を除くと顕著な出血傾向を認めることは少なく，見落とされることも多い．しかし，正確かつ早期の診断は，ITPと誤診され不必要な治療を受ける危険をなくすだけでなく，AML/MDSが高率に発症するFamilial platelet disorder and predisposition of acute myeloid leukemia (FPD-AML) や骨髄不全が進行する無巨核球性血小板減少症 (Congenital amegakaryocytic thrombocytopenia：CMAT) のように致命的な合併症を引き起こす疾患が含まれていることからも重要である．先天性血小板減少症の鑑別には血小板サイズの検討が有用であり，血小板直径の平均とその分布を用いた分類が提唱されている（表2）[25]．

ここでは先天性血小板減少症の中で最も頻度の多い*MYH9*異常症と，近年明らかにされてきた巨大～大型血小板減少症を呈するα11bβ3，*TUBB1*および*ACTN1*関連血小板減少症について述べる．

1）*MYH9*異常症

May-Hegglin異常は巨大血小板減少症とともに白血球封入体を有する常染色体優性遺伝形式の疾患である．類縁疾患として，封入体の形態の異なるSebastian症候群，Alport症候群様の症状（腎炎，難聴，白内障）を伴うFechtner症候群およびEpstein症候群が知られているが，これらはいずれも*MYH9*の遺伝子異常により生じることが明らかにされ，現在では「*MYH9*異常症」と呼ぶことが提唱されている．

*MYH9*遺伝子は非筋ミオシン重鎖ⅡA (non-muscle myosin heavy chain-IIA：NMMHC-IIA) 蛋白をコードする．ミオシンⅡは2本ずつの重鎖と個々の重鎖に2本ずつの軽鎖がついた合計6本のポリペプチドから構成される．重鎖はN端側のGlobular head領域とC端側のα-helical coiled coil tail領域からなる（図4A）[26]．

*MYH9*遺伝子は40個のエクソンからなり，2011年までに少なくとも45個の遺伝子変異が

表2 血小板径（mean platelet diameter）とその分布による先天性血小板減少症の分類[25]

	平均血小板径（MPD）と大型（小型）血小板比率	病名
巨大血小板を伴う先天性血小板減少症	MPD>4 μm，大型血小板比率>50%	*MYH9*-related diseases
		biallelic Bernard-Soulier syndrome
大型血小板を伴う先天性血小板減少症	MPD>3.2 μm，大型血小板比率>20%	*TUBB1*-related thrombocytopenia
		Gray platelet syndrome
		FLNA-related thrombocytopenia
		GFI1b-related thrombocytopenia
		monoallelic Bernard-Soulier syndrome
		αIIbβ3-related thrombocytopenia
		ACTN1-related thrombocytopenia
正常〜やや大型血小板を伴う先天性血小板減少症	MPD>2.6 μm and/or 大型血小板比率>5%	Familila platelet disorder and predisposition of acute myeloid leukemia（FPD-AML）
		Thrombocytopenia Paris-Trousseau
		X-linked thrombocytopenia with thalassemia
		ANKRD26-related thrombocytopenia
		Congenital thrombocytopenia with radioulnar synostosis（CTRUS）
		von Willebrand disease, platelet-type
正常〜やや小型血小板を伴う先天性血小板減少症	MPD<2.6 μm and/or 小型血小板比率>5%	Thrombocytopenia with absent radius syndrome（TAR）
		Congenial amegakaryocytic thrombocytopenia（CAMT）
		Thrombocytopenia 4（THC4）

報告されている（図4B）．これら遺伝子異常と表現型との関連も明らかにされつつあり[26,27]，head 領域の Arg702 変異においては，全例で 40 歳までに難聴および腎障害を発症し末期腎不全まで進行するが，C 端近傍付近の変異では血小板減少だけを認める場合が多い．血小板減少は一般に head 領域における変異の方が tail 領域の変異に比して顕著であり，出血傾向は血小板数と相関する傾向にある．國島らは白血球における NMMHC-IIA の局在異常パターンにより *MYH9* 遺伝子異常部位が予測可能であることを報告している[6]．

MYH9 異常症においてはミオシンIIAの異常により proplatelet 形成が未成熟な段階で異所性に生じることが血小板減少の原因であると考えられており，*MYH9* 異常症患者の巨核球においてはタイプIコラーゲン上において異常な proplatelet 形成を生じることが示されている[28]．

2）αIIbβ3 関連血小板減少症

GT あるいは αIIbβ3 ノックアウトマウスにおいて血小板数は通常正常であることから，αIIbβ3 は血小板産生あるいは血小板形態には関与しないと考えられてきたが，2008 年 Ghevaert らは β3D723H 変異を有する常染色体優性遺伝形式の巨大血小板減少症家系を報告した[29]．次いで國

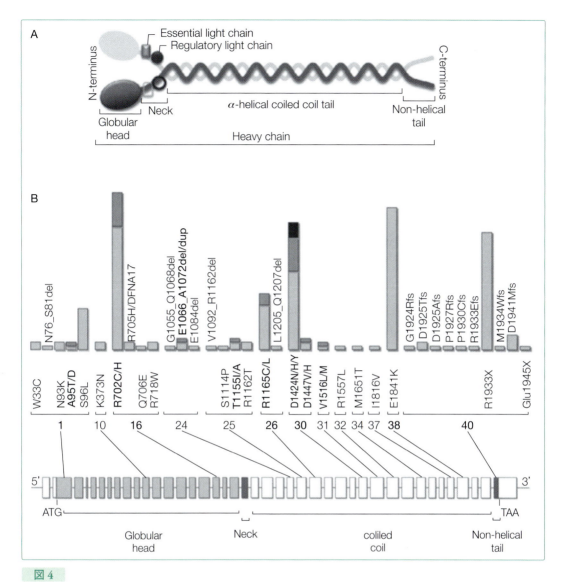

図4
(A) Nonmuscle myosin heavy chain-IIA の構造．(B) MYH9 遺伝子の構造と遺伝子変異の位置を示す．棒グラフは変異の相対的頻度を表す．複数の変異が報告されている残基を太字で示す（文献 26 より引用）．

島らはわが国の先天性巨大血小板減少症の 4 家系において αIIbR995W 変異を見出し[30]，さらに我々は αIIbβ3 の膜近傍領域における変異を複数見出した[12]．αIIb および β3 の膜近傍領域の相互作用は αIIbβ3 を非活性化状態に保つために重要であり，これらの変異によって αIIbβ3 は恒常的に活性化される．活性化 αIIbβ3 からの異常シグナルにより異所性 proplatelet 形成が促されることが血小板減少の一因と考えられる．血小板減少は軽度〜中等度で出血症状はほとんど認めない場合が多い．

3) TUBB1 関連血小板減少症

β1-tubulin は巨核球／血小板に特異的に発現しており，α-tubulin と 2 量体を形成し微小管を形成する．微小管形成は正常な proplatelet の進展に必須である．國島らは異なる β1-tubulin 変異を有する常染色体優性遺伝形式の巨大血小板減少症を 2 家系報告している．血小板減少は中等度から軽度であり，proplatelet 形成の異常と血小板成熟と形態保持に異常をきたす[31,32]．

4) *ACTN1* 関連血小板減少症

國島らは優性遺伝の先天性血小板減少症例のエクソーム解析からα-actinin-1 をコードする *ACTN1* 遺伝子の異常を同定している．α-actinin-1 はアクチン結合蛋白であり，アクチンを架橋することによりアクチンの構造維持に関与する．血小板減少は軽度〜中等度であり，血小板機能には異常を認めない[33]．

参考文献

1) Nurden AT, Nurden P. Congenital platelet disorders and understanding of platelet function. Br J Haematol 2014; 165(2): 165-178.
2) Freson K, Wijgaerts A, van Geet C. Update on the causes of platelet disorders and functional consequences. Int J Lab Hematol 2014; 36(3): 313-325.
3) 柏木浩和, 冨山佳昭. 血小板機能異常症. In: 金倉譲, 冨山佳昭 (編). よくわかる血栓・止血異常の臨床. 初版. 中山書店: 東京, 2014: 92-104.
4) Lanza F. Bernard-Soulier syndrome (hemorrhagiparous thrombocytic dystrophy). Orphanet J Rare Dis 2006; 1: 46.
5) Li R, Emsley J. The organizing principle of the platelet glycoprotein Ib-IX-V complex. J Thromb Haemost 2013; 11(4): 605-614.
6) 國島伸治. 先天性血小板減少症の診断と分子病態. 臨床血液 2014; 55: 882-892.
7) Arthur JF, Dunkley S, Andrews RK. Platelet glycoprotein VI-related clinical defects. Br J Haematol 2007; 139(3): 363-372.
8) Akiyama M, Kashiwagi H, Todo K, et al. Presence of platelet-associated anti-glycoprotein (GP) VI autoantibodies and restoration of GPVI expression in patients with GPVI deficiency. J Thromb Haemost 2009; 7(8): 1373-1383.
9) Nurden AT, Fiore M, Nurden P, et al. Glanzmann thrombasthenia: a review of ITGA2B and ITGB3 defects with emphasis on variants, phenotypic variability, and mouse models. Blood 2011; 118(23): 5996-6005.
10) Ruiz C, Liu CY, Sun QH, et al. A point mutation in the cysteine-rich domain of glycoprotein (GP) IIIa results in the expression of a GPIIb-IIIa (αIIbβ3) integrin receptor locked in a high-affinity state and a Glanzmann thrombasthenia-like phenotype. Blood 2001; 98(8): 2432-2441.
11) Fang J, Nurden P, North P, et al. C560Rβ3 caused platelet integrin αII b β3 to bind fibrinogen continuously, but resulted in a severe bleeding syndrome and increased murine mortality. J Thromb Haemost 2013; 11(6): 1163-1171.
12) Kashiwagi H, Kunishima S, Kiyomizu K, et al. Demonstration of novel gain-of-function mutations of αIIbβ3: association with macrothrombocytopenia and glanzmann thrombasthenia-like phenotype. Mol Genet Genomic Med 2013; 1(2): 77-86.
13) Moser M, Nieswandt B, Ussar S, et al. Kindlin-3 is essential for integrin activation and platelet aggregation. Nat Med 2008; 14(3): 325-330.
14) van de Vijver E, Maddalena A, Sanal Ö, et al. Hematologically important mutations: leukocyte adhesion deficiency (first update). Blood Cells Mol Dis 2012; 48(1): 53-61.
15) Crittenden JR, Bergmeier W, Zhang Y, et al. CalDAG-GEFI integrates signaling for platelet aggregation and thrombus formation. Nat Med 2004; 10(9): 982-986.
16) Canault M, Ghalloussi D, Grosdidier C, et al. Human CalDAG-GEFI gene (RASGRP2) mutation affects platelet function and causes severe bleeding. J Exp Med 2014; 211(7): 1349-1362.
17) Kamae T, Kiyomizu K, Nakazawa T, et al. Bleeding tendency and impaired platelet function in a patient carrying a heterozygous mutation in the thromboxane A2 receptor. J Thromb Haemost 2011; 9(5): 1040-1048.
18) Gunay-Aygun M, Falik-Zaccai TC, Vilboux T, et al. NBEAL2 is mutated in gray platelet syndrome and is required for biogenesis of platelet α-granules. Nat Genet 2011; 43(8): 732-734.
19) Albers CA, Cvejic A, Favier R, et al. Exome sequencing identifies NBEAL2 as the causative gene for gray platelet syndrome. Nat Genet 2011; 43(8): 735-737.
20) Kahr WH, Hinckley J, Li L, et al. Mutations in NBEAL2, encoding a BEACH protein, cause gray platelet syndrome. Nat Genet 2011; 43(8): 738-740.
21) Deppermann C, Cherpokova D, Nurden P, et al. Gray platelet syndrome and defective thrombo-inflammation in Nbeal2-deficient mice. J Clin Invest 2013; 123(8): 3331-3342.
22) Kahr WH, Lo RW, Li L, et al. Abnormal megakaryocyte development and platelet function in Nbeal2(-/-) mice. Blood 2013; 122(19): 3349-3358.
23) Whiteheart SW. α-Granules at the BEACH. Blood 2013; 122(19): 3247-3248.
24) Monteferrario D, Bolar NA, Marneth AE, et al. A dominant-negative GFI1B mutation in the gray platelet syndrome. N Engl J Med 2014; 370(3): 245-253.
25) Noris P, Biino G, Pecci A, et al. Platelet diameters in inherited thrombocytopenias: analysis of 376 patients with all known disorders. Blood 2014; 124(6): e4-10.
26) Balduini CL, Pecci A, Savoia A. Recent advances in the understanding and management of MYH9-related inherited thrombocytopenias. Br J Haematol 2011; 154(2): 161-174.
27) Pecci A, Klersy C, Gresele P, et al. MYH9-related

disease: a novel prognostic model to predict the clinical evolution of the disease based on genotype-phenotype correlations. Hum Mutat 2014; 35(2): 236-247.
28) Pecci A, Malara A, Badalucco S, et al. Megakaryocytes of patients with MYH9-related thrombocytopenia present an altered proplatelet formation. Thromb Haemost 2009; 102(1): 90-96.
29) Ghevaert C, Salsmann A, Watkins NA, et al. A nonsynonymous SNP in the ITGB3 gene disrupts the conserved membrane-proximal cytoplasmic salt bridge in the alphaIIbbeta3 integrin and cosegregates dominantly with abnormal proplatelet formation and macrothrombocytopenia. Blood 2008; 111(7): 3407-3414.
30) Kunishima S, Kashiwagi H, Otsu M, et al. Heterozygous ITGA2B R995W mutation inducing constitutive activation of the $\alpha IIb\beta 3$ receptor affects proplatelet formation and causes congenital macrothrombocytopenia. Blood 2011; 117(20): 5479-5484.
31) Kunishima S, Kobayashi R, Itoh TJ, et al. Mutation of the beta1-tubulin gene associated with congenital macrothrombocytopenia affecting microtubule assembly. Blood 2009; 113(2): 458-461.
32) Kunishima S, Nishimura S, Suzuki H, et al. TUBB1 mutation disrupting microtubule assembly impairs proplatelet formation and results in congenital macrothrombocytopenia. Eur J Haematol 2014; 92(4): 276-282.
33) Kunishima S, Okuno Y, Yoshida K, et al. ACTN1 mutations cause congenital macrothrombocytopenia. Am J Hum Genet 2013; 92(3): 431-438.

20

Scramblase と Scott 症候群

はじめに

血管内皮細胞が何らかの原因で障害されると，露出したコラーゲンへの血小板の接着を皮切りに，アラキドン酸代謝系により生成された thromboxane A2 や濃染顆粒内に存在する ADP などの放出，fibrinogen 受容体である glycoprotein（GP）IIb/IIIa の活性化，microparticle（MP）の放出など一連の血小板活性化反応が惹起される．さらに MP 放出と同時に，活性化血小板膜表面への phosphatidylserine（PS）の暴露（PS exposure）が起こる．血小板細胞膜表面への PS 暴露は，血小板による凝固促進（procoagulant）活性において中心的な役割を果たすと考えられ，PS 暴露の機序に関して今日まで様々な研究がなされてきた．PS 暴露を制御するタンパクとして scramblase の存在が想定されてきたが，ようやく最近になって PS 暴露の制御タンパクが同定され，多くの研究者の注目を集めた．本章では PS 暴露能が低下する稀な遺伝性出血性疾患である Scott 症候群の病態および，Scott 症候群の報告から 30 年以上の時を経て明らかになりつつある PS 暴露制御タンパクについて概説する．

1 | phosphatidylserine (PS) exposure －血小板活性化と凝固の接点－

哺乳類の細胞膜は脂質二重層として構成され，内層にはアミノリン脂質である phosphatidylserine（PS），phosphatidylethanolamine（PE），外層には中性リン脂質である phosphatidylcholine（PC），sphingomyelin（SM）が豊富に含まれる．このようなリン脂質の非対称性分布は，アミノリン脂質や中性リン脂質が脂質二重層内で能動輸送された結果であり，アミノリン脂質の内層への輸送は flippase によって，中性リン脂質の外層への輸送は floppase によって制御されている．細胞膜内で脂質の輸送を司るこれらの酵素は aminophospholipid translocase と総称され，ともに ATP 依存性に作用する[1,2]．ひとたび血小板が活性化されると細胞内 Ca^{2+} 濃度が上昇し，脂質二重層の非対称性は速やかに失われる[3]．これに伴い内層に局在していた PS は外層にも分布するようになるが（PS exposure）（図1），この反応を司るカルシウム依存性の酵素が scramblase である．

in vitro の実験系では，血小板に calcium ionophore（A23187）や collagen＋thrombin など比較的強い刺激を加えると細胞膜表面に PS が暴露され，同時に血小板（長径 2～4 μm）よりもはるかに小さい microparticle（MP）と呼ばれる膜小胞体（0.2 μm 以下）が放出される[4,5]．図2 に示した通り，活性化血小板および MP 表面には PS が豊富に暴露されている．一方，凝固カスケードにおいては，内・外因系の反応により活性化された第 IX 因子は，補酵素である第 VIIIa 因子と酵素複合体（tenase complex）を形成し，第 X 因子を Xa に転換し活性化させる．さらに第 Xa 因子は，補酵素である第 Va 因子と酵素複合体（prothrombinase complex）を形成し，prothrombin を thrombin に転換し活性化させる（図3）．

1. phosphatidylserine (PS) exposure －血小板活性化と凝固の接点－

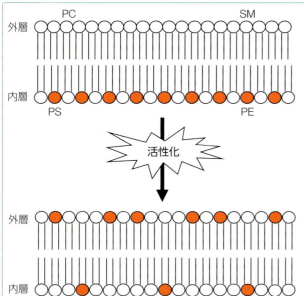

図1 細胞膜における phosphatidylserine (PS) 暴露

細胞膜脂質二重層の内層には phosphatidylserine (PS), phosphatidylethanolamine (PE) が，外層には phosphatidylcholine (PC), sphingomyelin (SM) が局在し非対称性に分布しているが，細胞が活性化され細胞内 Ca^{2+} 濃度が上昇すると，リン脂質の局在は失われ，非対称性分布が解消する．その結果内層に存在する PS（図中，親水性のリン酸部，すなわち頭部を赤丸で表示）は細胞膜表面に暴露される (PS exposure).

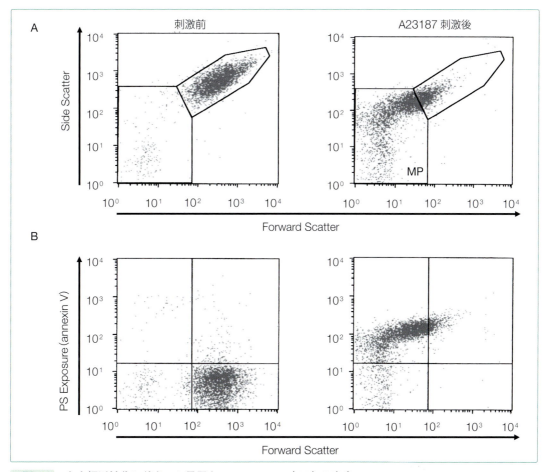

図2 血小板活性化に伴う PS 暴露と microparticle (MP) の産生

健常血小板を A23187 で刺激した際の MP 産生 (A)，PS exposure (B) を flow cytometry で測定した結果を示す．A23187 刺激に伴い，MP 産生の増加および PS exposure が認められる．なお PS exposure は，FITC 結合 annexin V の PS への特異的結合によって測定した．

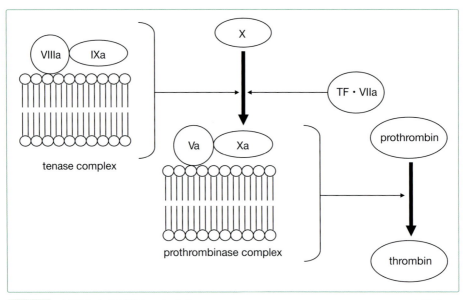

図3 活性化血小板膜上における tenase complex, prothrombinase complex の形成

内・外因系の凝固反応により活性化された第 IXa 因子は, 活性化血小板膜上で補酵素として働く第 VIIIa 因子と結合し tenase complex を形成し, 第 X 因子 Xa に転換する. 同様に, 第 Xa 因子は, 活性化血小板膜上で補酵素として働く第 Va 因子と結合し prothrombinase complex を形成し, prothrombin を thrombin に転換する. この際, 第 VIIIa 因子, Va 因子は血小板活性化に伴い細胞膜外層に暴露された PS に結合する.

これら tenase や prothrombinase による酵素反応は液層中では反応効率が悪いが, 陰性リン脂質の存在下で固層化されるとその反応効率が飛躍的に向上する. 生体内においては, 血小板表面に暴露された PS が陰性リン脂質として働き, tenase complex や prothrombinase complex に効率的な反応の場を提供する. 実際, 第 VIIIa 因子, 第 Va 因子は活性化血小板膜上に暴露された PS に結合し, PS に結合した第 VIIIa 因子は第 IXa 因子による第 X 因子の活性化を 10 万倍以上に高め, 同様に PS に結合した第 Va 因子は第 Xa 因子による prothrombin 活性化を 30 万倍以上に高めることが知られている[6].

2 Scott 症候群

1979 年 Weiss らは, 出血傾向を示すものの, 血小板数・形態, 出血時間, 血小板粘着能・凝集能・放出能, PT, APTT のいずれにも異常を認めない当時 34 歳の女性患者 (Ms. Scott) を報告した[7]. 彼女は 17 歳の大臼歯抜歯時, 21 歳の扁桃摘出時に止血困難となり血小板輸血を受け, 24 歳時には分娩後の止血が困難となり子宮摘出術を受けた. このように彼女の出血傾向はいずれも深部出血であったが, 37 歳の抜歯, 38 歳の卵巣摘出術の際には, 術前に血小板輸血を受けたため出血傾向が問題になることはなかった. 彼女の血縁者(父母, 兄弟, 子供)には出血傾向を示す者はいなかった. Weiss らは Ms. Scott の出血傾向の原因を明らかにすべく様々な解析を行い, 患者血小板では凝固促進活性のみが低下していることを見出し isolated deficiency of platelet procoagulant activity として報告した. この止血異常症は後に Scott 症候群と呼ばれるようになった.

活性化血小板膜表面への PS 暴露は, 上述のごとく, 第 X 因子を第 Xa 因子へと活性化させる tenase 活性や prothrombin を thrombin へと活性化させる prothrombinase 活性の促進に重要な役割を担うが, Ms. Scott 由来血小板ではこのような凝固促進活性が著しく低下していること, 活性化血小板膜表面への第 Va 因子, 第 VIIIa 因子の結合が認められないこと, 血小板活性化に伴う PS

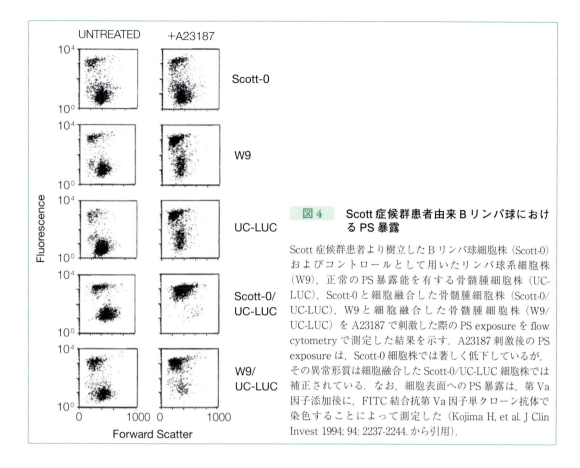

図4 Scott症候群患者由来Bリンパ球におけるPS暴露

Scott症候群患者より樹立したBリンパ球細胞株（Scott-0）およびコントロールとして用いたリンパ球系細胞株（W9），正常のPS暴露能を有する骨髄腫細胞株（UC-LUC），Scott-0と細胞融合した骨髄腫細胞株（Scott-0/UC-LUC），W9と細胞融合した骨髄腫細胞株（W9/UC-LUC）をA23187で刺激した際のPS exposureをflow cytometryで測定した結果を示す．A23187刺激後のPS exposureは，Scott-0細胞株では著しく低下しているが，その異常形質は細胞融合したScott-0/UC-LUC細胞株では補正されている．なお，細胞表面へのPS暴露は，第Va因子添加後に，FITC結合抗第Va因子単クローン抗体で染色することによって測定した（Kojima H, et al. J Clin Invest 1994; 94: 2237-2244. から引用）．

暴露が著しく低下していることが，その後の研究で明らかになった[8-11]．またPS暴露能の低下は，血小板のみならず赤血球やリンパ球のような他の血液細胞においても認められることも報告された[12,13]．小島らは1994年にMs. ScottのBリンパ球細胞株を樹立し，この細胞株ではA23187刺激後のPS暴露が著しく低下していること，患者由来Bリンパ球細胞株を正常のPS暴露能を有する骨髄腫細胞株と細胞融合させるとScott形質が補正されることを見出し報告した（図4）[14]．この研究によって，Scott症候群はカルシウム依存性にPSを細胞膜外層へと暴露させるscramblase遺伝子の異常が原因であることが示唆された．このようにScott症候群における血小板機能異常や，Scott症候群で出血傾向をきたす原因はしだいに明らかとなってきたものの，PS暴露を制御する酵素scramblaseについては最近までほとんど明らかになっていなかった．

なお1979年のWeissの1例目のScott症候群の報告以降，長い間新たな患者が見出されることはなかったが，1996年にフランス人1家系（71歳女性と2人の子供）が報告され，Scott症候群が常染色体劣性に遺伝する遺伝性疾患であることが示された[15]．さらに2003年にはウェールズ人の患者が，2012年にはブラジル人の17歳女性患者が報告されている[16,17]．

3 PS暴露制御タンパクの発見

上述のごとく，血小板が活性化されると，細胞内Ca^{2+}濃度の上昇を契機にscramblaseが活性化され，細胞膜脂質二重層の非対称性が消失し，内層に局在するPSが細胞膜表面に暴露される．一方，アポトーシスに陥った細胞においても細胞表面にPSが暴露されていること，アポトーシスの進行に伴いアポトーシス小体というMPに類似した膜小胞体が放出されることより，双方に共通する機序が存在するものと考えられてきた[18]．

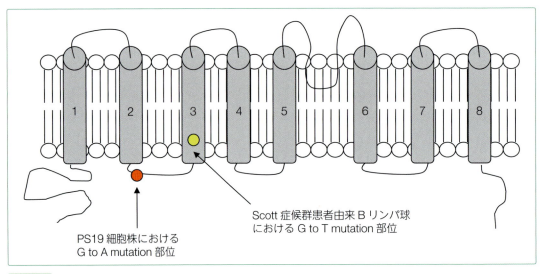

図5　TMEM16F の構造

TMEM16F は TMEM ファミリーに属する 8 回膜貫通型タンパクである．鈴木らによって分取された高い PS 暴露能を有する細胞株（PS19）においては，409 番目のアスパラギン酸がグリシンに置換される変異が見出された（D409G）．さらに鈴木らは Scott 症候群患者由来 B リンパ球における対立遺伝子の両方で intron 12 のスプライシング受容部位において AG から AT への塩基置換を見出した．

京都大学の鈴木らは，細胞外 Ca^{2+} 非依存性下でマウス B 細胞株 Ba/F3 を A23187 で刺激すると，アポトーシスに陥ることなく一過性の PS 暴露が引き起こされることを見出した．彼らはカルシウム依存性に PS 暴露を強くきたす細胞集団を FACS により分取することを 19 サイクル繰り返し，親株である Ba/F3 細胞（PS0）より 100 倍以上強く PS を暴露する PS19 細胞株を得た．次いで，発現クローニングの手法を用いて PS 暴露を制御するタンパクの同定を試みた．すなわち，高い PS 暴露能をもつ PS19 細胞から cDNA ライブラリーを構築し，PS0 細胞に導入した後，これらの細胞集団から PS 暴露能の高い細胞の分取を繰り返した．こうして得られた細胞は，A23187 刺激なしでも細胞表面に PS を暴露していた．この細胞に導入されていた cDNA の配列を決定し遺伝子データベースで検索した結果，高い PS 暴露能の責任分子は 8 回膜貫通型タンパク TMEM16F であることを突き止めた．さらに，PS19 細胞に由来する tmem16f 遺伝子では，1226 番目のヌクレオチドに点変異が起こり，その産物である 409 番目のアミノ酸残基はアスパラギン酸からグリシンに置換されていることが明らかになった（D409G）（図5）．D409G 変異は PS0 細胞には存在しないことから，19 回の細胞分取の過程で変異が導入されたものと考えられた．彼らは，野生型（WT）および D406G 変異 TMEM16F を発現させた Ba/F3 細胞や，tmem16f をノックダウンした細胞を用いて，TMEM16F の機能解析を行った．その結果，TMEM16F は scramblase そのもの，あるいは scramblase 活性を制御するタンパクであることが明らかになった[19]．

続いて鈴木らは，Ms. Scott 由来 B リンパ球の tmem16f 遺伝子を解析し，患者由来リンパ球では対立遺伝子の両方で intron12 のスプライシング受容部位において AG から AT への塩基置換があり，それにより exon13 がスキップされフレームシフトが起こったために終止コドンが生じ，全長のタンパクをつくることができなくなっていることを明らかにした．一方，2011 年に Castoldi らは，鈴木らの研究成果を参考に既報のウェールズ人 Scott 症候群患者[16]の tmem16f 遺伝子を解析し，この患者の Scott 形質の原因は，intron6（N 末側の細胞内領域において 38 アミノ酸の in-frame deletion）および exson11（2 番目と 3 番

目の transmembrane ドメインの間でタンパクの切断）に変異をもつ染色体の複合ヘテロ結合によると報告した[20]．

4 TMEM16F は scramblase そのものか？

Yang らは TMEM16F の生体内での機能を明らかにするために，*tmem16f* knockout（KO）マウスを作製した．KO マウス由来血球においてはカルシウム依存性 PS 暴露能の低下や血小板の凝固促進活性の低下などの Scott 形質が認められること，$FeCl_3$ によって誘発される *in vivo* 頸動脈血栓形成能が低下することを証明し，TMEM16F が止血および血栓形成に関与する重要なタンパクであることが確認された[21]．さらに，彼らは WT および KO 巨核球や TMEM16F 発現細胞の電気生理学的解析の結果から，TMEM16F が Ca^{2+} 活性型非選択的陽イオンチャネルであることもあわせて報告している．TMEM16F は元々 TMEM ファミリーに属するが，このファミリーに属する TMEM16A，16B は Ca^{2+} 活性型 Cl^- チャネルとして機能することが過去に報告されている[22]．さらに TMEM16F 欠損血小板が高濃度の A23187 刺激下で PS 暴露を示したことや，D409G 変異型 TMEM16F を導入した HEK29（ヒト胎児腎由来細胞株）が Ca^{2+} 依存性の PS 暴露をきたさなかったことを考慮すると，TMEM16F は scramblase 分子そのものではなく，むしろ Ca^{2+} 活性型非選択的陽イオンチャネルとして scramblase 活性を制御するタンパクであるのかも知れない．

おわりに

稀な遺伝性疾患である Scott 症候群の研究が端緒となり，血栓・止血において重要な役割をになう PS 暴露のメカニズムがしだいに明らかとなってきた．なかでも Scott 症候群における原因遺伝子 *tmem16f* を見出した鈴木らの研究成果は，Scott 症候群の原因を明らかにしたのみならず，生理的な血栓形成機序を理解する上でも特筆に値する成果である．しかしながら，PS 暴露を制御する分子 scramblase の本態については未だ不明な点が多く，今後のさらなる研究が期待される．

参考文献

1) Devaux PF, Herrmann A, Ohlwein N, et al. How lipid flippases can modulate membrane structure. Biochim Biophys Acta 2008; 1778: 1591-1600.
2) Zwaal RFA, Comfurius P, Bevers EM. Scott syndrome, a bleeding disorder caused by defective scrambling of membrane phospholipids. Biochim Biophys Acta 2004; 136: 119-128.
3) Bevers EM, Williamson PL. Phospholipid scramblase: an update. FEBS Lett 2010; 584: 2724-2730.
4) Bachelot-Loza C, Badol P, Brohard-Bohn B, et al. Differential regulation of platelet aggregation and aminophospholipid exposure by calpain. Br J Haematol 2006; 133: 419-426.
5) Rukoyatkina N, Begonja AJ, Geiger J, et al. Phosphatidylserine surface expression and integrin $αIIbβ3$ activity on thrombin/convulxin stimulated platelets/particles of different sizes. Br J Haematol 2008; 144: 591-602.
6) Heemskerk JW, Bevers EM, Lindhout T. Platelet activation and blood coagulation. Thromb Haemost 2002; 88: 186-193.
7) Weiss HJ, Vicic WJ, Lages BA, et al. Isolated deficiency of platelet procoagulant activity. Am J Med 1979; 67: 206-213.
8) Miletich JP, Kane WH, Hofmann SL, et al. Deficiency of factor Xa-factor Va binding sites on the platelets of a patients with a bleeding disorder. Blood 1979; 54: 1015-1022.
9) Rosing J, Bevers EM, Comfurius P, et al. Impaired factor X and prothrombin activation associated with decreased phospholipids exposure in platelets from a patient with a bleeding disorder. Blood 1985; 65: 1557-1561.
10) Sims PJ, Wiedmer T, Esmon CT, et al. Assembly of the platelet prothrombinase complex is linked to vesiculation of the platelet plasma membrane. Studies in Scott syndrome: an isolated defect in platelet procoagulant activity. J Biol Chem 1989; 264: 17049-17057.
11) Ahmad SS, Rawala-Sheikh R, Ashby B, et al. Platelet receptor-mediated factor X activation by factor IXa. J Clin Invest 1989; 84: 824-828.
12) Bevers EM, Wiedmer T, Comfurius P, et al. Defective Ca^{2+-} induced microvesiculation and deficient expression of procoagulant activity in erythrocytes from a patient with a bleeding disorder: a study of the red blood cells of Scott syndrome. Blood 1992; 79: 380-388.

13) Williamson P, Christie A, Kohlin T, et al. Phospholipid scramblase activation pathways in lymphocytes. Biochemistry 2001; 40: 8065-8072.
14) Kojima H, Newton-Nash D, Weiss HJ, et al. Production and characterization of transformed B-lymphocytes expressing the membrane defect of Scott syndrome. J Clin Invest 1994; 94: 2237-2244.
15) Toti F, Satta N, Fressinaud E, et al. Scott syndrome, characterized by impaired transmembrane migration of procoagulant phosphatidylserine and hemorrhagic complications, is an inherited disorder. Blood 1996; 87: 1409-1415.
16) Munnix IC1, Harmsma M, Giddings JC, et al. Store-mediated calcium entry in the regulation of phosphatidylserine exposure in blood cells from Scott patients. Thromb Haemost 2003; 89: 687-695.
17) Flores-Nascimento MC, Orsi FL, Yokoyama AP, et al. Diagnosis of Scott syndrome in patient with bleeding disorder of unknown cause. Blood Coagul Fibrinolysis 2012 ; 23: 75-77.
18) Zhao J, Zhou Q, Wiedmer T, et al. Level of expression of phospholipids scramblase regulates induced movement of phosphatidylserine to the cell surface. J Biol Chem 1998; 273: 6603-6606.
19) Suzuki J, Umeda M, Sims PJ, et al. Calcium-dependent phospholipids scrambling by TMEM16F. Nature 2010; 468: 834-838.
20) Castoldi E, Collins PW, Williamson PL, et al. Compound heterozygosity for 2 novel TMEM16F mutations in a patient with Scott syndrome. Blood 2011; 117: 4399-4400.
21) Yang H, Kim A, David T, et al. TMEM16F forms a Ca^{2+-}activated cation channel required for lipid scrambling in platelets during blood coagulation. Cell 2012; 151: 111-122.
22) Tien J, Lee HY, Jan YN, et al. Identification of a dimerization domain in the TMEMA calcium-activated chloride channel (CaCC). Proc Natl Acad Sci U S A 2013; 110: 6352-6357.

21

von Willebrand 病

1 遺伝子

　VWF遺伝子は12番染色体短腕の先端近く12p13.2に位置する[1,2]．52個のエクソンからなり180 kb[3]の大きさを有する長大な遺伝子構造の中でExon 28が特に大きく，A1，A2ドメインをコードしている（図1）．また，不完全な，転写・翻訳されないpseudogene（偽遺伝子）が22q11.2に存在することが特徴であり，遺伝子解析上注意を要する[4]．pseudogeneは本物の遺伝子のexons 22から34，A1ドメインからA3ドメイン[5]に相当する部分を含み，変異を多数含み，転写されることはないがVWF遺伝子と3.1％しか差異がないため，PCRを用いたエクソンの解析にはこれを考慮したプライマーが用いられる．

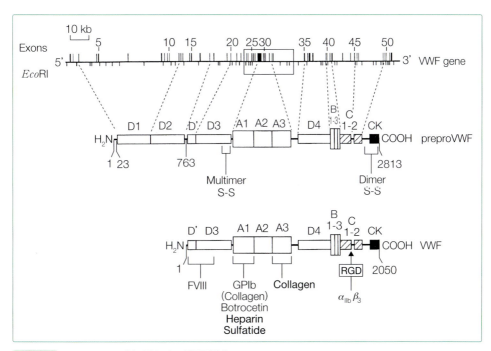

図1　ヒトVWF遺伝子および翻訳蛋白

VWF遺伝子の構造中にはエクソンの位置が縦棒で示されている．EcoRI部位はクローニングに使用されたもの．Box内は22番染色体にあるpseudogeneに相当する部分．エクソン28が特に大きい．PreproVWFは2813アミノ酸からなり，現在この番号が使用される．したがって，764-2813がmature subunitとなる．図の中にはマルチマー形成，ダイマー形成に関与しているとみられるCysteine残基の場所を示した．Mature subunitにおける各機能単位が図下にあわせて示されている．

2 VWFの生合成と分泌

1）転写・翻訳・翻訳後修飾

2,813アミノ酸からなる遺伝子翻訳産物（pre-proVWF）が22アミノ酸からなるシグナルペプチドが切断されてproVWFとなったあと，741アミノ酸からなるプロペプチド（VWFpp）がはずれて2,050アミノ酸によるVWF mature subunitとなる．VWFのシステイン残基含有量はpre-proVWFにおいて8.3％と他の蛋白質に比べても群を抜いて多く，しかも存在するすべてのcysteine残基は酸化されており[6]，後述するダイマー形成，マルチマー形成のためのジスルフィド結合形成に供されている．なお，VWFのアミノ酸残基のnumberingはこれまでprepro鎖がはずれたmature subunitの開始点を1番としていたが（Legacy numbering），現在ではpreproVWFの最初のMetから数えるやり方に修正されている．したがって過去の文献に記載されたアミノ酸残基番号には場合によって763を加えて新表記とする必要のあるものがある．

図2にVWFが翻訳されpreproVWFとなったあとのプロセッシングについて模式化した．シグナルペプチドが切断された後ERに運ばれたproVWFはC末端に存在するシステイン残基によって2量体化（dimerize）される．この"tail-to-tail" dimerizationは"CK"ドメインまたは"cystine knot"ドメインにおいて行われる[6-8]．ERをでた"tail-to-tail" proVWFダイマーは次にGolgiに運ばれ，N末においていわゆる"head-to-head"にdisulfide bondが形成され，20 million Daを超える超高分子量のマルチマーが形成される．その際にプロペプチドはprocessing proteaseであるフューリンによって取り除かれる[9]．一方でVWFのプロペプチドはマルチマー形成自体に重要な役割を果たすことが知られている．

2）細胞内貯蔵形式

VWFは全身の血管内皮細胞で産生されることがわかっており[10]，その他には巨核球がその産生ソースとなっている[11]．内皮細胞で産生されるVWFの95％はそのまま分泌され，残りはWeibel-Palade小体と呼ばれる血管内皮細胞特異的な細胞質内分泌顆粒に貯留される[12, 13]．VWFを含む同様の分泌顆粒は血小板内にも観察されα顆粒と呼ばれる[14]．

3）分泌刺激と分泌形態

実験的な培養血管内皮細胞での検討ではVWF分泌はヒスタミン，トロンビン，フィブリン，β-adrenergic agonists, calcium ionophore A23187, phorbol myristate acetateなどによって刺激される[15]．実際の血漿VWF濃度はadrenergic stress，トロンビン産生，vasopressin analog

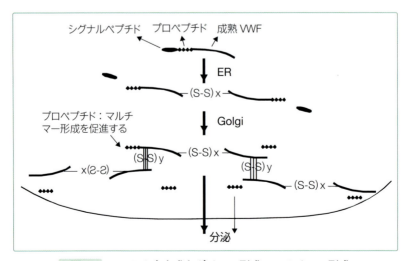

図2　VWFの生合成とダイマー形成，マルチマー形成

である 1-desamino-8-D-arginine vasopressin (DDAVP) によって上昇する．この反応は Weibel-Palade 小体からの放出によるものと考えられ，DDAVP によるこの上昇効果は VWD や血友病 A の治療に利用されている[16]．

3 機能

VWF はそのほかの一般的な凝固因子と異なり酵素蛋白ではないが，第 VIII 因子，血小板表面膜蛋白，結合組織など様々な要素への結合を通して止血機能を発揮する．これらの機能を実現するために VWF は 2,203 アミノ酸からなるサブユニット内のドメイン構造をそれぞれの結合相手（リガンド）への結合部位として利用して実現している（図 1）．ただし，病的な場合を除いて流血中でVWF が血小板に自然に結合して凝集させることはなく，VWF の血小板への結合は制御されている．VWF の結合組織への結合や，高ずり応力はVWF の血小板への結合を促進させることから，VWF 分子自体に対するこれらの働きかけが血小板結合を制御していると思われる．

1）GPIb への結合

VWF が内皮下結合組織に固定されると血小板が VWF に粘着できるようになるがこの結合は血小板 GPIb-IX-V 複合体を介する（図 1）．GPIb-IX-V は，GPIbα, GPIbβ, GPIX, and GPV の 4 つのポリペプチドからなる複合体であるが，このうち VWF 結合部位は GPIbα chain のアミノ末端 293 アミノ酸残基の中に存在する（VWF 結合ドメイン）[17]．血小板結合反応は生体内では高ずり応力環境などで起こるが試験管内でこの反応を再現するのはしばしば困難であり，試験管内では低分子糖脂質であるリストセチン（もともと抗生物質として開発）が用いられる．リストセチンは GPIbα, VWF 双方と相互作用することによって[18]，VWF による血小板凝集を惹起できるので[19]，現在までリストセチンをコファクターとした VWF の GPIb への結合能（血小板凝集能）が VWF の（血小板に対する）活性として使用されている（リストセチンコファクター活性, VWF: RCo）．GPIb 結合部位は VWF の A1 ドメインにあり[20]，Mutagenesis などにより詳細に検討されている[21-23]．

2）第 VIII 因子への結合

重症型 VWD 症例では第 VIII 因子活性は 10% 程度であることが多く，したがって第 VIII 因子の循環血液中での安定には VWF との非共有結合が必要であるといえる．第 VIII 因子に対する結合部位はプロペプチド分離後の mature subunit, N 末端アミノ酸 272 個の中にあり，また第 VIII 因子側の VWF 結合部位は軽鎖の N 末端近く 1669–1689 に存在するとされる[24, 25]．Yee らは単独に発現させたこの第 VIII 因子結合ドメイン（D'D3 ドメイン）は VWF ノックアウトマウスに静注した場合第 VIII 因子の活性を回復させると報告した[26]．

4 von Willebrand 病（VWD）

VWF を先天的に欠くヒト疾患が von Willebrand 病（VWD）である．したがって病態，検査所見，臨床症状は上記の 2 つの機能，GPIb への結合と第 VIII 因子への結合の 2 つの機能の低下による．

VWD の臨床症状は主に① GPIb への結合の低下に伴う血小板粘着能が障害されることによるもの（鼻出血，紫斑，血腫，口腔内出血，異常生理出血などが前面に出る）と，②第 VIII 因子の活性低下に起因するものとして，特に typo 3 患者を中心に血友病と同様な，関節内，筋肉内出血，ときに頭蓋内出血をきたすことがある．臨床検査として，後述する VWF: RCo や VWF: Ag はルチンに測定されないので，実際には主に①の臨床症状があって，第 VIII 因子への結合低下に伴う APTT の軽度延長が診断にきっかけになることが多い．すなわち，臨床症状と検査所見は VWF の別の面を見ていることに注意すべきである．

VWD は最も多い遺伝性出血性疾患の 1 つであるが，実際に臨床上問題となるレベルの症状をきたす VWD はその一部と考えてよく，特に軽症のものは診断に至っていないケースが多いと推測さ

1）臨床検査

①出血時間，血小板凝集能

von Willebrand 病では出血時間の延長が特徴であり，多くは 10～15 分以上の著明な延長を示し，原則正常とされる血友病と対照的である．出血時間の延長は血小板機能異常症でもみられる特徴であり，VWF が凝固因子でありながらその機能は一次止血機能であることを反映している．

血小板凝集能ではリストセチン凝集能のみ VWD では低下する．リストセチン惹起血小板凝集能（RIPA）はリストセチン存在下での PRP の凝集能を検討するもので VWD では低下するが感度は低い．しかし VWD type 2B や血小板型 VWD では低濃度のリストセチンによる血小板凝集が亢進することが特徴的であり，診断にはほぼ必須の検査である．

2）VWF の活性測定

①リストセチンコファクター活性（VWF: RCo）と VWF 抗原量（VWF: Ag）定量

GPIb 結合活性を測定するアッセイである．ホルマリンまたは凍結乾燥により固定したヒト血小板に対するリストセチン存在下における凝集能を吸光度計にて（半）定量するものである．固定血小板は GPIIbIIIa に依存する血小板凝集（血小板内でのシグナル伝達機構により血小板が活性化する必要がある）が起こらないが，固定された血小板表面の GPIb は VWF をブリッジとして，VWF 依存性の凝集が起こる．したがって，リストセチン存在下に起こる凝集はサンプル中の VWF の活性を反映することになる．

② VWF: Act

VWF の活性部位（GPIb 結合部位）に特異的に結合するモノクローナル抗体で capture し，二次抗体を用いた Sandwich ELISA である[27]．VWF: RCo と相関するとされ，欧米ではキットも発売されている．

③ GPIb mutant を用いる ELISA

血小板型 VWF に存在する複数の変異を導入した遺伝子組み換え GPIb を固相化し，リストセチン非存在下で VWF の結合をみるもの．リストセチンは特に血漿蛋白の非特異的変性・凝集を起こし，binding assay に影響を与えるので非存在下でのアッセイの意義は高い．

3）VWF の抗原量測定

免疫学的方法（ELISA など）による抗原量（VWF: Ag）である．通常ポリクローナル抗体による Sandwich ELISA が行われる．VWF: Ag は第 VIII 因子関連抗原（FVIII: RAG）と呼ばれていたものと同じである．この呼称はかつて VWF: Ag が第 VIII 因子抗原と混同されて扱われていた時代の名残で，現在でも一部の検査機関はこの名称を用いているが著しく適当ではない．

4）VWF polypeptide

プロペプチド（VWFpp）をモノクローナル抗体の Sandwich ELISA で測定するものである．VWF が分泌後，循環内で急速に代謝を受け消失するような病態では相対的に VWFpp が上昇することが知られており，Type 1 Vicenza（以前は Type 1C と呼ばれていた；R1205H）で顕著な VWFpp/VWF: Ag 比の上昇を示す．一部の Type 2B，2M，2A でもみられ，ADAMTS13 による分解が亢進しているものとみられる．

5）SDS アガロースゲル電気泳動解析によるマルチマー解析

SDS-PAGE 法と同様のバッファーを用いるが，ゲル担体はポリアクリルアミドではなく，アガロースを用いる．VWF マルチマーの分子量はダイマーでも 500 Kda 以上であり，核酸を泳動するのに用いるアガロース担体が必要である．

6）VWF の第 VIII 因子結合能

マイクロプレートに純化ヒト第 VIII 因子（遺伝子組み換え rFVIII などが用いられる）を固相化し，被検血漿を添加，抗 VWF 抗体を用いて検出する．

5 VWDの分類

1994年国際血栓止血学会（ISTH）が提唱した病型分類[28]ではVWF: RCo，VWF: Ag，マルチマー解析結果をもとに，3つの大きなカテゴリーに分ける．なお，VWDの病型，最新の変異情報などはシーフィールド大学が運用するデータベース[29]に詳しい．

VWF遺伝子には多くのSNPが存在するが，近年機能との相関が少しずつ解明されつつある．ヨーロッパでは稀だと考えられていたArg2185GlnとHis817Glnはアフリカ系米国人には高頻度にみられることがわかっている．Johnsenらは4,468名のアフリカ系米国人のExome sequencingによる検討で上記2つを含めた6つのSNPが独立してVWFとFVIIIレベルの低下に関与していることを見出した[30]．今後次世代シークエンシング技術によりVWFレベルを左右する要因が同定されれば，出血・血栓リスクの評価がさらに精密になると期待される．

1) VWD type 1

type 1は，VWFが量的に欠乏するタイプと定義されている．このタイプでは基本的にVWFマルチマー構成は正常でVWF: RCo，VWF: Agは平等に低下している．おそらく70%の患者はこのタイプと考えられるが[31]，正確な頻度ではない．血漿中のVWF量はABO血液型によっても左右され，O型個体の平均VWF: Agは他の血液型の個人に比べ約25%低い[32]．したがって正確な診断には臨床症状，家族歴とVWF量との一致など，注意深い観察が必要であろう．

これまでtype 1であると診断された患者にはframeshift変異，nonsense変異，塩基欠失などtype 3にもみられる変異が発見されているが，本来典型例では常染色体優性遺伝形式を示すことが多い．Type 1では変異をもつサブユニットはER以降移送されず，おそらく細胞内で消化されてしまうため，正常サブユニットのみが少量分泌され，マルチマー構成は正常となると考えられる（図3A）．

一般的にコラーゲンはVWFのA3ドメインが主たる結合場所だと考えられているが，近年A3ドメインの異常が報告されるようになっている[33]．Legendreらが報告する2家系はVWF: Ag，VWF: CBが低下するタイプで，これまでの分類ではtype 1となるが，今後再分類されていく可能性のある病型と考えられる．

2) Type 2A

Type 2はVWFの質的異常であると定義される．この中でtype 2Aはtype 2の中で最も多い．VWFではマルチマーサイズが大きいと，連なったA1ドメインを通じてより多くの血小板GPIbに結合することができるので高分子マルチマーの相対的減少は止血異常につながる．type 2Aは典型的な常染色体優性遺伝形式をとるのが特徴でこれまで見出された変異はほとんどA2ドメインに集中している[39]．

これらの変異の結果，①Golgi内でのマルチマー形成が阻害される，②マルチマーは正常に形成されるが，変異により血中でよりすみやかにADAMTS13などによりA2ドメインで分解を受けやすくなり，高分子のものが分解されて低分子マルチマーに移動するの2つの可能性が考えられる[34]．

Type 2Aのなかで Group I 変異（図3B）[34,35]では高分子マルチマーの移送が障害されることにより，相対的に高分子マルチマーを欠如し，低分子マルチマーが相対的に増加すると考えられる．一方，Group II 変異では（図3C），各マルチマーの分泌は正常に行われるが，ADAMTS13による分解を非常に受けやすく，高分子マルチマーが欠如することがわかっている[34]．

3) Type 2B

Type 2B変異をもつVWFは血小板GPIbに対する結合能が増強している[36]．結合能は高分子マルチマーの方がより強く，さらに高ずり応力下ではADAMTS13がより強く働くこともあって，高分子マルチマーが減少すると考えられている．また同時に血小板減少を伴うことが多く，この理

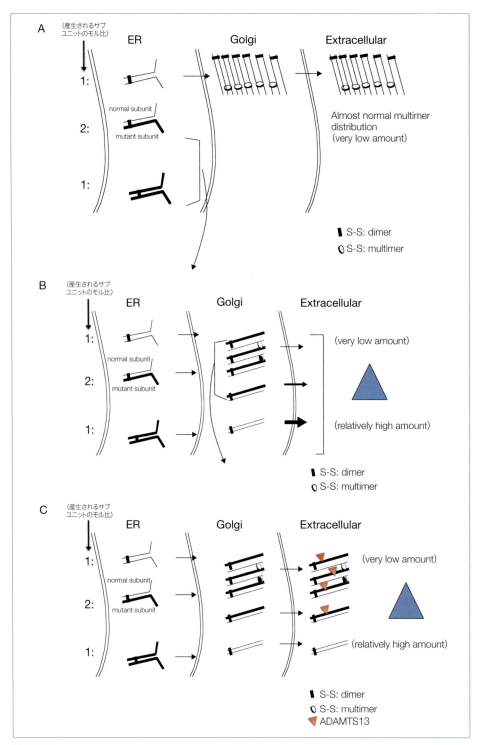

図3　Type 1, 2A VWD 成立の分子メカニズム

Type 1（A）では変異をもつサブユニット（太字で表示）は ER 以降移送されず，おそらく細胞内で消化されてしまうため，正常サブユニットのみが少量分泌され，マルチマー構成は正常となる．
Type 2A（B）の Group I 変異をもつサブユニットは Golgi 以降移送されないため細胞外に分泌されず，一方 type 2A Group II 変異ではすべて正常に分泌されるが血中で mutant サブユニットを多くもつ高分子マルチマーほど ADAMTS13 の分解を受けやすいため結果として，血漿 VWF のマルチマー構成は高分子部分を欠いたものとなる．

由として VWF に結合したままクリアランスされるためと説明されているが，正確な機序は不明である．しかしながら VWF の機能亢進として TTP のような血栓症状を呈することはない．

これまで 33 種類の変異が見つかっているが[29]これらはすべて A1 ドメインにあり，立体構造上 GPIb 結合部位の主に反対側に位置することから，変異により，コンフォメーション変化が促進される可能性が示唆されている[31]．

4）Type 2M

Type 2M（M は multimer）は血小板への結合が低下しており，この病型だけがマルチマー構成が正常である．これまで機能の低下について詳細が確認されている変異はすべて A1 ドメインにあり[29]，たとえば G561S 患者では重篤な出血症状を呈する[37]．

5）Type 2N

Type 2N では missense 変異が第 VIII 因子結合部分に見出されている．これらの変異により血小板 GPIb への結合，マルチマーのパターンは正常であるが，第 VIII 因子の活性は <10% で[38, 39]，一見血友病 A と同様の症状を呈する．症状発現には第 VIII 因子結合ドメインのすべてが異常である必要があるようで，これまで確認された症例では一般的に遺伝形式は常染色体性劣性遺伝形式である．診断には第 VIII 因子に対する結合低下を binding assay によって証明する必要があり，このアッセイが一般に普及していないことから，潜在的にはかなりの患者が血友病，あるいは血友病保因者として正確に診断されていない可能性がある．本疾患患者に対する第 VIII 因子濃縮製剤の投与は疾患の性格からいって無効である可能性が高いので，血友病 A，特に軽症例での診断には伴性劣性遺伝形式で遺伝していることをきちんと確かめるなど，家族暦の詳細な聴取を欠かしてはならない．

6）Type 3

Type 3 は常染色体劣性遺伝形式で血漿中に VWF 抗原は基本的に検出されない．症状も当然ながら重篤で，第 VIII 因子の低下も著しく，血友病にみられるような関節出血，軟部出血を頻繁に起こす．ときに軽微な出血症状を呈することもあるとされるものの両親など一般的に type3 家系におけるヘテロ接合体個体は一般的に無症状である．

一方，約 10% の type 3 症例にアナフィラキシー症状を呈する抗 VWF インヒビターを発症するとの報告が一部にある．type 3 におけるインヒビターは抗原の輸注によりアナフィラキシー症状を惹起するため，止血効果が得られないばかりか，生命に危険でもある．したがって type 3 においては濃縮因子製剤による補充療法中も注意深いインヒビターのチェックが必要と考えられる[40]．

7）後天性 VWD

種々の基礎疾患（図 3）に合併して，先天性のVWD に類似した VWF の異常をきたすことがあり，これらを後天性フォン・ヴィレブランド症候群（AvWS）と呼んでいる．AvWS は後天性血友病に次ぐ発症頻度であると考えられるが，未だその病態，臨床実態にはきわめて不明な点が多く，特に日本では従来本症候群への注目度が低かったため，見逃されていることが多く，実際の発症頻度はもっと高い可能性が考えられる．

VWD と同様に皮膚や粘膜の出血症状がみられるが，比較的症状は軽いが，ときに消化管毛細血管拡張症を伴う消化管出血を認めることもある．

提唱されている発症機序には大きく分けて①免疫学的機序，②流体力学的機序による ADAMTS13 の過剰活性，③ VWF の血小板，組織，腫瘍細胞などへの吸着の 3 つが考えられる．このうち，①では VWF の機能部位を認識する抗体（インヒビター）による機能の阻害とともに，その免疫複合体が網内系への取り込みにより循環血液中より除去されることが考えられる．また，これらの抗体の認識部位は，血小板膜糖蛋白（GP）Ib 結合ドメインあるいはコラーゲン結合ドメインであるとの報告もある[41]．

②の機序によるものはほとんど心血管病，特に

大動脈弁狭窄症（AS）に伴うもので，諸外国では報告が比較的多いが，わが国では少ない．大動脈狭窄などにより血流の乱れが生じ，高ずり応力下で血栓傾向をきたし，血栓部位で高分子量マルチマーが大量に消費されることにより，VWFが低下しAvWSの病態をきたすと考えられる．事実，ヒトAS症例の検討によれば，出血傾向を有するAS患者においては有意にVWF: RCo / VWF: Ag比が低下し，大動脈弁圧較差の拡大と比例していた．また高分子マルチマーの減少がみられている[42]．この機序にはADAMTS13活性の過剰が示唆されているが直接的にこれを証明した研究はまだない．

このような病態は以前はHeyde症候群と呼ばれており，大動脈弁狭窄症に，消化管血管異形成（angiodysplasia）に伴う消化管出血を合併したものである[43]．消化管粘膜上の血管異形成の存在が指摘されているが，VWDとの詳細な発症機序の関係については，ほとんど不明である．ただ，VWFの減少，特に高分子マルチマーの減少により，消化管粘膜に血管異形成を生じ，しばしば難治性の消化管出血をきたすことは，先天性フォン・ヴィレブランド病患者においても複数報告されている[44]こととの符合は興味深い．

③の機序として一部の骨髄増殖性疾患（MPD）患者においてはしばしば血小板数と血漿中VWFマルチマーには逆相関関係が認められ[45]，AvWSと考えられる．患者にはしばしば高分子マルチマーの欠損がみられ，VWF抗原量と相関しないことがあり[46]，またVWF collagen binding activity（VWF: CBA）やVWF: RCoも血小板数の増加とともに低下することが知られている[47, 48]．一方，治療により血小板数が正常化すると検査結果も正常化すること[45, 46, 48]，本態性血小板増加症（ET）患者と反応性血小板増多症の患者では血小板へのVWFの結合は差がなかったこと[49]から，単なる血小板数の増加により，VWFが消費されるのではないかと考えられている[45]．実際，血小板中のVWFはこれらの疾患では正常なマルチマーパターンを示し，VWFが血漿中に放出されて後に異常が発生することを示唆している[46, 48]．

一方でET患者ではVWFの分解が亢進しているというデータもある．この分解はおそらくADAMTS13が関連するもので，血小板が多いと，GPIbとVWFの相互作用が増加する結果，よりADAMTS13のアクセスの機会が増えると考えられる[46, 50]．

参考文献

1) Ginsburg D, Handin RI, Bonthron DT, et al. Human von Willebrand factor (vWF): isolation of complementary DNA (cDNA) clones and chromosomal localization. Science 1985; 228: 1401-1406.
2) Kuwano A, Morimoto Y, Nagai T, et al. Precise chromosomal locations of the genes for dentatorubral-pallidoluysian atrophy (DRPLA), von Willebrand factor (F8vWF) and parathyroid hormone-like hormone (PTHLH) in human chromosome 12p by deletion mapping. Hum Genet1996; 97: 95-98.
3) Mancuso DJ, Tuley EA, Westfield LA, et al. Structure of the gene for human von Willebrand factor. J Biol Chem 1989; 264: 19514-19527.
4) Patracchini P, Calzolari E, Aiello V, et al. Sublocalization of von Willebrand factor pseudogene to 22q11.22-q11.23 by in situ hybridization in a 46,X,t(X; 22)(pter; q11.21) translocation. Hum Genet 1989; 83: 264-266.
5) Mancuso DJ, Tuley EA, Westfield LA, et al. Human von Willebrand factor gene and pseudogene: structural analysis and differentiation by polymerase chain reaction. Biochemistry 1991; 30: 253-269.
6) Marti T, Rösselet SJ, Titani K, et al. Identification of disulfide-bridged substructures within human von Willebrand factor. Biochemistry 1987; 26: 8099-8109.
7) Voorberg J, Fontijn R, Calafat J, et al. Assembly and routing of von Willebrand factor variants: the requirements for disulfide-linked dimerization reside within the carboxy-terminal 151 amino acids. J Cell Biol 1991;113: 195-205.
8) Katsumi A, Tuley EA, Bodo I, et al. Localization of disulfide bonds in the cystine knot domain of human von Willebrand factor. J Biol Chem 2000; 275: 25585-25594.
9) Rehemtulla A, Kaufman RJ. Preferred sequence requirements for cleavage of pro-von Willebrand factor by propeptide-processing enzymes. Blood 1992; 79: 2349-2355.
10) Jaffe EA, Hoyer LW, Nachman RL. Synthesis of von Willebrand factor by cultured human endothelial cells. Proc Natl Acad Sci U S A 1974; 71: 1906-1909.
11) Nachman R, Levine R, Jaffe EA. Synthesis of factor VIII antigen by cultured guinea pig megakaryocytes.

12) Wagner DD, Olmsted JB, Marder, VJ. Immunolocalization of von Willebrand protein in Weibel-Palade bodies of human endothelial cells. J Cell Biol 1982; 95: 355-360.
13) Sporn LA, Marder VJ, Wagner DD. Inducible secretion of large, biologically potent von Willebrand factor multimers. Cell 1986; 46: 185-190.
14) Cramer EM, Meyer D, le Menn R, et al. Eccentric localization of von Willebrand factor in an internal structure of platelet alpha-granule resembling that of Weibel-Palade bodies. Blood 1985; 66: 710-713.
15) Wagner DD. Cell biology of von Willebrand factor. Annu Rev Cell Biol 1990; 6: 217-246.
16) Mannucci PM, Ruggeri ZM, Pareti FI, et al. 1-Deamino-8-d-arginine vasopressin: a new pharmacological approach to the management of haemophilia and von Willebrands' diseases. Lancet 1977; 1: 869-872.
17) Marchese P, Murata M, Mazzucato M, et al. Identification of three tyrosine residues of glycoprotein Ib alpha with distinct roles in von Willebrand factor and alpha-thrombin binding. J Biol Chem 1995; 270: 9571-9578.
18) Scott JP, Montgomery RR, Retzinger GS. Dimeric ristocetin flocculates proteins, binds to platelets, and mediates von Willebrand factor-dependent agglutination of platelets. J Biol Chem 199; 266: 8149-8155.
19) Berndt MC, Du XP, Booth WJ. Ristocetin-dependent reconstitution of binding of von Willebrand factor to purified human platelet membrane glycoprotein Ib-IX complex. Biochemistry 1988; 27: 633-640.
20) Fujimura Y, Titani K, Holland LZ, et al. von Willebrand factor. A reduced and alkylated 52/48-kDa fragment beginning at amino acid residue 449 contains the domain interacting with platelet glycoprotein Ib. J Biol Chem 1986; 261: 381-385.
21) Matsushita T, Sadler JE. Identification of amino acid residues essential for von Willebrand factor binding to platelet glycoprotein Ib. Charged-to-alanine scanning mutagenesis of the A1 domain of human von Willebrand factor. J Biol Chem 1995; 270: 13406-13414.
22) Kroner PA, Frey AB. Analysis of the structure and function of the von Willebrand factor A1 domain using targeted deletions and alanine-scanning mutagenesis. Biochemistry 1996; 35: 13460-13468.
23) Matsushita T, Meyer D, Sadler JE. Localization of von willebrand factor-binding sites for platelet glycoprotein Ib and botrocetin by charged-to-alanine scanning mutagenesis. J Biol Chem 200; 275: 11044-11049.
24) Lollar P, Hill-Eubanks DC, Parke CG. Association of the factor VIII light chain with von Willebrand factor. J Biol Chem 1988; 263: 10451-10455.
25) Leyte A, van Schijndel HB, Niehrs C, et al. Sulfation of Tyr1680 of human blood coagulation factor VIII is essential for the interaction of factor VIII with von Willebrand factor. J Biol Chem 1991; 266: 740-746.
26) Yee A, Gildersleeve RD, Gu S, et al. A von Willebrand factor fragment containing the D'D3 domains is sufficient to stabilize coagulation factor VIII in mice. Blood 2014; 124: 445-452.
27) Favaloro EJ, Henniker A, Facey D, et al. Discrimination of von Willebrands disease (VWD) subtypes: direct comparison of von Willebrand factor: collagen binding assay (VWF: CBA) with monoclonal antibody (MAB) based VWF-capture systems. Thromb Haemost 2000; 84: 541-547.
28) Sadler JE. A revised classification of von Willebrand disease. For the Subcommittee on von Willebrand Factor of the Scientific and Standardization Committee of the International Society on Thrombosis and Haemostasis. Thromb Haemost 1994; 71: 520-525.
29) von Willebrand factor Variant Database http://vwf.group.shef.ac.uk.
30) Johnsen JM, Auer PL, Morrison AC, et al. Common and rare von Willebrand factor (VWF) coding variants, VWF levels, and factor VIII levels in African Americans: the NHLBI Exome Sequencing Project. Blood 2013; 122: 590-597.
31) Sadler JE. Biochemistry and genetics of von Willebrand factor. Annu Rev Biochem 1998; 67: 395-424.
32) Gill JC, Endres-Brooks J, Bauer PJ, et al. The effect of ABO blood group on the diagnosis of von Willebrand disease. Blood 1987; 69: 1691-1695.
33) Legendre P, Navarrete AM, Rayes J, et al. Mutations in the A3 domain of von Willebrand factor inducing combined qualitative and quantitative defects in the protein. Blood 2013; 121: 2135-2143.
34) O'Brien LA, Sutherland JJ, Weaver DF, et al. Theoretical structural explanation for Group I and Group II, type 2A von Willebrand disease mutations. J Thromb Haemost 2005; 3: 796-797.
35) Kashiwagi T, Matsushita T, Ito Y, et al. L1503R is a member of group I mutation and has dominant-negative effect on secretion of full-length VWF multimers: an analysis of two patients with type 2A von Willebrand disease. Haemophilia 2008; 14: 556-563.
36) Ruggeri ZM, Pareti FI, Mannucci PM, et al. Heightened interaction between platelets and factor VIII/von Willebrand factor in a new subtype of von Willebrand's disease. N Engl J Med 1980; 302: 1047-1051.
37) Rabinowitz I, Randi AM, Shindler KS, et al. Type IIB mutation His-505-->Asp implicates a new segment in the control of von Willebrand factor binding to platelet glycoprotein Ib. J Biol Chem 1993; 268: 20497-20501.
38) Nishino M, Girma JP, Rothschild C, et al. New variant of von Willebrand disease with defective binding to factor VIII. Blood 1989; 74: 1591-1599.

39) Mazurier C, Dieval J, Jorieux S, et al. A new von Willebrand factor (vWF) defect in a patient with factor VIII (FVIII) deficiency but with normal levels and multimeric patterns of both plasma and platelet vWF. Characterization of abnormal vWF/FVIII interaction. Blood 1990; 75: 20-26.
40) Mannucci PM, Tamaro G, Narchi G, et al. Life-threatening reaction to factor VIII concentrate in a patient with severe von Willebrand disease and alloantibodies to von Willebrand factor. Eur J Haematol 1987; 39: 467-470.
41) Mohri H, Motomura S, Kanamori H, et al. Clinical significance of inhibitors in acquired von Willebrand syndrome. Blood 1998; 91: 3623-3629.
42) Casonato A, Sponga S, Pontara E, et al. von Willebrand factor abnormalities in aortic valve stenosis: Pathophysiology and impact on bleeding. Thrombosis and haemostasis 2011; 106: 58-66.
43) Heyde E. Gastrointestinal Bleeding in Aortic Stenosis. NEJM 1958; 259: 196-196.
44) Makris M, Federici AB, Mannucci PM, et al. The natural history of occult or angiodysplastic gastrointestinal bleeding in von Willebrand disease. Haemophilia 2015; 21: 338-342.
45) Budde U, Scharf RE, Franke P, et al. Elevated platelet count as a cause of abnormal von Willebrand factor multimer distribution in plasma. Blood 1993; 82: 1749-1757.
46) Budde U, Schaefer G, Mueller N, et al. Acquired von Willebrand's disease in the myeloproliferative syndrome. Blood 1984; 64: 981-985.
47) van Genderen PJ, Budde U, Michiels JJ, et al. The reduction of large von Willebrand factor multimers in plasma in essential thrombocythaemia is related to the platelet count. Br J Haematol 1996; 93: 962-965.
48) van Genderen PJ, Prins FJ, Lucas IS, et al. Decreased half-life time of plasma von Willebrand factor collagen binding activity in essential thrombocythaemia: normalization after cytoreduction of the increased platelet count. Br J Haematol 1997; 99: 832-836.
49) van Genderen PJ, Leenknegt H. Normal binding of plasma von Willebrand factor to platelets in essential thrombocythemia. Am J Hematol ; 1999 61: 153-154.
50) Lopez-Fernandez MF, Lopez-Berges C, Martin R, et al. Abnormal structure of von Willebrand factor in myeloproliferative syndrome is associated to either thrombotic or bleeding diathesis. Thromb Haemost 1987; 58: 753-757.

22

ADAMTS13

はじめに

ADAMTS13 は von Willebrand 因子（VWF）を特異的に切断するプロテアーゼであり，発見当初は VWF 切断酵素，VWF cleaving protease，VWFCP などとも呼ばれたが，現在は ADAMTS［あだむてぃーえす］13 で統一されている．ヒトに 19 遺伝子存在する ADAMTS（a disintegrin and metalloproteinase with thrombospondin type 1 motif）ファミリーの一員であり，ADAMTS13 は哺乳類だけでなく鳥類，爬虫類，両生類，魚類にも存在する．ヒトおよびマウスの場合，主に肝星細胞で合成されて血中に分泌される．血管内皮細胞や巨核球，血小板でも少量ながら発現しているが，その意義はわかっていない．ヒト血漿中の濃度は 0.5〜1 μg/ml．SDS-PAGE における見かけの分子量は約 190 kDa である．

1 機 能

ADAMTS13 の基質特異性は高く，その天然基質は VWF のみである．VWF は血小板凝集において重要な役割を担う蛋白質であり，数個から数十個のポリペプチド鎖からなるホモマルチマー構造を形成している[1, 2]．主に血管内皮細胞と巨核球で合成され，血管内皮細胞では Weibel-Palade 体，巨核球あるいは血小板では α 顆粒と呼ばれる構造体に蓄積される．これらの細胞から VWF マルチマーは放出され，その多くは巨大マルチマー（> 20,000 kDa）を形成している．VWF マルチマーは分子量が大きいほど高い血小板凝集能をもつため，細胞から分泌された直後の VWF は高活性である．この VWF マルチマーを切断し，血小板凝集能を調節する酵素が ADAMTS13 である（図1）．したがって，ADAMTS13 の VWF 切断活性が不

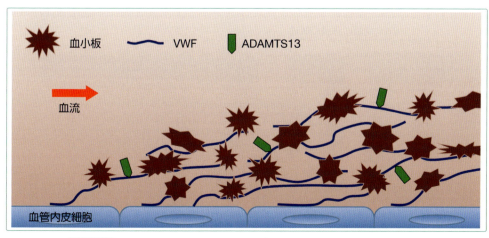

図1　ADAMTS13 は VWF を切断することで血小板凝集を制御する

足すると，血液中に異常高分子量のVWFマルチマーが蓄積して血小板が不必要に凝集したり，凝集速度が正常に制御されなくなる．そのために細小血管に無数の血栓が生じることがあり，血栓性血小板減少性紫斑病（thrombotic thrombocytopenic purpura：TTP）の発症につながる[1,3]．

2 発見の経緯

全身性の症状に突然襲われた16歳の少女が数日で死に至った経緯が1924年に報告された[4]．諸臓器の細小動脈に硝子様血栓が観察されたことなどから，TTP症例の初の報告とされている．その約60年後，TTP患者の血漿に異常高分子量のVWFマルチマーが存在することや，TTP患者の血栓はVWFを多く含むことが示された[5,6]．患者血漿に異常高分子量VWFマルチマーが存在する理由の一つとして，血漿VWF切断酵素の存在とその活性低下の可能性が予想され，その予想はVWF切断活性を測定する方法の発明[7,8]によって実証された．数年後，複数の研究グループからVWF切断酵素の精製とcDNAクローニングが報告された[9,10]．これと並行して，先天性TTP患者家系の遺伝子連鎖解析が別のグループで進められ，責任遺伝子としてADAMTS13が同定された[11]．精製されたVWF切断酵素とADAMTS13 cDNAの一次構造がADAMTS13遺伝子の翻訳領域と完全に一致したことから，VWF切断酵素＝ADAMTS13と認識され，さらにTTP＝ADAMTS13欠損症という概念が生まれた．その後，TTPとADAMTS13に関する研究の進展が加速した．

3 構造

ADAMTS13遺伝子は染色体9q34に位置し，約45 kbpに及ぶ29個のエクソンからなる．その翻訳領域（4,284 bp）から生じるポリペプチド鎖は1,427アミノ酸残基からなり，N末端にシグナル配列とプロペプチドをもつ（図2）．小胞体でシグナル配列が，ゴルジ体でプロペプチドが切断除去されるため，細胞外に分泌された成熟型ADAMTS13のN末端はメタロプロテアーゼ（M）ドメインである．MドメインのC末端側に，ディスインテグリン様（D）ドメイン，トロンボスポンジン1型モチーフ（T）ドメイン，システインリッチ（C）ドメイン，スペーサー（S）ドメインといったADAMTSファミリーに特徴的な構造が続く．ADAMTS13では，さらに7個のTドメインが存在し，そのC末端側に2個のCUBドメインが続く．

ADAMTS13のDドメインからSドメインまでは，X線解析により立体構造が明らかになってい

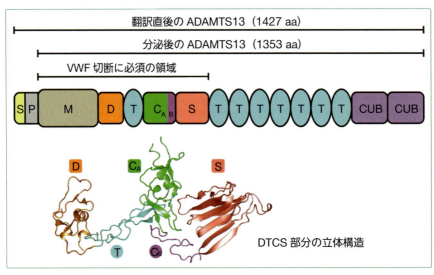

図2　ADAMTS13のドメイン構成とDTCS部分の立体構造

る[12] (図2). 膜型プロテアーゼである ADAM ファミリーとの関連性からディスインテグリン様構造であろうと（明確な根拠なく）予想されていたDドメインは，実際にはディスインテグリン様構造とはまったく異なり，Cドメインと相同の骨格構造であった．つまり，ADAMTS13 の名称の由来のDは誤りであったわけだが，変更するとさらに混乱を招く恐れがあるため，ディスインテグリン様ドメインあるいはDドメインという呼称が残されている．一次構造からは特徴が見出されずにスペーサーと名付けられていたSドメインは，βサンドイッチと呼ばれる球状構造を形成している．

4 構造と機能

ADAMTS13 が VWF を切断するには，ADAMTS13 のMドメインからSドメインまで（図2）が必須であり，それよりC末端側部分（7個のTドメインと2個のCUBドメイン）を欠失しても，VWF を特異的に認識して切断する．触媒部位を含むMドメインが切断活性に必須であることは言うまでもないが，DTCS ドメインは VWF 認識のためのエクソサイトとして機能する．X線解析で決定された DTCS の立体構造をもとに，ADAMTS13 による VWF 認識について以下に述べる．

Cドメインは構造的に C_A ドメインと C_B ドメインに分けられるため，DTCS 全体は，球状の3つのドメイン（D, C_A, S）が伸展形の2つのドメイン（T, C_B）で連結された構造になっている（図2）．相互作用の少ないD-T間のヒンジが動きやすいのに対し，ドメイン間で直接相互作用している C_A-S の位置関係はほぼ固定されている．D ドメインと C_A ドメインの基本骨格構造は同じであるが，各ドメインの表面に存在する複数のループ構造部分は互いに異なる．これらのループに存在するアミノ酸残基は ADAMTS13 の VWF 認識に強く関わっている．

一方，基質である VWF も複数のドメイン構造からなる（図3）．血管損傷部位の内皮下組織（コ

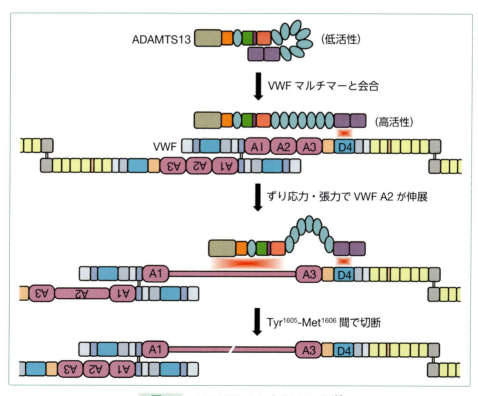

図3　ADAMTS13 による VWF 切断

ラーゲン）と血小板の結合あるいは血小板同士の結合には主に A1 および A3 ドメインが寄与する．ADAMTS13 が切断するのは両ドメインに挟まれた A2 ドメインの Tyr^{1605}-Met^{1606} 間ペプチド結合である．この部位は立体構造上 A2 ドメインの内部に埋もれており，そのままでは ADAMTS13 が直接相互作用することはできない[13]．ADAMTS13 による切断反応が起こるには，A2 ドメインの高次構造が変化し，切断部位が表面に現れることが必要である．生理的には，1 分子の VWF マルチマーが内皮下組織や血管内皮細胞，血小板など複数の物質に多点結合して固定され，さらに血流による物理的な力がそれらの物質に加わると VWF 分子に張力がかかる．このとき A2 ドメインの構造が弛緩し，それを認識した ADAMTS13 が Tyr^{1605}-Met^{1606} 間を切断すると想像される（図 3）．

ADAMTS13 の基質特異性は高いが，それは ADAMTS13 と VWF が複数の部位で特異的に相互作用することで説明される．上述の機序で VWF の A2 ドメインの構造がほぐれると，A2 ドメインの中の C 末端部分に相当する，VWF73 と呼ばれる 73 アミノ酸残基（Asp^{1596}〜Arg^{1668}）部分が伸展して表面に露出する[13,14]．一方，ADAMTS13 には VWF を認識する複数のエクソサイトが存在する．DTCS ドメインの立体構造をもとに主にループ部分に変異が導入された種々の組換え体の解析から，ADAMTS13 が VWF を認識するアミノ酸残基が推定され，それらが空間的に離れた 3 か所の VWF 結合エクソサイトを形成していることがわかった[12]．その 3 か所とは，M ドメインの基質結合ポケットに近い D ドメイン内の荷電残基クラスター（エクソサイト 1），C_A ドメインのループとその周辺の親水性ならびに荷電残基のクラスター（エクソサイト 2），S ドメインの疎水性クラスター（エクソサイト 3）である．ADAMTS ファミリー内でドメインの基本構造は保存されていると考えられるので，複数のエクソサイトを介した基質認識機構は ADAMTS 分子に共通の特性であると思われる．実際，本来 VWF を切断しない ADAMTS5 は，その TCS ドメインを ADAMTS13 の TCS ドメインに置換することで VWF を切断するようになる[15]．

5 活性測定

TTP の確定診断および除外診断において ADAMTS13 活性の測定は重要であり，ADAMTS13 に関する基礎研究においても活性測定は有用である．標準品として組換え ADAMTS13 が利用されることもあるが，通常，正常プール血漿が用いられ，その活性を 100% とする．健常者の基準値は 50〜150%．男性の ADAMTS13 活性平均値は女性に比べて若干低く，男女とも 60 歳代以上で徐々に低下する[16]．ADAMTS13 活性 10% 未満を TTP 診断の判断基準とする．

血漿 ADAMTS13 活性の測定ではクエン酸血を使用する．EDTA 血では ADAMTS13 が不活性化されるため測定できない．基質として VWF 全長を用いる方法と，VWF73 ペプチド（あるいはその類似物質）を用いる方法に大別される．前者では，切断反応を定量化するために，SDS-PAGE，マルチマー解析，コラーゲン結合能測定，サンドイッチ ELISA，リストセチン血小板凝集能測定などが利用される．しかし，いずれも操作が煩雑などの理由で臨床検査としてあまり普及していない．一方，VWF73 を利用する測定法，なかでも FRET 法[17] と Act-ELISA 法[18] は，その簡便性と正確性によって広く普及している．まだ保険収載されていないが，外注検査も可能である．

血漿 ADAMTS13 活性が 10% 未満に減少した患者のうち，ADAMTS13 活性を阻害する自己抗体（インヒビター）が陽性であれば後天性 TTP と診断され，陰性であれば先天性 TTP の可能性が考えられる．したがって，ADAMTS13 活性が 10% 未満であれば，インヒビターを検査する必要がある．測定には Bethesda 法の原理を用いる．正常血漿に，非働化した被検血漿を等量（力価によっては適宜調整）混和した後，ADAMTS13 活性を測定する．FRET 法でも Act-ELISA 法でもよい．非働化した被検血漿の代わりに非働化した正常血漿を混和した対照試料の ADAMTS13 活性と比較し，50% に低下する力価を 1 Bethesda

Unit（BU）/ml と定義する．1 BU/ml 以上は陽性，0.5〜1 BU/ml は疑陽性，0.5 BU/ml 未満は陰性と判定される．

6 遺伝子異常

TTP は先天性と後天性に大別されるが，いずれも患者血漿の ADAMTS13 活性は正常血漿の 10％未満である．後天性 TTP において ADAMTS13 活性が著減している原因の多くは，ADAMTS13 に対する自己抗体の出現である．一方，先天性 TTP は劣性遺伝形式を示す ADAMTS13 遺伝子異常症であり，Upshaw-Schulman 症候群（USS）とも呼ばれる．先天性 TTP 患者の両親は ADAMTS13 遺伝子異常のヘテロ接合体（保因者）で，患者は複合ヘテロ接合体（両アレルに別の変異をもつ）あるいはホモ接合体（両アレルに同じ変異をもつ）である．これまで国内で約 50 例の先天性 TTP 患者が見つかっている[19-22]．ADAMTS13 遺伝子解析により，世界で 140 を超える原因変異が報告されている．

日本人の ADAMTS13 遺伝子ミスセンス多型として，T339R，Q448E，P475S，P618A，S903L，G1181R が同定されている[19,23]．これらが患者に見つかっても原因変異とは考えない．P475S は ADAMTS13 の立体構造を局所的に変化させ，VWF 切断活性を少し低下させる[19,24,25]．これは欧米人にはみられない東アジア人特有の多型である．ADAMTS13 遺伝子多型と疾患との明確な関連は見出されていない．

7 欠損マウス

ADAMTS13 欠損マウスは 2 つのグループによって作製された[26,27]．完全欠損マウスでは先天性 TTP 患者と同様，血中に異常高分子量 VWF マルチマーが存在する．しかし，予想された血小板減少や溶血性貧血はみられず，ADAMTS13 完全欠損以外の要因が TTP 発症に必要であった．ヒトにおいても ADAMTS13 欠損だけでは TTP が顕在化せず，内皮障害や妊娠など他の要因が明らかに関わる場合もある．ADAMTS13 欠損マウスは自然に TTP を発症しないとはいえ，血栓形成を誘導する処理に対して易血栓傾向を示す．また，血中 VWF 量が高い系統への戻し交配により一部の個体に TTP 様症状が出現する．ADAMTS13 欠損マウスは脳虚血再灌流障害モデル[28]や急性心筋梗塞モデル[29]などにも利用され，TTP 以外の病態に対する ADAMTS13 の関与も明らかになりつつある．

おわりに

この十数年間で ADAMTS13 に関する研究はかなり進んだが，まだ解決していない課題も多い．たとえば，ADAMTS13 活性を制御している因子は何か．凝固因子の中には，その活性を調節するコファクターが存在するものが多いが，ADAMTS13 では未同定である．また，プロテアーゼにはそれに対する内在性インヒビターが存在することが多いが，ADAMTS13 に結合して活性を抑制する因子は見つかっていない．

後天性 TTP の患者血漿には，ADAMTS13 活性を阻害する自己抗体が存在する．そのエピトープは S ドメインのエクソサイト 3 に偏在するという特徴は知られるが[30]，なぜその部位に偏在するのか，どのような機序で自己抗体が発生するのかといった疑問はまだ解かれていない．

最近，ADAMTS13 の C 末端 CUB ドメインが自身の S ドメインに結合することで VWF との相互作用を抑え，結果的に ADAMTS13 の酵素活性を抑制していること，そして，必要時には CUB ドメインは相互作用の相手を S ドメインから VWF の D4 ドメインにスイッチし，CUB ドメインが外れた S ドメインは伸展した VWF の A2 ドメインに結合するという，ADAMTS13 による VWF 切断の新たな分子機構が提唱された[31,32]（図 3）．つまり，普段の ADAMTS13 は自ら活性を抑制しているが，いざ VWF と結合するとその結合を強化して切断するという，基質特異性をうまく発揮する機構である．酵素と基質の相互作用を動的に利用する分子構造の妙に驚かされる．も

しかすると，この分子機構はSドメインに対する自己抗体の出現に関わっているのかもしれない．抗ADAMTS13自己抗体を抑制することはTTPの治療および再発予防にきわめて重要である．これらの基礎研究がTTPの治療に役立つことを願う．

参考文献

1) Sadler JE. Von Willebrand factor, ADAMTS13, and thrombotic thrombocytopenic purpura. Blood 2008; 112: 11-18.
2) Springer TA. von Willebrand factor, Jedi knight of the bloodstream. Blood 2014; 124: 1412-1425.
3) 藤村吉博，松本雅則，石西綾美，他．血栓性血小板減少性紫斑病．臨床血液 2014; 55: 93-104.
4) Moschcowitz E. Hyaline thombosis of the terminal arterioles and capillaries; a hitherto undescribed disease. Proc NY Pathol Soc 1924; 24: 21-24.
5) Moake JL, Rudy CK, Troll JH, et al. Unusually large plasma factor VIII: von Willebrand factor multimers in chronic relapsing thrombotic thrombocytopenic purpura. N Engl J Med 1982; 307: 1432-1435.
6) Asada Y, Sumiyoshi A, Hayashi T, et al. Immunohistochemistry of vascular lesion in thrombotic thrombocytopenic purpura, with special reference to factor VIII related antigen. Thromb Res 1985; 38: 469-479.
7) Furlan M, Robles R, Lämmle B. Partial purification and characterization of a protease from human plasma cleaving von Willebrand factor to fragments produced by in vivo proteolysis. Blood 1996; 87: 4223-4234.
8) Tsai HM. Physiologic cleavage of von Willebrand factor by a plasma protease is dependent on its conformation and requires calcium ion. Blood 1996; 87: 4235-4244.
9) Soejima K, Mimura N, Hirashima M, et al. A novel human metalloprotease synthesized in the liver and secreted into the blood: possibly, the von Willebrand factor-cleaving protease? J Biochem 2001; 130: 475-480.
10) Zheng X, Chung D, Takayama TK, et al. Structure of von Willebrand factor-cleaving protease (ADAMTS13), a metalloprotease involved in thrombotic thrombocytopenic purpura. J Biol Chem 2001; 276: 41059-41063.
11) Levy GG, Nichols WC, Lian EC, et al. Mutations in a member of the ADAMTS gene family cause thrombotic thrombocytopenic purpura. Nature 2001; 413: 488-494.
12) Akiyama M, Takeda S, Kokame K, et al. Crystal structures of the noncatalytic domains of ADAMTS13 reveal multiple discontinuous exosites for von Willebrand factor. Proc Natl Acad Sci USA 2009; 106: 19274-19279.
13) Zhang Q, Zhou YF, Zhang CZ, et al. Structural specializations of A2, a force-sensing domain in the ultralarge vascular protein von Willebrand factor. Proc Natl Acad Sci USA 2009; 106: 9226-9231.
14) Kokame K, Matsumoto M, Fujimura Y, et al. VWF73, a region from D1596 to R1668 of von Willebrand factor, provides a minimal substrate for ADAMTS-13. Blood 2004; 103: 607-612.
15) Gao W, Zhu J, Westfield LA, et al. Rearranging exosites in noncatalytic domains can redirect the substrate specificity of ADAMTS proteases. J Biol Chem 2012; 287: 26944-26952.
16) Kokame K, Sakata T, Kokubo Y, et al. von Willebrand factor-to-ADAMTS13 ratio increases with age in a Japanese population. J Thromb Haemost 2011; 9: 1426-1428.
17) Kokame K, Nobe Y, Kokubo Y, et al. FRETS-VWF73, a first fluorogenic substrate for ADAMTS13 assay. Br J Haematol 2005; 129: 93-100.
18) Kato S, Matsumoto M, Matsuyama T, et al. Novel monoclonal antibody-based enzyme immunoassay for determining plasma levels of ADAMTS13 activity. Transfusion 2006; 46: 1444-1452.
19) Kokame K, Matsumoto M, Soejima K, et al. Mutations and common polymorphisms in ADAMTS13 gene responsible for von Willebrand factor-cleaving protease activity. Proc Natl Acad Sci USA 2002; 99: 11902-11907.
20) Kokame K, Aoyama Y, Matsumoto M, et al. Inherited and de novo mutations of ADAMTS13 in a patient with Upshaw-Schulman syndrome. J Thromb Haemost 2008; 6: 213-215.
21) Fujimura Y, Matsumoto M, Isonishi A, et al. Natural history of Upshaw-Schulman syndrome based on ADAMTS13 gene analysis in Japan. J Thromb Haemost 2011; 9 (Suppl. 1): 283-301.
22) Eura Y, Kokame K, Takafuta T, et al. Candidate gene analysis using genomic quantitative PCR: identification of ADAMTS13 large deletions in two patients with Upshaw-Schulman syndrome. Mol Genet Genomic Med 2014; 2: 240-244.
23) Kokame K, Kokubo Y, Miyata T. Polymorphisms and mutations of ADAMTS13 in the Japanese population and estimation of the number of patients with Upshaw-Schulman syndrome. J Thromb Haemost 2011; 9: 1654-1656.
24) Akiyama M, Kokame K, Miyata T. ADAMTS13 P475S polymorphism causes a lowered enzymatic activity and urea lability in vitro. J Thromb Haemost 2008; 6: 1830-1832.
25) Akiyama M, Nakayama D, Takeda S, et al. Crystal structure and enzymatic activity of an ADAMTS-13 mutant with the East Asian-specific P475S polymorphism. J Thromb Haemost 2013; 11: 1399-1406.

26) Motto DG, Chauhan AK, Zhu G, et al. Shigatoxin triggers thrombotic thrombocytopenic purpura in genetically susceptible ADAMTS13-deficient mice. J Clin Invest 2005; 115: 2752-2761.
27) Banno F, Kokame K, Okuda T, et al. Complete deficiency in ADAMTS13 is prothrombotic, but it alone is not sufficient to cause thrombotic thrombocytopenic purpura. Blood 2006; 107: 3161-3166.
28) Fujioka M, Hayakawa K, Mishima K, et al. ADAMTS13 gene deletion aggravates ischemic brain damage: a possible neuroprotective role of ADAMTS13 by ameliorating postischemic hypoperfusion. Blood 2010; 115: 1650-1653.
29) Doi M, Matsui H, Takeda H, et al. ADAMTS13 safeguards the myocardium in a mouse model of acute myocardial infarction. Thromb Haemost 2012; 108: 1236-1238.
30) Yamaguchi Y, Moriki T, Igari A, et al. Epitope analysis of autoantibodies to ADAMTS13 in patients with acquired thrombotic thrombocytopenic purpura. Thromb Res 2011; 128: 169-173.
31) South K, Luken BM, Crawley JT, et al. Conformational activation of ADAMTS13. Proc Natl Acad Sci USA 2014; 111: 18578-18583.
32) Muia J, Zhu J, Gupta G, et al. Allosteric activation of ADAMTS13 by von Willebrand factor. Proc Natl Acad Sci USA 2014; 111: 18584-18589.

23

TTP と aHUS

はじめに

　血栓性血小板減少性紫斑病（thrombotic thrombocytopenic purpura：TTP）と非定型溶血性尿毒症症候群（atypical hemolytic uremic syndrome：aHUS）は，両者とも21世紀になり病態解析が大きく進歩した疾患であり，血栓性微小血管症（thrombotic microangiopathy：TMA）に含まれる．TMAは血小板減少，溶血性貧血，腎臓や脳などの臓器障害を特徴とする病理学的名称である[1]．

　播種性血管内凝固症候群（disseminated intravascular coagulopathy：DIC）も上記の3つの症状を認めることがあるため，TMAに含まれる疾患と考えられることもあったが，TMAは血小板とvon Willebrand因子（VWF）を主体とした血小板血栓が，DICでは血小板とフィブリンを主体としたフィブリン血栓が，全身の細小血管で形成されることが示され，まったく異なった範疇の疾患であることが明らかとなった[2]（図1）．

　TMAに含まれる疾患は，TTPであってもaHUS

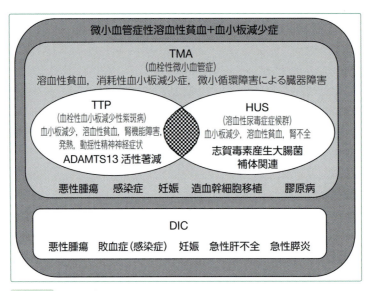

図1　TMA と DIC

TMAの代表的な疾患としてTTPとHUSが存在する．現在ではADAMTS13活性著減例のみがTTP，HUSとして志賀毒素産生大腸菌感染によるものと補体関連因子異常の2種類が知られている．それ以外は造血幹細胞移植後TMA，膠原病関連TMAなどと診断される．TMAとDICは基礎疾患やその症状が似ているが，TMAは血小板血栓，DICはフィブリン血栓によって発症するまったく別の疾患群である．

表1 病因による血栓性微小血管症（TMA）の分類

病因	原因	臨床診断
ADAMTS13 活性著減	ADAMTS13 遺伝子異常	先天性 TTP（Upshaw-Schulman 症候群）
	ADAMTS13 に対する自己抗体	後天性 TTP
感染に伴う HUS	志賀毒素産生大腸菌（STEC）（O157 大腸菌など）	STEC-HUS
	肺炎球菌（ニューラミダーゼ分泌）	肺炎球菌 HUS
補体系の障害	遺伝的な補体制御因子異常	Atypical HUS
	抗 Factor H 抗体などの後天的な障害	
病因不明	膠原病（SLE，強皮症など）	膠原病関連 TMA
	造血幹細胞移植	移植後 TMA
	悪性腫瘍	悪性腫瘍合併 TMA
	妊娠	妊娠関連 TMA
	薬剤（マイトマイシンなど）	薬剤性 TMA
	その他	

TTP: thrombotic thrombocytopenic pupura
HUS: hemolytic uremic syndrome
SLE: systemic lupus erythematosus

であっても従来は血漿交換を中心とした血漿療法が中心であったため，あえて鑑別診断をする必要はないという意見もあり，TTP/HUS という診断名を用いる臨床家も存在した．しかし，TTP における自己抗体に対する免疫抑制療法，aHUS のおける補体経路の抑制療法など新規の治療法が使用可能となり，治療の選択のためにも病因別の診断名を用いる傾向が急速に広がってきた[3]（**表1**）．

1　TTP

TTP は 1924 年に最初の症例が報告された長い歴史のある疾患である[4]．しかし，原因不明で有効な治療法も明らかになっていなかったため，症例報告程度の進歩しか認めなかった．1966 年に Amorosi ら[4]が多くの TTP 症例で認められる症状として，血小板減少，溶血性貧血，腎機能障害，発熱，動揺性精神神経障害の古典的 5 徴候を報告した．その当時は，致死率 90％以上というきわめて予後不良の疾患であったが，その後，血漿交換療法が導入されるようになり致死率は 20％程度に低下した[5]．一方で，診断に関しては TTP に特異的な検査がなく，稀な疾患であるため，一般臨床医にとっては早期診断が難しいといわれていた．1982 年に Moake ら[6]が TTP 患者の寛解期に非常に大きな分子量の von Willebrand 因子（VWF）が存在することを報告し，TTP と VWF の関係が予想されていた．1998 年になり，TTP 患者では VWF 切断酵素（ADAMTS13）活性が著減することが報告され[7, 8]，病態解析が一挙に進行した．その後 ADAMTS13 活性が著減していない症例でも古典的 5 徴候を認める場合には TTP と診断されていたが，現在では国際的にも ADAMTS13 活性著減症例のみを TTP と診断するようになってきている[3]．一方，ADAMTS13 活性が著減していないが古典的 5 徴候をもつ症例は，TTP 関連疾患として病態が異なるものであると認識されている．以下，TTP として ADAMTS13 活性著減症例のみについて記載するが，活性著減のレベルは，健常人の 10％未満とされるようになった[9]．

1）病　態

ADAMTS13（a disintegrin-like and metalloproteinase with thrombospondin type 1 motifs 13）は，VWFを特異的に切断する酵素で[10]，肝臓の星細胞で主として産生され[11]，血小板，血管内皮細胞，腎臓のpodocyteなどでも産生されている．一方，ADAMTS13の基質であるVWFは，主として血管内皮細胞で産生され，内皮細胞に存在するWeibel-Palade小体に蓄積しており，サイトカインなどの刺激によって血管内皮細胞から血液中に放出される[12]．分泌時は分子量が非常に大きな巨大分子VWF多量体（unusually large VWF multimers：UL-VWFM）であるが，直後にADAMTS13によって止血に必要な適度の大きさに切断される．VWFの機能として，血小板を結合させる分子糊としての機能と，凝固因子である第VIII因子のキャリア蛋白としての機能の2つが知られている．血小板結合能はVWFの分子量に比例し，UL-VWFMは最も強い活性をもっている．また，VWFはずり応力によって活性化し，大動脈などの比較的低いずり応力下では血小板との反応性は弱いが，細小血管などの高ずり応力下では伸展構造をとって活性化し，血小板血栓を形成しやすいことが知られている．

ADAMTS13活性が著減すると血管内皮細胞から分泌直後のUL-VWFMが切断されずに血液中にUL-VWFMが残存する（図2）．細小血管などのずり応力の高い部位でUL-VWFMが存在すると，血小板血栓が形成され，TTPが発症する．ADAMTS13活性が著減する原因として，先天性TTP（Upshaw-Schulman症候群：USS）では*ADAMTS13*遺伝子に異常があり，後天性TTPではADAMTS13に対する自己抗体が産生されることが明らかになった[13]．

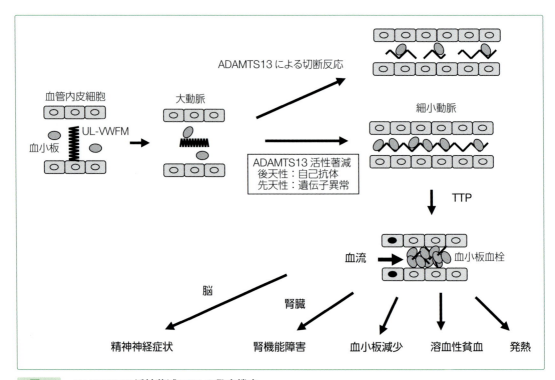

図2　ADAMTS13活性著減TTPの発症機序

血管内皮細胞から分泌直後のVWFはUL-VWFM（unusually large VWF multimers）であるが，大動脈などではずり応力が低く，折りたたまれており活性化されていない．細小動脈などではずり応力が高く，UL-VWFMが伸展構造となって活性化し，血小板と結合しやすくなる．そのため，UL-VWFMはADAMTS13によって適度な大きさに切断されるが，ADAMTS13活性が著減するTTPの場合は，細小動脈が血小板血栓によって閉塞され，脳や腎臓などの終末臓器が障害される．

2）臨床所見

先天性TTP（USS）は常染色体劣性遺伝であるが，両親は血族結婚でないことが多い．これは*ADAMTS13*遺伝子の同じ部位にペアで異常をもつホモ接合体異常ではなく，まったく違った部位の異常をペアでもつ複合ヘテロ接合体異常の症例が多いことによる[14]．USSの特徴的な症状は，新生児期に重症黄疸にて交換輸血を受けているが，同時に血小板減少も認める[14]．その後，感冒などに伴って血小板減少を認めることが多いが，溶血性貧血が弱いため診断に至っていない場合がある．女性の場合は，成人後妊娠時にTTP発作が必発であり，流産する場合が多く，母体死亡も報告されている．このようにUSSは先天性疾患でありながら，成人になって診断される症例も多く，小児期に血小板減少を認めた場合は安易に特発性血小板減少性紫斑病（idiopathic thrombocytopenia purpura：ITP）と診断せず，一度はADAMTS13を測定することが重要である．

後天性TTPの診断には，古典的5徴候のうち，血小板減少と溶血性貧血が重要である[15]．原因不明でこの2徴候を認めた場合，TTPを疑ってADAMTS13活性を測定することが必要である（図3）．TTPでは血小板数は著減することが多く，多くの場合3万/µl以下に低下する．溶血性貧血の診断として破砕赤血球の存在が重要視されているが，TTPでも存在しないこともあり，またDICで認めることも知られている．溶血所見として，間接ビリルビンの上昇，LDH上昇，網状赤血球の増加なども参考となるが，ハプトグロビンの著減が最も鋭敏である．腎機能障害は軽度のことが多く，血清クレアチニンが3 mg/dlを超えるほどの高度腎障害の場合はHUSを疑うべきである．発熱は微熱の場合も，38℃を超える場合もある．

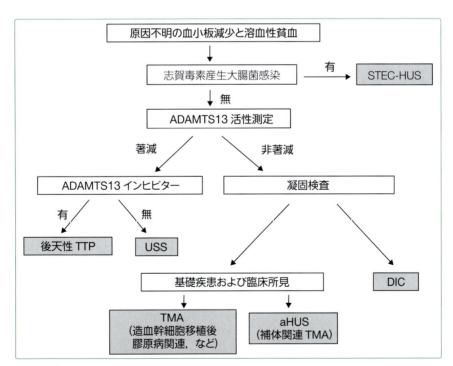

図3 TMAの診断手順

原因不明の血小板減少と溶血性貧血を認めた場合，志賀毒素産生大腸菌感染（STEC）の検査を行い，陽性であればSTEC-HUSと診断する．次に，ADAMTS13活性を検査し，10％未満に著減していればADAMTS13に対する自己抗体（インヒビター）を検査し，陽性の場合は後天性TTP，陰性の場合は先天性TTP（USS）を考える．ADAMTS13活性が著減していない場合は，凝固検査でDICを否定し，それ以外の症例の中から，家族歴や腎障害の程度などによってaHUSを診断する．造血幹細胞移植後や膠原病関連などの二次性はTMAと診断する．

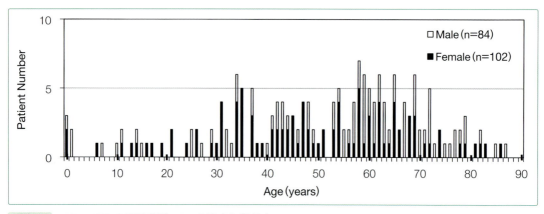

図4 ADAMTS13活性著減TTPの発症年齢分布

我々が経験したADAMTS13活性著減TTP186例の発症年齢は，生後8か月から87歳まで広く分布していた．60歳前後に最も大きな発症ピークがあり，それ以上の年齢では男性の比率が高かった．40歳代にも発症ピークがあり，こちらでは女性が多かった（文献16より引用）．

精神神経症状が存在することはTTPの特徴とされているが，認めないこともあり，これが存在することは予後不良であることを意味している．後天性TTPは成人女性に多いと報告されてきたが，我々のADAMTS13著減・原発性後天性TTPの経験では，60歳前後に最も大きな発症ピークを認め，40歳代に2番目のピークを認めた[16]（図4）．40歳代では女性が多いが，60歳以上の症例は男性の比率が高く，高齢化社会を迎えた日本では疫学が変化していることも注意する必要がある．

3）治療法

先天性TTP（USS）の治療は，現状では唯一のADAMTS13製剤である新鮮凍結血漿（fresh frozen plsma：FFP）の投与である．遺伝子組換えADAMTS13の治験が国内外で開始されており，近い将来に新たな治療法となる可能性が高い．

後天性TTPの治療法で唯一科学的に根拠があるのは血漿交換である[5]．多くの場合はステロイドパルス療法などのステロイド療法が併用されている．血漿交換は，ADAMTS13を補充し，ADAMTS13自己抗体とUL-VWFMを除去することなどで効果があり，ステロイドは自己抗体の産生を抑制するものと考えられる．しかし，後天性TTPは1年以内に1/3が再発するといわれるほど再発が多く，また血漿交換不応例も知られている．このような場合，シクロフォスファミド，ビンクリスチン，シクロスポリンなどの免疫抑制剤が使用されてきたが，最近ではリツキシマブの効果が注目されている．リツキシマブは，CD20に対するモノクローナル抗体で，B細胞を破壊することで自己抗体の産生を抑制する効果が期待される[17,18]．しかし，リツキシマブはTTPに対しては保険適用となっておらず，現在医師主導治験が行われている．

2 aHUS

HUSの中で最も頻度が高い病因は志賀毒素産生大腸菌（Shiga-toxin producing *E. coli*：STEC）感染によるものである[19]（STEC-HUS）．これ以外のHUSを広義のaHUSと呼んでいたが，肺炎球菌感染や抗がん剤のマイトマイシンCもこの範疇に含まれていた（表2）．日本腎臓学会と日本小児科学会によって2013年に作成されたaHUS診断基準は「SETC-HUSとADAMTS13活性著減によるTTP以外のTMAである」とされており，広義のaHUSを指している[20]．一方で，2013年に日本国内でaHUSに対して保険適用が拡大されたエクリズマブは[21]，補体関連のaHUS（狭義のaHUS）に対してのみ有効であり，臨床現場で混乱がみられる．より最近には，血小板活性化のアラキドン酸代謝経路を遮断する因子diacylglycerol kinase ε（DGKE）やplasminogenなどの，

表2 HUSの分類

分類	原因	
典型HUS	感染	志賀毒素産生大腸菌（O157：H7 など）
非典型HUS （広義 aHUS）	補体系（狭義の aHUS）	
	補体制御因子	*CFH* 遺伝子異常
		抗CFH因子自己抗体
		CFI 遺伝子異常
		MCP（*CD46*）遺伝子異常
		THBD 遺伝子異常
	補体活性化因子	補体 *C3* 遺伝子異常
		CFB 遺伝子異常
	凝固系	DGKE 遺伝子異常
		プラスミノゲン遺伝子異常
	感染	肺炎球菌
	薬剤	抗がん剤（mitomycin C など）

CFH: complement factor H, CFI: complement factor I, CFB: complement factor B,
MCP: membrane cofactor protein THBD: thrombomodulin, DGKE: diacylglycerol kinase ε

凝固系の制御に関わる因子の異常も aHUS の原因として報告されるなど，HUS の疾患概念が大きく変わろうとしている．以下，aHUS として狭義の補体関連 HUS のみについて記載する．

1）病　態

　補体とは，生体防御に対する機能をもつ一群の蛋白質の総称で，生体に病原体が侵入すると，一連の反応を通して活性化され，病原体の除去を行う．補体の活性化には，古典的経路，第二経路，レクチン経路の3つの経路が知られている（図5）．これらの経路は病原体の認識機構は異なるが，いずれも C3 を分解して最終的に膜侵襲複合体（membrane attack complex：MAC）を形成する．第二経路では，補体 C3 が C3a と C3b に分解され，C3b は病原体などの細胞膜上に結合し CFB や D 因子などと反応して C3 分解酵素（C3bBb）となる．C3 分解酵素は C3 の分解反応を促進し，生じた C3b とさらに結合して C5 転換酵素（C3bBbC3b）を形成する．C5 転換酵素は C5 を C5a と C5b に分解し，生じた C5b が C6-C9 と順次反応して最終的に MAC（C5b-9）を形成することで，病原体の溶菌・細胞膜融解を引き起こす．また，一連の過程で生じた C3a，C5a は好塩基球や肥満細胞からヒスタミンなどを放出させるアナフィラトキシンとして働く．C3b は，病原体だけでなく自己の細胞膜にも結合するため，自己細胞に対しても有害である．そのため，自己細胞上には complement factor H（CFH），membrane cofactor protein（MCP），トロンボモジュリン（THBD）などの制御因子が存在し，セリンプロテアーゼである complement factor I（CFI）による C3b の分解不活化を促し，補体による細胞傷害から自己細胞を保護している．これらの補体制御因子に異常が生じると，自身の血管内皮細胞まで補体で障害され，aHUS を引き起こすと考えられている[22]．

　aHUS 患者では1970年代より補体 C3 の低下はみられるが，C4 の低下はみられないとのことが知られていたことより[23]，補体第二経路が関与することが予想されていた．他の経路とは異なり，第二経路では C4 は活性化せず直接 C3 が活性化されるため，C3 のみが低下する．1981年に，第二経路の制御因子である CFH の減少を認める

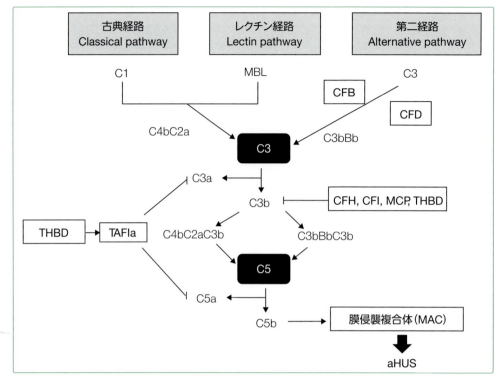

図5 補体活性化とaHUSの発症機序

補体の活性化は古典経路，レクチン経路，第二経路の3つの経路があるが，いずれの経路でもC3, C5などが分解され，最終的に膜侵襲複合体が形成される．補体の第二経路の活性化の制御に異常があり，補体が持続的に異常活性化することで血管内皮細胞などが障害され，aHUSが発症するものと考えられている．
MBL: Mannose-Binding Lectin

aHUS兄弟例が報告された[24]．その後，1998年にWarwickerら[25]が患者DNAの連鎖解析にてCFHの遺伝子異常を明らかにした．これまでに補体関連aHUSとして報告された遺伝子異常は，活性化を抑制できなくなった補体制御因子異常（CFH, MCP, CFI, THBD）と，補体活性化が過剰となる活性化因子異常（C3, CFB）の2種類に分類できる．なおCFHに対する自己抗体が産生されることによってもaHUSが発症する．この自己抗体産生に関してもCFH関連（CFH related：CFHR）蛋白質の1-5の遺伝子異常の関与が報告されている．

2）臨床所見と診断

aHUSのほとんどは補体関連の遺伝子異常に伴って発症するが，小児のみでなく成人でも発症することが少なくない．遺伝形式は，常染色体優性遺伝であるが，遺伝子異常を認めても発症しない場合も多く，判断が難しい．診断は，血小板減少，溶血性貧血および急性腎不全で行うが[26]，無尿など血液透析を必要とするほどの高度の腎障害が特徴である．また，TTPほど血小板減少が著明ではなく，ほぼ正常であることもある．aHUS診断のためには，まずSTEC感染およびADAMTS13活性著減を否定する．なお，造血幹細胞移植後TMA症例の中で抗FH抗体陽性やCFHR1/3領域の欠損が注目されているが[27]，移植後や膠原病関連TMAは狭義のaHUSと診断すべきではない．

aHUSでは必ずしもC3が低下するわけではなく，確定診断は補体関連因子の遺伝子解析が実施されている．表3に示すように，それぞれの異常分子によって治療効果や予後などの特徴が認められる[19,28]．また，日本国内の遺伝子解析症例数はわずか50例であるが欧米とは大きく異なっている可能性があり，欧米からの報告では，CFH

表3 aHUS患者にみられる遺伝子変異の頻度とその特徴

遺伝子変異／抗CFH自己抗体	頻度（%）欧米	頻度（%）日本（n=50）	初発時または発作から1年以内に末期腎不全に至る確率	再発率	血漿交換に対する短期反応
CFH	20〜30%	8%	50〜70%	50%	寛解率60%
CFI	4〜10%	0%	50%	10〜30%	寛解率30〜40%
MCP	5〜15%	8%	0〜6%	70〜90%	血漿療法の適応なし
C3	2〜10%	38%	60%	50%	寛解率40〜50%
CFB	1〜4%	4%	50%	0%（3/3）	寛解率30%
THBD	3〜4%	2%	50%	30%	寛解率60%
Anti-CFH Ab	5〜10%	14%	30〜40%	40〜60%	寛解率70〜80%（免疫抑制療法を併用）
変異発見できず	〜30%	26%	−	−	−

（文献19, 28, 29より引用）

異常が20〜30%と最も頻度が高いが，日本国内では補体C3自体の異常が38%と最も多い[29]．

3）治療法

aHUSに対してもTTPと同様に血漿交換が治療の中心である[30]．しかし，その効果はTTPほど著明ではなく，約20%が死亡し，約半数が末期腎不全にて血液透析が実施されている[19]．また，血漿交換の治療効果などは異常分子によって大きく異なっている（表2）．なお，MCP異常をもつ症例では血漿交換の適応はないが，予後良好である．

補体関連aHUSの特異的治療として，エクリズマブが日本国内でも，2013年9月から使用できるようになった．エクリズマブは，補体C5に対するモノクローナル抗体で，補体活性化の終末部位で阻害するため，どのタイプの異常でも効果が認められる．投与後の血小板数の回復は非常に速やかで，透析離脱例の報告もあり，診断を確実に行えば非常に有効な治療薬である[21]．

おわりに

TTPはADAMTS13活性著減症例のみを，aHUSは補体系の異常症例のみを指すようになり，STEC-HUS以外は，移植後TMA，膠原病関連TMAなど基礎疾患に従ったTMAと診断する傾向になっている[3]．日本国内における今後の課題として，これらの診断に非常に重要なADAMTS13検査が保険収載されていないので，早急に改善したい．また，治療薬としてリツキシマブの難治性・再発性TTPに対する適応拡大や遺伝子組換えADAMTS13製剤がUSSに保険適用が早期に承認されることを期待している．さらに，aHUSは特異的な診断マーカーが存在せず，時間のかかる遺伝子解析が確定診断として行われているが，短時間で実施可能なaHUSに対する有用な診断マーカーの確立が診断と治療には重要であると思われる．

参考文献

1) Moake JL. Thrombotic microangiopathies. The New England journal of medicine 2002; 347: 589-600.
2) Asada Y, Sumiyoshi A, Hayashi T, Suzumiya J, Kaketani K. Immunohistochemistry of vascular lesion in thrombotic thrombocytopenic purpura, with special reference to factor VIII related antigen. Thromb Res 1985; 38: 469-479.
3) George JN, Nester CM. Syndromes of thrombotic microangiopathy. The New England journal of medicine 2014; 371: 1847-1848.
4) Amorosi EL, Ultmann JE. Thrombotic thrombocytopenic purpura: report of 16 cases and review of the literature. Medicine 1966; 45: 139-159.
5) Rock GA, Shumak KH, Buskard NA, et al. Comparison

of plasma exchange with plasma infusion in the treatment of thrombotic thrombocytopenic purpura. Canadian Apheresis Study Group. The New England journal of medicine 1991; 325: 393-397.
6) Moake JL, Rudy CK, Troll JH, et al. Unusually large plasma factor VIII: von Willebrand factor multimers in chronic relapsing thrombotic thrombocytopenic purpura. The New England journal of medicine 1982; 307: 1432-1435.
7) Furlan M, Robles R, Galbusera M, et al. von Willebrand factor-cleaving protease in thrombotic thrombocytopenic purpura and the hemolytic-uremic syndrome. The New England journal of medicine 1998; 339: 1578-1584.
8) Tsai HM, Lian EC. Antibodies to von Willebrand factor-cleaving protease in acute thrombotic thrombocytopenic purpura. The New England journal of medicine 1998; 339: 1585-1594.
9) Blombery P, Scully M. Management of thrombotic thrombocytopenic purpura: current perspectives. J Blood Med 2014; 5: 15-23.
10) Zheng X, Chung D, Takayama TK, et al. Structure of von Willebrand factor-cleaving protease (ADAMTS13), a metalloprotease involved in thrombotic thrombocytopenic purpura. J Biol Chem 2001; 276: 41059-41063.
11) Uemura M, Tatsumi K, Matsumoto M, et al. Localization of ADAMTS13 to the stellate cells of human liver. Blood 2005; 106: 922-924.
12) Sadler JE. Biochemistry and genetics of von Willebrand factor. Annu Rev Biochem 1998; 67: 395-424.
13) Sadler JE. Von Willebrand factor, ADAMTS13, and thrombotic thrombocytopenic purpura. Blood 2008; 112: 11-18.
14) Fujimura Y, Matsumoto M, Isonishi A, et al. Natural history of Upshaw-Schulman syndrome based on ADAMTS13 gene analysis in Japan. Journal of thrombosis and haemostasis : JTH 2011; 9: 283-301.
15) Scully M, Hunt BJ, Benjamin S, et al. Guidelines on the diagnosis and management of thrombotic thrombocytopenic purpura and other thrombotic microangiopathies. Br J Haematol 2012; 158: 323-335.
16) Matsumoto M, Bennett CL, Isonishi A, et al. Acquired Idiopathic ADAMTS13 Activity Deficient Thrombotic Thrombocytopenic Purpura in a Population from Japan. PLoS One 2012; 7: e33029.
17) Fakhouri F, Vernant JP, Veyradier A, et al. Efficiency of curative and prophylactic treatment with rituximab in ADAMTS13-deficient thrombotic thrombocytopenic purpura: a study of 11 cases. Blood 2005; 106: 1932-1937.
18) Scully M, McDonald V, Cavenagh J, et al. A phase 2 study of the safety and efficacy of rituximab with plasma exchange in acute acquired thrombotic thrombocytopenic purpura. Blood 2011; 118: 1746-1753.
19) Noris M, Remuzzi G. Atypical hemolytic-uremic syndrome. The New England journal of medicine 2009; 361: 1676-1687.
20) Sawai T, Nangaku M, Ashida A, et al. Diagnostic criteria for atypical hemolytic uremic syndrome proposed by the Joint Committee of the Japanese Society of Nephrology and the Japan Pediatric Society. Pediatrics international: official journal of the Japan Pediatric Society 2014; 56: 1-5.
21) Legendre CM, Licht C, Muus P, et al. Terminal complement inhibitor eculizumab in atypical hemolytic-uremic syndrome. The New England journal of medicine 2013; 368: 2169-2181.
22) Campistol JM, Arias M, Ariceta G, et al. An update for atypical haemolytic uraemic syndrome: diagnosis and treatment. A consensus document. Nefrologia: publicacion oficial de la Sociedad Espanola Nefrologia 2013; 33: 27-45.
23) Stuhlinger W, Kourilsky O, Kanfer A, Sraer JD. Letter: Haemolytic-uraemic syndrome: evidence for intravascular C3 activation. Lancet 1974; 2: 788-789.
24) Thompson RA, Winterborn MH. Hypocomplementaemia due to a genetic deficiency of beta 1H globulin. Clinical and experimental immunology 1981; 46: 110-119.
25) Warwicker P, Goodship TH, Donne RL, et al. Genetic studies into inherited and sporadic hemolytic uremic syndrome. Kidney international 1998; 53: 836-844.
26) Gasser C, Gautier E, Steck A, Siebenmann RE, Oechslin R. [Hemolytic-uremic syndrome: bilateral necrosis of the renal cortex in acute acquired hemolytic anemia]. Schweiz Med Wochenschr 1955; 85: 905-909.
27) Jodele S, Licht C, Goebel J, et al. Abnormalities in the alternative pathway of complement in children with hematopoietic stem cell transplant-associated thrombotic microangiopathy. Blood 2013; 122: 2003-2007.
28) Loirat C, Fremeaux-Bacchi V. Atypical hemolytic uremic syndrome. Orphanet journal of rare diseases 2011; 6: 60.
29) 吉田瑤子, 藤村吉博. 非典型溶血性尿毒症症候群 (aHUS) の病態と治療戦略. 血液内科 2014; 69: 589-594.
30) Ariceta G, Besbas N, Johnson S, et al. Guideline for the investigation and initial therapy of diarrhea-negative hemolytic uremic syndrome. Pediatric nephrology 2009; 24: 687-696.

24 ヘパリン起因性血小板減少症

1 ヘパリン起因性血小板減少症の概略と現状

　ヘパリンは，現時点においても，最も使用頻度の高い注射用抗凝固薬である．一方，抗凝固薬ヘパリンが，逆説的に血栓塞栓症を誘発し得ることが明らかになりヘパリン起因性血小板減少症（immune heparin-induced thrombocytopenia: HIT）として，近年その病態の解明が進んでいる．ヘパリン投与により，血小板，単球，血管内皮を活性化させる抗体（HIT抗体）の産生が促されることが主因となる．この数年で，後述するようにその免疫学的特殊性（奇妙さ）が明らかとなり，HITの大変わかりにくい病態が，かなり理解可能なレベルまで，明確化されてきている．

　大多数の薬剤性血小板減少症と異なり，急速に血小板減少をきたすものの出血傾向を示すことは稀で，血栓塞栓症を高率に合併する[1]．抗凝固薬が血栓塞栓症の原因となり得るということは，HITを認識していなければ思いもよらない逆説的現象であるため，ヘパリンを継続，さらには増量するという誤った対応により，血栓塞栓症の増悪や発症を誘導し，患者予後を悪化させる可能性がある．

　一方，ヘパリンは本来，重篤な患者に投与される傾向にあり，感染症の合併や，他の薬剤など，血小板減少をきたしやすい他の原因が存在することも少なくない．これらの原因による血小板減少症では，出血傾向が問題となることが多い．この場合，HITと誤診し，HIT治療として抗凝固薬（抗トロンビン薬）を投与すると，出血傾向を増悪させることにつながり，頭蓋内出血など重篤な合併症をきたす可能性がある[2]．したがって，HITの認知が進んだ現在，今度は過剰診断，過剰治療が患者予後を左右する．また，いったんHITと過剰診断されると，その後，ヘパリンの再投与が必要となった際，たとえば，人工心肺管理による心臓血管外科手術等を施行しなければならなくなった時に，その抗凝固薬の選択に重大な混乱をきたし，患者予後に直結する可能性がある．よって，HITを正しく診断することは，患者予後改善の重要なステップとなる．

2 ヘパリン起因性血小板減少症（HIT）発症のメカニズム

　ヘパリンと血小板第4因子（Platelet factor 4: PF4）の複合体に対する抗体（抗PF4/ヘパリン抗体）の産生がHITの主因となる[3]．ヘパリン投与を受ける患者では，血小板が活性化されやすい状態にある．このような症例が陰性荷電に富むヘパリン投与を受けると，硫酸基の多さにより陽性荷電に富んだPF4に対して親和性が強いヘパリンに，活性化血小板のα顆粒から放出されたPF4が結合し，血小板表面で多重合体を形成する[4,5]．この際にPF4の高次構造が変化し，PF4の表面に抗原基となるアミノ酸配列が露呈され，新たな抗原性（neoantigen）を提示することで，ヘパリンとPF4の複合体に対する抗体（抗PF4/ヘパリン抗体）の産生を招く[3]．この際にヘパリンと

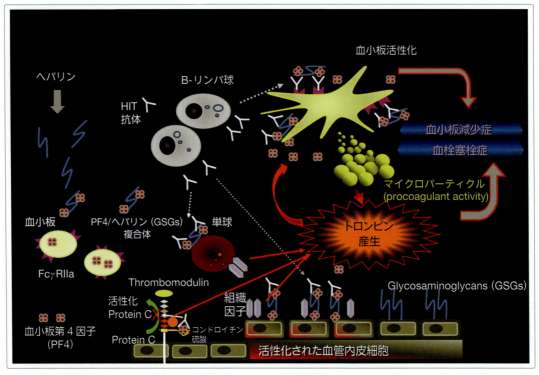

図1　ヘパリン起因性血小板減少の発症機序

PF4が分子量論的に適度な濃度比（PF4：ヘパリンが，1：1から1：2）で存在しないとPF4の構造変化が起こらないことが指摘され[6]，それが抗PF4/ヘパリン抗体産生のリスク因子を規定している可能性がある[7]．抗PF4/ヘパリン抗体の一部に強い血小板活性化能をもつもの（HIT抗体）があり，血小板表面で多重合体を形成した免疫複合体が，血小板レセプターFcγRIIAをクロスリンクすることで血小板の活性化を引き起こす[8,9]．活性化された血小板からprocoagulant活性の高いマイクロパーティクルが放出され，凝固カスケードが活性化される．さらに，HIT抗体は，単球の活性化[10]や血管内皮細胞の活性化[11]により，組織因子を介した凝固因子の活性化を引き起こし[10,12,13]，最終的にトロンビンの過剰産生が生じ，血小板減少，さらには血栓塞栓症を誘発するものと推定されている（図1）．

3　ヘパリン起因性血小板減少症の病因とその免疫学的特殊性（奇妙さ）

HITは以下のような免疫学的特殊性（奇妙さ）を示す．

- ヘパリン初回投与患者でも，まるで二次免疫応答のように，ヘパリン投与開始後4日からIgGが産生される[9]．
- HIT既往患者にヘパリン再投与を行っても，ほとんど再発しない[14,15]．
- HIT抗体は，通常の二次免疫応答とは異なり，比較的短期間（50〜85日間）で，消失する[16]．

近年，これら免疫学的特殊性を説明し得る仮説の報告が相次いでいる．生体において細菌感染が起こると，PF4が，陰性荷電に富む細菌表面のlipid Aのリン酸基に結合して，PF4に依存したHIT抗体に類似した抗体の産生を促し[17]，誘導された抗体が細菌表面に結合したPF4を認識することで，細菌貪食を強めるという原始的な防御システムがあることが示唆されている[18]．HIT

患者における PF4/ヘパリン複合体に対する抗体の産生は，この防御システムの誤誘導（misdirection）によると考えられ，ヘパリン投与により，血小板表面に結合したヘパリンに PF4 が集積し，それを細菌表面に集積した PF4 と誤認することで二次免疫応答として HIT 抗体を誘導し，HIT を発症するものと推論している．したがって，我々は，細菌感染を繰り返し受けているため，ヘパリン投与により誘導される抗 PF4/ヘパリン抗体の産生は，たとえヘパリンの初回投与であっても二次応答として起こることとなる．また，外傷などによる組織崩壊によって血中に放出される核酸（DNA, RNA）が HIT 抗体を誘導し得ることも報告されており，ヘパリン投与を受けていない患者でも，すでに HIT に対する予備免疫（preimmunization）を受けている可能性が指摘されている[19]．実際，健常人の末梢血中に，炎症を惹起する物質（deoxycytosine-deoxyguanosine: CpG）での刺激で抗 PF4/ヘパリン抗体を産生する B cell が存在すると報告された[20]．B cell の免疫寛容が破綻する protein kinase Cδ が欠損しているマウスでは，抗 PF4/ヘパリン抗体が自然産生されると報告されている[20]．さらに，抗 PF4/ヘパリン抗体は，原始的な marginal zone B cell が欠損しているマウスでは，産生が障害される．Marginal zone B cell は，"repetitive rigid form（硬直した繰り返し構造）"を持つ抗原（細菌）を認識し，T-cell に依存せず抗体を産生するが，PF4/ヘパリン複合体は，細菌と同様に "repetitive rigid form" を抗原として提示し得ると報告されている[21]．このような non–T cell–dependent immune reaction で産生される抗体は，急速に産生され，急速に消失する特性をもつことが指摘されている[21]．

また，心臓外科手術術後患者で検討した結果，PF4/ヘパリン複合体に特異的な memory B cell の検出率が非常に低かったこと[22]より，抗 PF4/ヘパリン抗体に特異的な memory B cell による強い反応を欠くことが示唆されている[23]．

このように HIT の免疫学的特殊性が近年次々と指摘され，上述した 3 つの HIT の臨床的特殊性が説明できるようになってきている．これらの進歩は，HIT の適切な診断，治療を考える上で，大変重要な情報となる．

4 自然発生型 HIT（spontaneous HIT syndrome）

前述したように，抗 PF4/ヘパリン抗体は，ヘパリン投与を行わなくても，他の polyanion，たとえば，細菌表面，核酸（DNA, RNA）によっても誘導され，ヘパリン投与を受けていない患者でも，すでに HIT に対する予備免疫（preimmunization）を受けている可能性が指摘されている[19-21, 24]．実際，ヘパリン投与歴のない整形外科術後患者（手術による組織破壊などにより核酸が放出される）や感染症患者（細菌表面や細菌，ウイルスの崩壊による核酸の放出）での HIT 発症の報告が増加している[25]．ヘパリン投与歴のない症例で HIT を疑うことは難しいため，見逃されている可能性がある．

5 ヘパリン起因性血小板減少症の臨床経過

ヘパリンの初回投与，投与既往のある患者いずれでも，ヘパリン投与を受けてから抗体が産生されるまで，最低でも 4 日かかるため[9, 26]，通常，ヘパリン投与開始後 5 日から 14 日の間に発症する（通常発症型：typical-onset）（図 2）．

HIT 症例に対し適切な診断，治療が実施されない場合，発症患者の約半数に血栓塞栓症を合併し，血栓症による死亡率は 5％程度に及ぶこととなる[27, 28]．血栓塞栓症は，静脈血栓症（深部静脈血栓症，肺塞栓症，副腎出血など）の発症が動脈血栓症（四肢虚血，脳梗塞，心筋梗塞など）の発症より多いとされている[29]．

HIT 抗体は一過性にのみ存在し，ヘパリン投与中止後，平均 100 日程度で陰性化することが明らかになっている[16]．これは，前述した HIT の免疫学的特殊性によること，また，ヘパリン投与が中止されると PF4 の構造変化が起こらなくなり，抗原が体内に存在しなくなるため，急速に抗

	直近ヘパリン投与歴（過去100日）	ヘパリン投与開始後から発症までの期間	血小板減少	HIT抗体	血栓塞栓症合併
通常発症型（typical-onset）	―	5日から14日	急速に減少することが多い	ヘパリン投与開始後5〜10日目に陽性	30〜50%に合併
遅延発症型（delayed-onset）稀	有	ヘパリン中止後3週間以内もしくは数週間遷延	ヘパリン投与中止後に減少	直近ヘパリン投与により陽性化血小板活性化能の強い抗体	ヘパリン中止後血栓塞栓症として重篤化する場合がある．
急速発症型（rapid-onset）	有	数分から24時間以内	急激な減少	直近ヘパリン投与で陽性化した症例にヘパリン投与	多い．全身反応（悪寒，戦慄，発熱，呼吸困難）を伴うことがある．
自然発症型（spontaneous HIT）非常に稀	無	ヘパリン投与後数分〜24時間以内（ヘパリン非投与で発症することあり）	急激な減少．血栓症発症を機に気づかれることあり．	ヘパリン投与前から陽性	多い．整形外科術後や感染，炎症反応が契機となる．

図2　HIT発症様式による分類

体価が低下するものと推測される．逆に言うと，強いHIT抗体が存在している時期であるヘパリン中止後約1か月間は血栓塞栓症発症のハイリスク期間となる．よって，ヘパリン中止後，しばらくしてから（数日から3週間後までに）発症する，もしくは数週間症状が遷延する遅延発症型（delayed-onset）が存在する[30, 31]．これらの症例の場合，HIT抗体の活性化能が非常に強く，症状が重篤化することも少なくなく[30, 32]，これら症例のHIT抗体は，しばしば後述する機能的測定法でヘパリン非存在下でも血小板を活性化させ得る．

直近（大多数が30日以内）のヘパリン投与によりHIT抗体を保持している患者に，ヘパリン再投与を行った場合，1日以内に急激に発症する急速発症型（rapid-onset）が存在する[16, 33]．近年，複雑な冠動脈疾患，循環動態を呈する患者で，数回に分けて経皮的冠動脈インターベンション（PCI）を行うStaged PCI治療の有効性が指摘されているが，我々は，2回目以降のPCIが急速発症型HITによる急性冠動脈血栓症のリスク因子となりうることを示した[33]．HIT抗体存在時にヘパリン大量静注を行うと，5〜30分後に発熱，悪寒，呼吸困難，胸痛，頻脈，悪心，嘔吐などを伴う強い全身症状と急激な血小板減少が起こることがある[34]．

6　ヘパリン起因性血小板減少症の診断

1）臨床的診断

臨床的診断として，一般的に，血小板数が，ヘパリン投与中または投与後に，ヘパリン投与前値の50%以下に低下し，薬剤やDIC，多臓器不全，重症感染症，抗リン脂質抗体症候群，血栓性血小板減少性紫斑病，cancer-associated thrombosisなど，他に血小板数の低下をきたす原因が存在しないことで診断される．術後の症例の場合，術後14日目までに，術後血小板数の回復ピークから50%以上減少した場合，強くHITが疑われる[35]．現在，スコアリングを用いた臨床診断の導入の試みがなされている．現在，最も多用されている4T'sスコアリングシステム[36]について，表1に示す．低スコア（0-3）では，HITである確率は5%未満，高スコアでは80%以上とされるが，実際は，低スコアの場合には，HITをほぼ否定して

表1　4T's スコアリングシステムによる HIT 臨床診断（詳細は文献36を参照）

1. Thrombocytopenia（急性血小板減少症）　該当1つ選ぶ

2点：○50％を超える血小板減少かつ最低値2万/μl 以上かつ過去3日以内に手術歴なし

1点：○50％を超える血小板減少があるが，3日以内の手術歴あり
　　　○2点および0点のクライテリアに合致しない血小板減少（例；30％～50％の血小板減少，最低値1万～1.9万/μl）

0点：○30％未満の血小板減少，最低値が1万/μl を切る血小板減少

2. Timing of platelet count fall or thrombosis（血小板減少，血栓症の発症時期：ヘパリン投与開始日を0日とする）　該当1つ選ぶ

2点：○ヘパリン開始後5～10日目の血小板減少
　　　○過去5～30日以内にヘパリンの投与歴があって今回のヘパリン開始1日以内の血小板減少

1点：○ヘパリン開始後5～10日目の不明確な発症（たとえば血小板測定がされていないための不明確さ）
　　　○過去31日～100日以内にヘパリンの投与歴があり，今回のヘパリン開始1日以内の血小板減少
　　　○ヘパリン開始後10日目以降の血小板減少

0点：○過去100日以内にヘパリン投与歴がなく，今回のヘパリン投与による4日以内の血小板減少

3. Thrombosis or other clinical sequelae（血栓症や皮膚障害，副腎出血などの続発症）　該当1つ選ぶ

2点：○新たな血栓症の発症（動脈性もしくは静脈性）　○注射部の皮膚壊死
　　　○未分画ヘパリンや低分子ヘパリン静注もしくは皮下注時のアナフィラキシー様反応　○副腎出血

1点：○抗凝固療法を受けている最中の静脈血栓症の再発　○血栓症疑いで画像診断待ちの状況
　　　○ヘパリン注射部位の発赤

0点：○血栓症疑いなし

4. oTher cause for thorombocytopenia（血小板減少症のほかの原因）該当1つ選ぶ

2点：○明らかな血小板減少の原因がほかに存在しない

1点：以下の原因によりHIT 以外の疑わしい血小板減少の原因がある可能性があること．
　　　○起因菌の証明されていない敗血症　○人工呼吸開始に関連した血小板減少症　○その他の原因

0点：以下の原因により血小板減少が大変疑わしいこと
　　　○72時間以内の手術　○細菌や真菌が起因菌として証明された状態
　　　○20日以内の化学療法もしくは放射線治療　○HIT でない原因による DIC
　　　○輸血後紫斑病　○血栓性血小板減少性紫斑病
　　　○血小板2万/μl 以下で，薬剤起因性血小板減少症を起こしうる薬剤[1]を投与していること
　　　○低分子ヘパリン注射部の壊死性でない病変（遅延型過敏症と思われる）　○その他の原因

Pretest probability score：HIT である確率
4項目の合計が　6～8点：高い，4～5点：中間，0～3点：低い

よい（high negative predictive value）という使用方法が妥当で，中スコア以上の症例では，後述する血清学的診断（抗 PF4/ヘパリン抗体や"HIT 抗体"の測定）と組み合わせて clinicopathologic syndrome として捉え，診断を行うことが HIT の過剰診断を防ぐうえでも重要であると指摘されている[37]．

2）血清学的診断

HIT を正しく診断するためには，それぞれの測定法の特性を正しく把握することが重要である[38]．

血清学的診断には，患者血漿中にある抗 PF4/ヘパリン抗体量を測定する免疫測定法（antigen immunoassay）が広く普及しており，血小板第4因子-ヘパリン（もしくはスルホン化ポリビニル）複合体を標的とした酵素結合免疫測定法（ELISA など），ラテックス凝集法，化学発光免疫

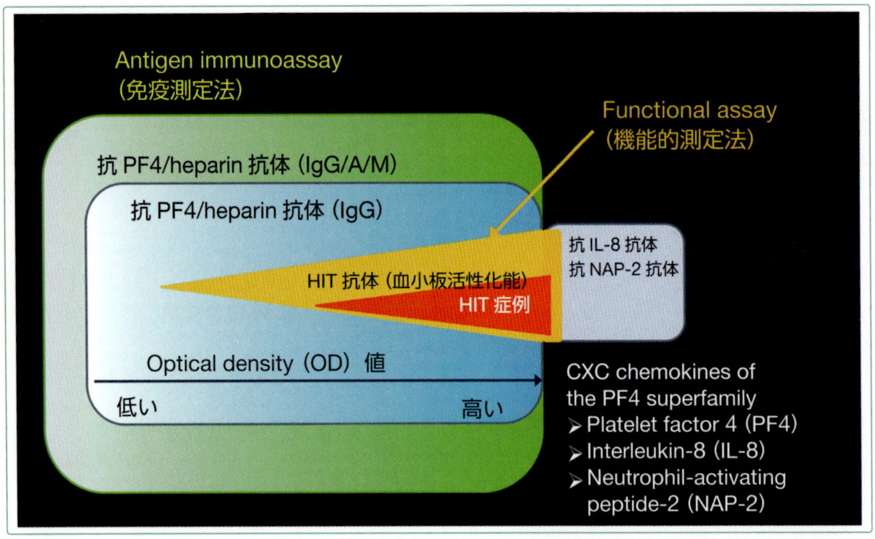

図3 免疫測定法（antigen immunoassay）と機能的測定法（Functional assay）によって検出されるHIT抗体の関係

ヘパリン投与を受けるとある一定の頻度（数％から50％）で，免疫測定法によって検出される抗PF4/ヘパリン抗体が産生される．その中で，IgGのみが，機能的測定法で検出される血小板活性化能をもち（特に抗体価が高いものが，その可能性が高い），HIT発症につながる．Interleukin-8やNeutrophil activating peptide-2に依存する抗体の中にも血小板活性化能をもつものがあるが，これは免疫測定法では検出できない．

測定法（後2法は，2012年9月にわが国において，保険収載された）などが存在する．しかしながら免疫測定法で陽性であってもHITを発症する患者はその一部である[39]．この一因として，臨床的に意義がないとされるIgM，IgAをIgGとともに測定してしまうことが挙げられる[40]．また，抗PF4/ヘパリンIgGであっても，その一部のみが，血小板を活性化させる能力を有することによる[41]．PF4/ヘパリン複合体以外に，interleukin-8，neutrophil-activating peptide-2に対する抗体が同様にヘパリン依存性に血小板の活性化を引き起こすことが報告されており[7]，免疫測定法と後述する機能的測定法（functional assay）との結果の解離を引き起こす原因の一つとして推定されている（図3）．しかしながら，これらの関与は非常に限られたものであり，免疫測定法による抗PF4/ヘパリン抗体が陰性の症例では，ほぼ（95〜99％程度）HITを否定しても良い[40]．免疫測定法は前述した理由で偽陽性が多いので，その判定には注意が必要であるが，最近，その抗体価が高い症例では，臨床的にもHITらしい患者が多いことが指摘されている[41, 42]．

抗PF4/ヘパリン抗体が生理的意味をもつかどうか，すなわち血小板を強く活性化させる能力をもつかどうかを測定する機能的測定法として，洗浄血小板を用いたセロトニンリリースアッセイなどが存在する．これらの方法による"HIT抗体"の検出は，高いクオリティーコントロール（QC）のもとに実施できる施設で行われた場合には特異度が高いため，臨床的にHITが強く疑われ，かつ，これら機能的測定法が陽性（特に強陽性）であればHIT診断につながる[39]（図3）．我々は，HIT抗体に感受性の高いドナーを選択し洗浄血小板を作成，患者血清に含まれる残存トロンビンや補体を不活化した後に（このプロセスも重要），様々なヘパリン濃度下で混合，患者血清に含有されるHIT抗体により産生される血小板由来microparticleをフローサイトメトリーで定量化する方法で機能的測定を実施している[33]．

HITの臨床的特徴をよく理解し，臨床的HITらしさを詳細に検討するともに，患者のもつ抗体が血小板活性化能を持つかどうかを検討する機能的

表2 ヘパリン起因性血小板減少症の治療指針（文献2の概要，詳細については文献2を参照のこと）

1. HITが強く疑われる（または確認された）患者では，血栓症合併の有無にかかわらず，すべてのヘパリン投与を中止するとともに，ヘパリンの代替となる抗凝固薬，たとえば，アルガトロバン，ダナパロイド，もしくはフォンダパリヌクスで治療する[注]．
2. HITが強く疑われるか確認された患者では，血小板数が明らかに（通常 $150×10^9$/L以上まで）回復するまではワーファリンを投与しない．また，ワーファリンはヘパリンの代替となる抗凝固薬と併用（最低5日間）し，低維持用量から投与を開始する．
3. HIT診断時にワーファリンを投与している患者には，ビタミンKを投与し，中和を行う．
4. HITが強く疑われる患者には，血栓症の合併の有無にかかわらず，低分子量ヘパリンを投与しない．
5. HITが強く疑われるまたは確認された患者で明らかな出血がある場合を除き，予防的な血小板輸注を行わない方がよい．
6. HITの既往を有するがHIT抗体陰性の患者に心臓血管手術を施行する場合には，未分画ヘパリンを用いて，人工心肺の抗凝固を行う．免疫学的測定法が陽性であっても，機能的測定法（washed platelet activation assay）が陰性であれば同様．
（注：術前や術後に抗凝固療法が必要な場合にはヘパリン以外の抗凝固薬を投与する）
7. 急性HIT患者またはHITの既往を有する患者に対して心臓カテーテル検査または経皮的カテーテルインターベンション（PCI）を施行する際には，アルガトロバン（もしくはダナパロイド）を用いる[注]．

注）本邦でHIT予防薬，治療薬として薬事承認されているのは，現時点でアルガトロバンのみ．

測定法で検討することが，過剰診断を最小化することにつながる．

7 ヘパリン起因性血小板減少症の治療

ヘパリンによって誘導されている免疫応答（HIT抗体の産生）を抑制するために，ヘパリン投与を直ちに中止することが重要となる．治療薬としてのヘパリンだけではなく，圧ラインの確保等のためのヘパリン生食や，ヘパリンコーティングカテーテル，ヘパリンコーティング回路についても中止する必要がある[2]．ヘパリンを中止しただけで，その後，代替の抗凝固療法を行わなければ，一日当たり約6%の患者が血栓塞栓症を発症すること，また代替の抗凝固療法を実施すれば血栓塞栓症の発症が劇的に減少することが報告されており[43]，臨床的に強くHITを疑った場合には，血清学的診断の結果を待つことなく，できるだけ早急に後述する代替の抗凝固療法を開始する必要がある．

また，ヘパリンを中止した後も，1か月以内は血栓塞栓症の合併が高率に認められることが指摘されており[16]，血栓塞栓症合併のない血小板減少のみの急性期HIT患者であっても血栓塞栓症合併患者と同様に，過剰に誘導されたトロンビン活性の迅速な抑制のために選択的抗トロンビン剤であるアルガトロバンやlepirudin, bivalirudin, Xa阻害薬であるダナパロイドナトリウムやフォンダパリヌクスによる抗凝固療法を，少なくとも血小板数が回復するまで継続することが推奨されている[2]．

急性期HITに対してワーファリン単独投与を行った場合，凝固因子の低下より先に凝固阻止因子（Protein C）の低下をきたすことで，逆に一時的に血栓傾向に傾く可能性があり，急性期HIT患者に四肢壊疽（warfarin-induced venous gangrene）を起こすリスクがある[44]ため，ワーファリン単独治療は行わない．血小板数が回復した時点で，抗トロンビン剤と併用する形で投与を開始し，臨床症状が落ち着いた時点でワーファリン単独治療への切り替えを行う．

現在，エビデンスに基づいた治療指針が確立されている[2]．最新の指針[2]の概要を**表2**に示す．

現時点で，海外で承認されているHIT治療薬の中で，わが国で使用可能な薬剤はアルガトロバ

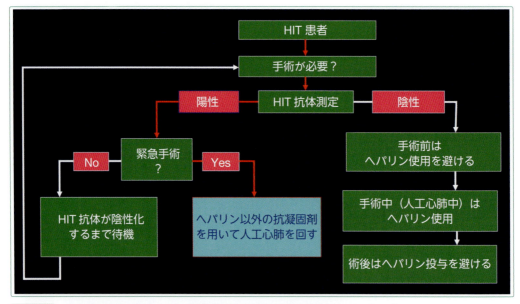

図4　HIT患者における人工心肺使用手術の抗凝固療法選択のアルゴリズム

わが国において，HIT既往患者で，人工心肺を必要とする手術が必要となった場合，可能な限りHIT抗体が陰性化するまで待機し，人工心肺中はヘパリンを用いて手術を行い，離脱後はヘパリンを中止し，術後に必要であれば選択的抗トロンビン剤を投与する方法が，現時点において最善である．
Heparein-Induced Thrombocytopenia. Fifth Edition. Edited by Warkentin T.E. and Greinacher A. New York: Informa Healthcare; 2012. Page 561 から引用．

ンとダナパロイドの2種類である．しかし，薬事承認されているのはアルガトロバンのみである．

8　HIT既往患者にヘパリン再投与は可能？

　HITを発症した患者は，その後は原則的にヘパリンの再投与は禁忌とされる．しかし前述したように，HITの免疫学的特殊性により，HIT既往患者においてヘパリン再投与が可能である可能性がある[15]．HIT既往患者で，人工心肺を必要とする手術が必要となった場合，可能な限りHIT抗体が陰性化する（もしくは，洗浄血小板を用いた機能的アッセイで陰性で，かつ，免疫測定法が弱陽性となる）まで待機し，人工心肺中はヘパリンを用いて手術を行い，離脱後はヘパリンを直ちに中止し，術後に必要であれば選択的抗トロンビン剤を投与する方法が，現時点において最善であると考える[2]（図4）．

おわりに

　我々は，HIT診断に感度，特に特異度に優れた洗浄血小板を用いた機能的測定法を確立し[33]，HIT抗体の測定ならびにHITの診断，治療の全国規模のコンサルテーション依頼への対応を行っている．また，わが国におけるHIT疑い症例のデータベース化を行うために，国立循環器病研究センター倫理委員会などの承認のもと，全国登録調査（HITレジストリー）を実施しており[33]，今後，わが国の現状に即したHIT診断基準，治療指針策定を目指している．

　HIT疑い症例に遭遇された場合，筆者までご連絡いただければ幸いである．

　謝辞：本研究の一部は，厚生労働科学研究費補助金，難治性疾患克服研究事業，循環器病研究開発費ならびに武田財団助成金の支援を受けて行なった．

参考文献

1) Warkentin TE. Drug-induced immune-mediated thrombocytopenia--from purpura to thrombosis. N Engl J Med 2007; 356(9): 891-893.
2) Linkins LA, Dans AL, Moores LK, et al. Treatment and prevention of heparin-induced thrombocytopenia: Antithrombotic Therapy and Prevention of Thrombosis, 9th ed: American College of Chest Physicians Evidence-Based Clinical Practice Guidelines. Chest 2012; 141(2 Suppl): e495S-e530S.
3) Miyata S. Heparin-induced thrombocytopenia. Vox Sang 2009; ISBT Science Series 4: 167-173.
4) Amiral J, Bridey F, Dreyfus M, et al. Platelet factor 4 complexed to heparin is the target for antibodies generated in heparin-induced thrombocytopenia. Thromb Haemost 1992; 68(1): 95-96.
5) Greinacher A, Potzsch B, Amiral J, et al. Heparin-associated thrombocytopenia: isolation of the antibody and characterization of a multimolecular PF4-heparin complex as the major antigen. Thromb Haemost 1994; 71(2): 247-251.
6) Greinacher A, Alban S, Omer-Adam MA,et al. Heparin-induced thrombocytopenia: a stoichiometry-based model to explain the differing immunogenicities of unfractionated heparin, low-molecular-weight heparin, and fondaparinux in different clinical settings. Thromb Res 2008; 122(2): 211-220.
7) Warkentin TE, Greinacher A. Heparin-Induced Thrombocytopenia. 4th ed. New York: Informa Healthcare; 2007.
8) Reilly MP, Taylor SM, Hartman NK, et al. Heparin-induced thrombocytopenia/thrombosis in a transgenic mouse model requires human platelet factor 4 and platelet activation through FcgammaRIIA. Blood 2001; 98(8): 2442-2447.
9) Warkentin TE, Sheppard JA, Moore JC, et al. Studies of the immune response in heparin-induced thrombocytopenia. Blood 2009; 113(20): 4963-4969.
10) Rauova L, Hirsch JD, Greene TK, et al. Monocyte-bound PF4 in the pathogenesis of heparin-induced thrombocytopenia. Blood 2010; 116(23): 5021-5031.
11) Visentin GP, Ford SE, Scott JP, et al. Antibodies from patients with heparin-induced thrombocytopenia/thrombosis are specific for platelet factor 4 complexed with heparin or bound to endothelial cells. J Clin Invest 1994; 93(1): 81-88.
12) Cines DB, Tomaski A, Tannenbaum S. Immune endothelial-cell injury in heparin-associated thrombocytopenia. N Engl J Med 1987; 316(10): 581-589.
13) Arepally GM, Mayer IM. Antibodies from patients with heparin-induced thrombocytopenia stimulate monocytic cells to express tissue factor and secrete interleukin-8. Blood 2001; 98(4): 1252-1254.
14) Potzsch B, Klovekorn WP, Madlener K. Use of heparin during cardiopulmonary bypass in patients with a history of heparin-induced thrombocytopenia. N Engl J Med 2000; 343(7): 515.
15) Warkentin TE, Sheppard JA. Serological investigation of patients with a previous history of heparin-induced thrombocytopenia who are reexposed to heparin. Blood 2014; 123(16): 2485-2493.
16) Warkentin TE, Kelton JG. Temporal aspects of heparin-induced thrombocytopenia. N Engl J Med 2001; 344(17): 1286-1292.
17) Krauel K, Weber C, Brandt S, et al. Platelet factor 4 binding to lipid A of Gram-negative bacteria exposes PF4/heparin-like epitopes. Blood 2012; 120(16): 3345-3352.
18) Krauel K, Potschke C, Weber C, et al. Platelet factor 4 binds to bacteria-inducing antibodies cross-reacting with the major antigen in heparin-induced thrombocytopenia. Blood 2011; 117(4): 1370-1378.
19) Jaax ME, Krauel K, Marschall T, et al. Complex formation with nucleic acids and aptamers alters the antigenic properties of platelet factor 4. Blood 2013; 122(2): 272-281.
20) Zheng Y, Wang AW, Yu M, et al. B-cell tolerance regulates production of antibodies causing heparin-induced thrombocytopenia. Blood 2014; 123(6): 931-934.
21) Zheng Y, Yu M, Podd A, et al. Critical role for mouse marginal zone B cells in PF4/heparin antibody production. Blood 2013; 121(17): 3484-3492.
22) Selleng K, Schutt A, Selleng S, et al. Studies of the anti-platelet factor 4/heparin immune response: adapting the enzyme-linked immunosorbent spot assay for detection of memory B cells against complex antigens. Transfusion 2010; 50(1): 32-39.
23) Greinacher A, Holtfreter B, Krauel K, et al. Association of natural anti-platelet factor 4/heparin antibodies with periodontal disease. Blood 2011; 118(5): 1395-1401.
24) Greinacher A. Me or not me? The danger of spontaneity. Blood 2014; 123(23): 3536-3538.
25) Okata T, Miyata S, Miyashita F, et al. Spontaneous heparin-induced thrombocytopenia syndrome without any proximate heparin exposure, infection, or inflammatory condition: Atypical clinical features with heparin-dependent platelet activating antibodies. Platelets 2014: 1-6.
26) Greinacher A, Kohlmann T, Strobel U, et al. The temporal profile of the anti-PF4/heparin immune response. Blood 2009; 113(20): 4970-4976.
27) Warkentin TE, Kelton JG. A 14-year study of heparin-induced thrombocytopenia. Am J Med 1996; 101(5): 502-507.
28) Wallis DE, Workman DL, Lewis BE, et al. Failure of

early heparin cessation as treatment for heparin-induced thrombocytopenia. Am J Med 1999; 106(6): 629-635.
29) Greinacher A, Farner B, Kroll H, et al. Clinical features of heparin-induced thrombocytopenia including risk factors for thrombosis. A retrospective analysis of 408 patients. Thromb Haemost 2005; 94(1): 132-135.
30) Warkentin TE, Kelton JG. Delayed-onset heparin-induced thrombocytopenia and thrombosis. Ann Intern Med 2001; 135(7): 502-506.
31) Warkentin TE, Bernstein RA. Delayed-onset heparin-induced thrombocytopenia and cerebral thrombosis after a single administration of unfractionated heparin. N Engl J Med 2003; 348(11): 1067-1069.
32) Linkins LA, Warkentin TE. Heparin-induced thrombocytopenia: real-world issues. Semin Thromb Hemost 2011; 37(6): 653-663.
33) Maeda T, Noguchi T, Saito S, et al. Impact of heparin-induced thrombocytopenia on acute coronary artery thrombosis in patients undergoing PCI. Thromb Haemost 2014; 112(3): 624-626.
34) Warkentin TE, Roberts RS, Hirsh J, et al. Heparin-induced skin lesions and other unusual sequelae of the heparin-induced thrombocytopenia syndrome: a nested cohort study. Chest 2005; 127(5): 1857-1861.
35) Pouplard C, May MA, Regina S, et al. Changes in platelet count after cardiac surgery can effectively predict the development of pathogenic heparin-dependent antibodies. Br J Haematol 2005; 128(6): 837-841.
36) Warkentin TE, Linkins LA. Non-necrotizing heparin-induced skin lesions and the 4T's score. J Thromb Haemost 2010; 8(7): 1483-1485.
37) Pouplard C, Gueret P, Fouassier M, et al. Prospective evaluation of the '4Ts' score and particle gel immunoassay specific to heparin/PF4 for the diagnosis of heparin-induced thrombocytopenia. J Thromb Haemost 2007; 5(7): 1373-1379.
38) Warkentin TE, Linkins LA. Immunoassays are not created equal. J Thromb Haemost 2009; 7(8): 1256-1259.
39) Warkentin TE, Sheppard JA, Horsewood P, et al. Impact of the patient population on the risk for heparin-induced thrombocytopenia. Blood 2000; 96(5): 1703-1708.
40) Greinacher A, Juhl D, Strobel U, et al. Heparin-induced thrombocytopenia: a prospective study on the incidence, platelet-activating capacity and clinical significance of antiplatelet factor 4/heparin antibodies of the IgG, IgM, and IgA classes. J Thromb Haemost 2007; 5(8): 1666-1673.
41) Greinacher A, Ittermann T, Bagemuhl J, et al. Heparin-induced thrombocytopenia: towards standardization of platelet factor 4/heparin antigen tests. J Thromb Haemost 2010; 8(9): 2025-2031.
42) Kawano H, Yamamoto H, Miyata S, et al. Prospective multicentre cohort study of heparin-induced thrombocytopenia in acute ischaemic stroke patients. Br J Haematol 2011; 154(3): 378-386.
43) Greinacher A, Eichler P, Lubenow N, et al. Heparin-induced thrombocytopenia with thromboembolic complications: meta-analysis of 2 prospective trials to assess the value of parenteral treatment with lepirudin and its therapeutic aPTT range. Blood 2000; 96(3): 846-851.
44) Warkentin TE, Elavathil LJ, Hayward CP, et al. The pathogenesis of venous limb gangrene associated with heparin-induced thrombocytopenia. Ann Intern Med 1997; 127(9): 804-812.

25 免疫性血小板減少症

はじめに

　免疫性血小板減少症（immune thrombocytopenia：ITP）は血小板に対する自己免疫応答により血小板減少をきたす後天性疾患である．元来，原因不明の血小板減少症を特発性血小板減少性紫斑病（idiopathic thrombocytopenic purpura：ITP）として把握してきたが，病態解明が進んだことから国際的に呼称の変更が提案された．診断の基本は他疾患の除外であったが，抗血小板自己抗体など疾患特異的な項目を取り入れた診断基準案が提唱されている．治療においては，従来の副腎皮質ステロイド，脾摘に加えて *Helicobacter pylori*（ピロリ）除菌やトロンボポエチン（thrombopoietin：TPO）受容体作動薬が導入されて選択肢が広がった．本章では大きく変貌を遂げつつあるITP診療の現状を概説する．

1 疾患概念と分類

　わが国では厚生労働省の特定疾患治療研究事業の対象疾患に特発性血小板減少性紫斑病が含まれてきた．そのため，行政的な理由により，薬剤などの原因や基礎疾患が明らかでない「特発性」の要素が強調されてきた．一方で，病態解析が進み，多くが抗血小板自己抗体による自己免疫疾患として把握されることが明らかとなった．そのため，特発性（idiopathic）の代わりに自己免疫性（autoimmune），免疫性（immune）などの用語が使用されるようになった．また，スクリーニングなどで見つかる出血症状のないケースが多く存在することから，紫斑を病名から除くことを主張する専門家もいた．これらの状況を踏まえ，2007年にエキスパートによる国際会議が開催され，免疫性血小板減少症（immune thrombocytopenia）の統一呼称が提案された[1]．さらに，基礎疾患のない原発性（primary）と全身性エリテマトーデスなどの膠原病，リンパ増殖性疾患，C型肝炎ウイルスなどの感染症に伴う二次性（secondary）に分類された．したがって，従来の特発性血小板減少性紫斑病は原発性ITPに置き換えられる．

　一方，6か月以内に自然寛解する急性型と血小板減少が6か月を超えて持続する慢性型の分類も見直された．治療法の進歩から，寛解が自然経過か治療効果かを鑑別することが困難なため，診断からの期間による単純な分類が提唱された．すなわち，診断から3か月以内を新規診断（newly diagnosed），3～12か月を持続性（persistent），12か月以降を慢性（chronic）に分類する．

2 疫学

　わが国の特定疾患受給者数の推移をみると，2001年の32,360人をピークにそれまでの増加から一転して減少傾向になっている（図1）．その最大の理由はピロリ除菌療法による寛解例の増加である．2004～2007年の4年間の特定疾患調査票の集計から，人口10万人あたりの罹病率は2.16人であった[2]．男女比は全体で1：1.5だが，小児や高齢者ではほぼ1：1であるのに対し，

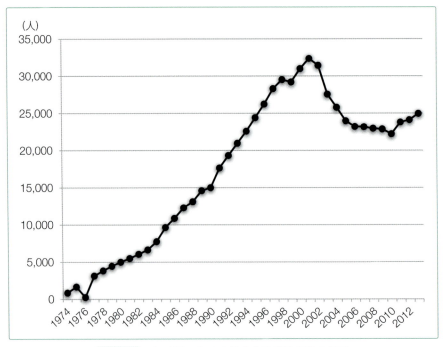

図1 わが国における特定疾患受給者数の推移

60歳未満の成人では女性比率が高くなる．年齢分布をみると，10歳未満の小児期と70歳以上の高齢者にピークがあり，特に男性例でその傾向が顕著である．1996年に実施した調査と比較すると，男性例の増加と高齢化が顕著である．

3 病　態

ITP患者に検出される抗血小板抗体の対応抗原としてGPIIb/IIIa，GPIb/IXなど血小板膜糖蛋白（GP）が同定されている[3]．これら分子は血小板の接着や活性化を制御することで止血機転に重要な役割を果たす．特にGPIIb/IIIaはITP患者の抗血小板抗体により最も高率に認識される．これら自己抗体が血小板減少を誘導するメカニズムとして以下の機序が示されている（図2）．

1）網内系での血小板破壊

抗血小板抗体の主要なIgGサブクラスはIgG1であり，Fcγ受容体に高い親和性をもつ．そのため，抗血小板抗体が結合してオプソニン化された血小板は，網内系で主にFcγ受容体を介してマクロファージなどの貪食細胞に捕捉されて貪食・破壊される．

2）血小板産生の抑制

GPIIb/IIIaなど血小板自己抗原は骨髄巨核球にも発現することから，抗血小板抗体は巨核球にも結合する．ITP患者の約1/3で血小板回転は低下しており，電子顕微鏡で骨髄巨核球の超微形態を調べるとミトコンドリア腫大，空胞化，クロマチン凝集などアポトーシスの特徴がみられる．ITP患者由来の抗血小板抗体は *in vitro* で巨核球の成熟障害や細胞傷害を誘導する[4]．一方，ITP患者の10％程度でTPO受容体に対する自己抗体も検出される[5]．これら自己抗体は造血幹細胞から巨核球への分化を阻害することで血小板産生を抑制する．

4 診　断

ITPの診断は血小板減少をきたす他疾患の除外が基本とされてきた．その理由はITPに特異的な身体所見や検査項目がないからである．紫斑を主

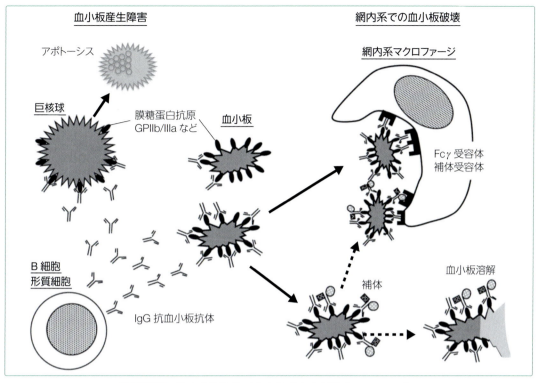

図2　抗血小板抗体が血小板減少を誘導するメカニズム

体とした出血傾向が主要徴候だが，健康診断などで偶発的に血小板減少を指摘される例も多い．皮下出血が最も多く，点状または斑状出血を呈する．粘膜出血として血尿，消化管出血，吐血，喀血などがみられ，高度になると頭蓋内などの重篤な出血をきたす危険がある．女性では月経過多とそれによる鉄欠乏性貧血が唯一の症状のこともある．通常は血小板単独の減少で，塗抹で白血球，赤血球の形態に異常を認めない．血小板減少が高度であるにもかかわらず出血症状を欠く場合は偽性血小板減少症を除外する必要がある．

1）骨髄検査

ITPの骨髄所見は赤芽球や顆粒球系に異常がなく，巨核球数は正常または増加とされるが，減少がITPを除外する根拠にならない．巨核球の細胞質は好塩基性で顆粒に乏しく，血小板付着像を欠く場合が多いが，いずれもITPに特異的な所見でない．そのため，ITPとして典型例では，骨髄異形成症候群（myelodysplastic syndrome：MDS）の好発年齢の60歳以上，摘脾を考慮する場合を除き骨髄検査は不要である．ただし，ITPと診断されていた例の中に，後に再生不良性貧血やMDSと診断されるケースが少数ながら存在するため，ステロイドに対する反応が不良の場合など非典型的な経過を示す際には骨髄検査を行って診断を再考する必要がある．

2）血小板結合免疫グロブリンG（PAIgG）

PAIgGは血小板に結合しているIgG成分のことで，ITPにおける検出感度は80％以上と高いが，他の血小板減少をきたす疾患でも上昇する例が多いため特異性はきわめて低い[6]．PAIgGにはGPIIb/IIIaなどに対する自己抗体が含まれるが，非特異的に血小板に結合または蓄えられたIgGも同時に検出される．そのため，アメリカ血液学会のガイドラインではITPの診断に不要かつ不適切な検査とされている[7]．血小板結合性IgG（PBIgG）は血清，血漿中に存在する血小板に結合する活性をもつIgGを検出する方法である．ITP

表1 ITPの診断基準（案）

1. 血小板減少（10万/μl以下）．
2. 末梢血塗抹標本で3系統すべてに明らかな形態異常を認めない．
3. 以下の検査所見のうち3），4），5）のいずれかを含む3項目以上を満たす．

   1) 貧血がない
   2) 白血球数が正常
   3) 末梢血中の抗GPIIb/IIIa抗体産生B細胞の増加
   4) 血小板関連抗GPIIb/IIIa抗体の増加
   5) 網状血小板比率の増加
   6) 血漿トロンボポエチンは軽度上昇にとどまる（<300 pg/ml）

- ITPの診断には上記の3項目すべてを満たすこと．
- 原発性ITPの診断には二次性ITPをきたし得る疾患を除外すること（SLE，リンパ増殖性疾患，HIV感染症，肝硬変，薬剤性など）．
- ただし，3項目を満たしてもITPとして非典型的な所見を認める場合は骨髄検査を行うことが望ましい．

（文献12より改変）

患者の抗血小板抗体の大半は血小板に結合した状態で存在するのでPBIgGの感度はきわめて低い．

3）血小板特異自己抗体

GPIIb/IIIaやGPIb/IXなど血小板膜糖蛋白に対する特異抗体の検出法が数多く考案され，高い特異性が示されている[8]．ただし，ITP患者末梢血中の抗血小板抗体は主に血小板表面に結合した状態で存在することから，試料として血小板を用いて膜可溶化による抗体溶出操作が必要である．この操作の煩雑さに加えて使用するモノクローナル抗体の入手に制約があるためキット化が進んでいない．そこで，enzyme-linked immunospot（ELISPOT）の原理を用いて抗血小板抗体を産生する末梢血B細胞を検出する手法が考案された[9]．本法は感度91％，特異度98％と良好な成績が示されている．

4）血小板回転

血小板回転の簡便な指標として網（状）血小板比率がある．ITP患者では末梢での血小板の破壊亢進を反映して，流血中の血小板に占める網状血小板の比率が高くなる．ITPの約半数で網血小板比率が上昇し，ITPの診断に有用である[10]．一方，TPOは巨核球の前駆細胞に働き，その増殖および巨核球への分化を促進する成長因子である．

末梢血中のTPO濃度は，主にTPO受容体を発現する巨核球への結合による消費量により規定されている．したがって，TPO濃度は骨髄での血小板の産生レベルを反映し，巨核球低形成を呈する再生不良性貧血や無巨核球性血小板減少症で著増し，ITPでは正常あるいは軽度の上昇にとどまる[11]．TPO濃度が著増していればITPを除外できる．

5）ITPに特異的な検査項目を取り入れた新たな診断基準案

厚労省研究班により，抗GPIIb/IIIa抗体やその産生B細胞，網血小板比率，血漿TPOなどITPに特異的な臨床検査項目を取り入れ，積極的にITPを診断する基準が提案されている（**表1**）[12]．多施設で実施された前向き試験で感度92％，特異度75％と良好な結果が得られている．本基準の一般化には項目に含まれる臨床検査の保険収載が急務である．

5　治療の基本方針

ITP治療の目標は血小板数を正常に戻すのでなく，出血症状の改善，重篤な出血の予防である．その理由として，出血傾向や血小板数によってITPを層別化して健常人との生命予後を比較した結果，血小板数3万/μl以上では差がないからで

表2 各種外科的処置時に推奨される血小板数

外科的処置	推奨血小板数 (/μl)
予防歯科的処置 （歯石除去など 深部クリーニング）	≧2～3万
簡単な抜歯	≧3万
複雑な抜歯	≧5万
局所歯科麻酔	≧3万
小手術	≧5万
大手術	≧8万
主要脳神経手術	≧10万
脾摘	≧5万
分娩（経膣分娩）	≧5万
（帝王切開）	≧8万

（文献17より改変）

ある[13,14]. さらに，治療による有効性，副作用を勘案するとITPによる出血死と治療による副作用死がほぼ同じであることが明らかにされている[15,16]. したがって，厚労省研究班が作成した治療ガイドでは，血小板2万/μl以下または重篤な出血症状（多発する紫斑，点状出血，粘膜出血）を呈する場合を治療対象としている[17]. ただし，高齢者や激しいスポーツなどに従事する生活習慣など個々の患者背景も配慮する必要がある.

治療目標は，無治療で血小板数10万/μl以上の維持である[17]. 合併症などでそれが難しい場合には，治療中止または維持量の薬剤投与で血小板数3万/μl以上かつ出血症状がないことを目指す[17].

6 治療アルゴリズム

従来の治療指針では，第一選択は副腎皮質ステロイド，第二選択は摘脾，これら治療で目標に到達しない難治性には第三選択として免疫抑制薬やダナゾールなどが用いられてきた. しかし，最近15年間でITP治療にピロリ除菌療法とTPO受容体作動薬が導入されて画期的な成果を挙げていることから，2012年に厚労省研究班が新たなITP治療の参照ガイドを作成した（図3）[17]. 主な変更点を以下にまとめた.

1）ピロリ除菌療法

ITPとピロリとの関連が注目されたきっかけは1998年にLancetに掲載された短報である[18]. その中で，ピロリを保菌するITP患者で除菌療法後に血小板が増加したことが報告された. その後，世界各国から同様の報告がなされ，メタ解析でピロリを保菌する成人特発性ITPで，除菌が成功すれば高率に血小板が増加することが確認された[19,20]. 反応例は軽症例だけでなく，摘脾不応例も含み，血小板数が回復すると再発はきわめて少なく，「治癒」と考えられる症例も多い. 第一選択として用いられてきた副腎皮質ステロイドに比べて寛解導入率が高く，副作用もはるかに少ない. そのため，新しい治療ガイドでは，ITPと診断されれば全例でピロリの検索を行い，保菌が確認されれば血小板数や出血症状と関係なく除菌療法を最優先で行うことが推奨されている[17]. この指針に従ってピロリ除菌を最初に行うと，ステロイド以下の治療を要する患者数は確実に減少し，治療に伴う副作用の軽減，医療費の削減に大きく貢献することは間違いない. なお，わが国では2010年6月にピロリ除菌療法にITPの効能が追加されている. 興味深いことに，ITPに対するピロリ除菌療法の有効率には民族差があり，日本を含む東アジア，中南米，イタリアでの有効率が50％以上であるのに対し，イタリア以外の欧州，北米からの報告では10％にも満たない[20]. また，小児例では有効率は低く，全身性エリテマトーデスなど基礎疾患を有する二次性ITPでは通常無効である[21].

2）摘 脾

現状でも副腎皮質ステロイドが無効または減量中の再発，副作用で継続困難な例の第二選択である. 特に，妊娠を希望する女性では薬物療法の胎児への影響を考慮して早い時期に摘脾を選択する. 自然寛解の可能性のある発症6か月以内，5歳未満では原則避ける. 摘脾直後に90％以上の症例で血小板が増えるが，永続的な寛解率は50～

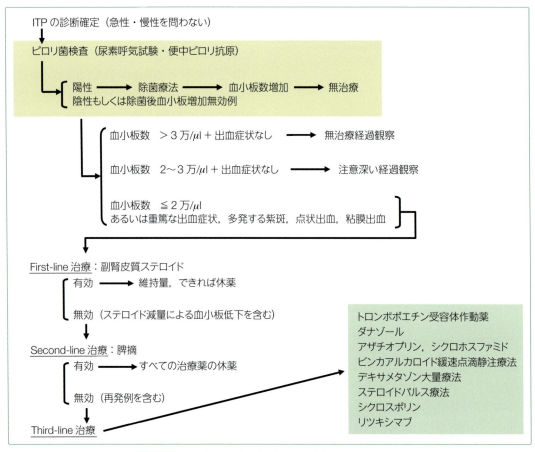

図3　成人 ITP 治療参照ガイド（文献17より改変）

60％にとどまる．摘脾後の再発例ではシンチグラムで副脾を検索し，検出されればその摘出により高率に寛解が得られる．通常は侵襲が少なく短期間の入院ですむ腹腔鏡下摘脾術を選択する．摘脾後に敗血症（主として肺炎球菌による）のリスクが上がるため，手術の2週間以上前に肺炎球菌ワクチンを接種する．

3）TPO 受容体作動薬

難治例では免疫抑制薬（シクロホスファミド，アザチオプリン，シクロスポリン），ダナゾール，デキサメサゾン大量療法が用いられてきたが，有効率は必ずしも高くない．近年，これら治療に比べて有効性の高い TPO 受容体作動薬エルトロンボパグ，ロミプロスチムが保険収載された．これら薬剤は TPO 受容体に結合し，巨核球の成熟，血小板産生を促進する[22,23]．いずれも用量依存的に血小板を増加させる．難治例の80％以上で血小板数5万/μl 以上に増加するが，出血症状が軽減して血小板数3万/μl 以上に維持できる最小用量を至適投与量とする．作用機序から ITP を治癒させる根本治療でなく，出血症状をコントロールすることに主眼を置いた対症療法薬で，長期の継続使用が必要なことを認識する必要がある．血小板低下があっても血栓塞栓症を起こすリスクがあることから，脳梗塞，心筋梗塞，肺塞栓など血栓塞栓症の既往のある例や抗リン脂質抗体陽性例には慎重に投与する．また，使用中止後に血小板数は治療前値よりも低下する場合が多いこと，骨髄でレチクリン（細網）線維が増加する症例があること，白血病細胞の増殖を刺激する可能性などを考慮する．長期使用が前提となるため，さらなる長期安全性の検証が必要である．

4) リツキシマブ

CD20陽性B細胞に対するキメラ抗体製剤で，自己抗体産生の抑制が主たる作用機序である．313例を対象としたメタ解析では，血小板数5万/μl以上の増加は62%，このうち46%で完全寛解が達成されている[24]．治療効果は4〜6週かけて緩徐に発現することが多く，血小板増加の持続期間は平均10.5か月だが，一部で5年以上に渡って持続する．部分寛解例では再発が多く，罹病期間の長い症例（15年以上）で反応が悪い傾向にある．一方，第二選択の脾摘を行わずリツキシマブを用いた前向き研究では，本剤のみの治療で1年後40%，2年後33%が血小板数3万/μl以上かつ治療前値の2倍以上を維持しており[25]，海外では第二選択になり得る薬剤の位置付けになっている．副作用として重篤感染症が懸念され，呼吸器感染症，B型肝炎ウイルス再活性化，進行性多巣性白質脳症（PML）に注意する．わが国では，難治例を対象とした医師主導型の臨床試験が実施され，承認が待たれる．

7 緊急時，外科的処置時の治療

血小板数1万/μl以下で粘膜出血を伴う場合や，主要臓器内への出血（脳，肺，消化管，泌尿器系，腹腔内など重篤な出血），手術など外科的処置時には一時的に血小板数を増加させることが求められる．外科的処置時に推奨される血小板数の目安を表2に示す[17]．完全分子型免疫グロブリン400 mg/kg/日を5日間ゆっくり点滴静注する免疫グロブリン大量静注療法（intravenous immunoglobulin：IVIG）を第一に考慮する．80%以上の症例で血小板数が5万/μlを超え，約60%で10万/μl以上となる[26]．ピークは7日前後で，2〜6週で前値に戻る．最近ではより早い血小板増加を期待して1 g/kg/日の2日間投与も行われている．血小板が増えるまで3〜5日を要するため緊急時には血小板輸血を併用する．

8 妊娠合併ITPに対する診療

1990年代まで妊娠中の母体の出血を回避するために高用量の副腎皮質ステロイドが投与され，新生児の脳内出血を回避するため多くの場合，帝王切開が選択されていた[27]．その後，ITP妊娠でも血小板数3万/μl以上で出血リスクは低減できること，新生児の脳出血は1%と低く，さらに帝王切開で脳出血を回避できる科学的根拠がないことなど問題点が指摘された．妊娠合併ITPの予後は基本的に母子ともに良好で，多くの場合追加治療は不要である．ただし，出血リスクが高い場合は分娩に備えて副腎皮質ステロイドまたはIVIGを行う．なお，ITP患者から生まれてくる新生児のうち約10%が血小板数5万/μl以下，約5%が血小板数2万/μl以下で治療を要することがある．新生児の脳出血を回避するため，一部の施設では分娩前の経皮的臍帯穿刺あるいは分娩中の児頭採血により胎児の血小板数を測定し，血小板数が5万/μl以下であれば帝王切開が選択されていた[27]．しかし，臍帯穿刺による子宮内胎児死亡または緊急帝王切開に至る割合が約5%と高いこと，児頭採血法では採血中に検体が凝固しやすく実際の血小板数よりも低い値になることから現在は推奨されない．これらの状況を踏まえ，2014年に厚労省研究班が主体となり小児科，産科，麻酔科医と協力して妊娠合併特発性血小板減少性紫斑病診療の参照ガイドが作成された[28]．

おわりに

最近のITPにおける診断，治療における進歩はめざましい．しかし，保険収載されている臨床検査や治療法は限られるため，さらなる科学的エビデンスに基づいたデータの蓄積が重要である．

参考文献

1) Rodeghiero F, Stasi R, Gernsheimer T, et al. Standardization of terminology, definitions and outcome criteria in immune thrombocytopenic purpura of adults and children: report from an international working group.

Blood 2009; 113: 2386-2393.
2) Kurata Y, Fujimura K, Kuwana M, et al. Epidemiology of primary immune thrombocytopenia in children and adults in Japan: a population-based study and literature review. Int J Hematol 2011; 93: 329-335.
3) McMillan R. Autoantibodies and autoantigens in chronic immune thrombocytopenic purpura. Semin Hematol 2000; 37: 239-248.
4) McMillan R, Wang L, Tomer A, et al. Suppression of *in vitro* megakaryocyte production by antiplatelet autoantibodies from adult chronic ITP patients. Blood 2004; 103: 1364-1369.
5) Kuwana M, Okazaki Y, Kajihara M, et al. Autoantibody to c-Mpl (thrombopoietin receptor) in systemic lupus erythematosus: relationship to thrombocytopenia with megakaryocytic hypoplasia. Arthritis Rheum 2002; 46: 2148-2159.
6) Kelton JG, Murphy WG, Lucarelli A, et al. A prospective comparison of four techniques for measuring platelet-associated IgG. Br J Haematol 1989; 71: 97-105.
7) George JN, Woolf SH, Raskob GE, et al. Idiopathic thrombocytopenic purpura: a practice guideline developed by explicit methods for the American Society of Hematology. Blood 1996; 88: 3-40.
8) Brighton TA, Evans S, Castalidi PA, et al. Prospective evaluation of the clinical usefulness of an antigen-specific assay (MAIPA) in idiopathic thrombocytopenic purpura and other immune thrombocytopenias. Blood 1996; 88: 194-201.
9) Kuwana M, Okazaki Y, Kaburaki J, et al. Detection of circulating B cells secreting platelet-specific autoantibody is useful in the diagnosis of autoimmune thrombocytopenia Am J Med 2003; 114: 322-325.
10) Kurata Y, Hayashi S, Kiyoi T, et al. Diagnostic value of tests for reticulated platelets, plasma glycocalicin, and thrombopoietin levels for discriminating between hyperdestructive and hypoplastic thrombocytopenia. Am J Clin Pathol 2001;115: 656-664.
11) Kosugi S, Kurata Y, Tomiyama Y, et al. Circulating thrombopoietin level in chronic immune thrombocytopenic purpura. Br J Haematol 1996; 93: 704-706.
12) Kuwana M, Kurata Y, Fujimura K, et al. Preliminary laboratory-based diagnostic criteria for immune thrombocytopenic purpura: Evaluation by multi-center prospective study. J Thromb Haemost 2006; 4: 1936-1943.
13) Cohen YC, Djulbegovic B, Shamai-Lubovitz O, et al. The bleeding risk and natural history of ITP in patients with persistent low platelet counts. Arch Intern Med 2000; 160: 1630-1638.
14) Portielje JE, Westendorp RG, Kluin-Nelemans HC, et al. Morbidity and mortality in adults with idiopathic thrombocytopenic purpura. Blood 2001; 97: 2549-2554.
15) McMillan R, Durette C. Long-term outcomes in adults with chronic ITP after splenectomy failure. Blood 2004; 104: 956-960.
16) George JN. Management of patients with refractory immune thrombocytopenic purpura. J Thromb Haemost 2006; 4: 1664-1672.
17) 藤村欣吾, 宮川義隆, 倉田義之, 他. 成人特発性血小板減少性紫斑病治療の参照ガイド2012年版. 臨床血液 2012; 53: 433-442.
18) Gasbarrini A, Franceschi F, Tartaglione R, et al. Regression of autoimmune thrombocytopenia after eradication of *Helicobacter pylori*. Lancet 1998; 352: 878.
19) Franchini M, Vesccovi PP, Garofano M, et al. *Helicobacter pylori*-associated idiopathic thrombocytopenic purpura: a narrative review. Semin Thromb Hemost 2012; 38: 463-468.
20) Stasi R, Sarpatwari A, Segal JB, et al. Effects of eradication of *Helicobacter pylori* infection in patients with immune thrombocytopenic purpura: a systematic review. Blood 2009; 113: 1231-1240.
21) Kuwana M. *Helicobacter pylori*-associated immune thrombocytopenia: clinical features and pathogenic mechanisms. World J Gastroenterol 2014; 20: 714-723.
22) Bussel JB, Cheng G, Saleh MN, et al. Eltrombopag for the treatment of chronic idiopathic thrombocytopenic purpura. N Engl J Med 2007; 357: 2237-2247.
23) Kuter DJ, Bussel JB, Lyons RM, et al. Efficacy of romiplostim in patients with chronic immune thrombocytopenic purpura: a double-blind randomised controlled trial. Lancet 2008; 371: 395-403.
24) Arnold DM, Dentali F, Crowther MA, et al. Systematic review: efficacy and safety of rituximab for adults with idiopathic thrombocytopenic purpura. Ann Intern Med 2007; 146: 25-33.
25) Godeau B, Porcher R, Fain O, et al. Rituximab efficacy and safety in adult splenectomy candidates with chronic immune thrombocytopenic purpura-results of a prospective multicenter phase 2 study. Blood 2008; 112: 999-1004.
26) Bussel JB, Pham LC. Intravenous treatment with gammaglobulin in adults with immune thrombocytopenic purpura: review of the literature. Vox Sung 1987; 52: 206-211.
27) Fujimura K, Harada Y, Fujimoto T, et al. Nationwide study of idiopathic thrombocytopenic purpura in pregnant women and the clinical influence on neonates. Int J Hematol 2002; 75: 162-168.
28) 宮川義隆, 柏木浩和, 高蓋寿朗, 他. 妊娠合併特発性血小板減少性紫斑病診療の参照ガイド. 臨床血液 2014; 55: 934-947.

26 感染症と血小板

はじめに

生きた化石と呼ばれるカブトガニの体内では，一種類のヘモサイトのみが循環していて，この細胞が感染防御と止血を担っている[1]．一方，哺乳類の場合，血球間での役割分担が進み，感染防御は主として白血球が，止血は主として血小板が担っている．しかしながら，白血球と血小板はクロストークをしながら，血小板も感染防御に寄与し，白血球も血栓形成に寄与していることが明らかになりつつある．本セクションでは，感染症時の血小板の役割と動向について概説する．

1 感染防御と血栓形成

血小板は止血に必須の細胞であるが，感染防御にも重要な役割を果たしている．血小板を枯渇させたマウスは，細菌の増殖を制圧する能力が低く，正常に血小板をもったマウスと比較して菌血症の際の生存率が低い[2,3]．ヒトを対象にした研究でも，血小板減少は感染症の独立した危険因子であることが認識されはじめている[4]．また，抗血小板薬を服用していると，肺炎などの感染症の罹患リスクが上昇する可能性も示唆されている[5]．一方で，抗血小板薬の服用は，重症感染症患者の予後改善につながる可能性も示唆されていて[6,7]，血小板は感染初期には生体防御に寄与しているものの，臓器障害を伴う重症感染症に至ると，むしろ病態の増悪因子として作用している可能性が考えられる．

外来微生物の存在を察知した血小板は，細胞外へ抗菌ペプチドを放出したり，細胞内に微生物を取り込んだりすることによって，感染防御に寄与していると考えられているが，近年の研究では，血小板と白血球との相互作用による感染防御機構に注目が集まっている[4]．

1）血小板と好中球との相互作用

血管内を流れている好中球が感染組織に誘導される際には，血管内皮細胞上に着地して転がり（rolling），インテグリンを介して内皮細胞に強固に接着し（adhesion），内皮細胞上をほふく前進し（crawling），内皮細胞をくぐり抜け（transendothelial migration），内皮細胞と周皮細胞の間をほふく前進し（abluminal crawling），周皮細胞の間隙をくぐり抜け，血管外を遊走していく必要がある[8,9]．この過程において，内皮細胞にadhesionした好中球は極性をもつようになり，好中球の尾部にP-selectin glycoprotein ligand-1（PSGL-1）の集塊を形成する．このPSGL-1アンテナは血管内腔に向かって伸びていて，活性化血小板をスキャンする[10]．活性化血小板のP-selectinが，PSGL-1アンテナにシグナルを入力すると，好中球は活性化してcrawlingを開始するとともに細胞外に網状の構造物（neutrophil extracellular traps：NETs）を放出する（図1）．NETsについての詳しい解説は次のセクションに譲るが，微生物を捕獲して死滅させる作用を有していて，感染防御に重要な役割を果たしていると考えられている．血小板が枯渇していたり，血小

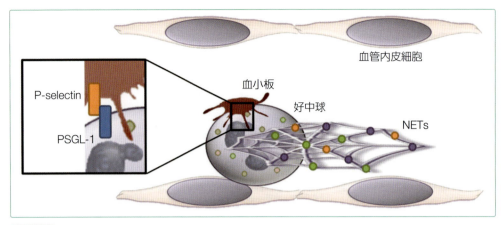

図1 血小板と好中球との相互作用
活性化血小板のP-selectinが好中球のPSGL-1にシグナルを入力すると，好中球は活性化してcrawlingを開始するとともに細胞外にNETsを放出する．NETsは微生物を捕獲して死滅させる作用を有している．また，血栓形成の足場になることも報告されている．

板からのシグナルが入らなかったりすると，好中球のcrawlingやNETs放出が減弱し，その後の炎症反応・免疫反応が減弱する[10-12]．このように，感染防御の最前線で好中球がその役割を十分に発揮するためには，血小板のサポートが必要不可欠である．

2）血小板とマクロファージとの相互作用

肝臓の組織駐在マクロファージであるクッパー細胞は，循環血液中の微生物を貪食除去する役割を担っている．血小板は平常時からクッパー細胞との一過性の接触を繰り返していて，クッパー細胞表面における感染の兆候を探査している[3]．この平常時の一過性の接触には，クッパー細胞表面のvon Willebrand因子と血小板表面のGPIbとの結合が関与していて，感染の兆候がなければ，血小板はクッパー細胞から離れていく．一方，感染の兆候を察知した際には，血小板はGPIIbを介して強固に接着し，これによって，クッパー細胞表面に捕えられているセレウス菌や黄色ブドウ球菌

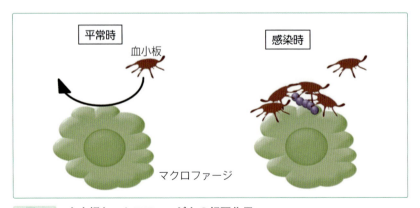

図2 血小板とマクロファージとの相互作用
血小板はクッパー細胞に一過性に接触し，クッパー細胞表面における感染の兆候を探査している．感染の兆候がなければ，血小板はクッパー細胞から離れていく（左）．一方，感染の兆候を察知した際には，血小板は強固に接着し，クッパー細胞表面に捕えられている微生物を血小板血栓で被覆し，クッパー細胞によるこれらの微生物の貪食除去をサポートしている（右）．この血小板の集積と被覆は，好中球をはじめとした白血球の集積よりも早期に観察され，感染早期の防御メカニズムとして重要だと考えられる．

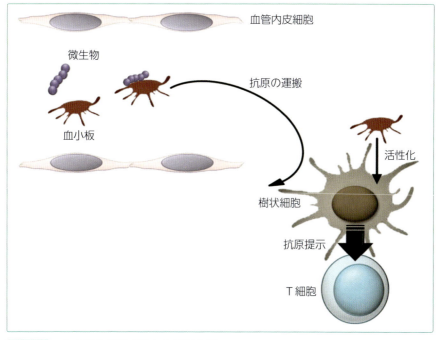

図3　血小板と樹状細胞との相互作用
血小板は血液中の微生物を脾臓の樹状細胞のもとに運搬し，樹状細胞による抗原提示をサポートしている．さらに，血小板はCD40リガンドを介して樹状細胞を活性化し，獲得免疫の活性化に寄与している．

などの微生物を血小板血栓で被覆し（図2），クッパー細胞によるこれらの微生物の貪食除去をサポートしている[3, 13]．血小板が枯渇していたり，血小板とクッパー細胞との接着が正常に起こらなかったりすると，クッパー細胞表面における血小板の集積と被覆が減弱し，循環血液中の微生物のクリアランスが遅延し，生存率が低下する．この血小板の集積と被覆は，好中球をはじめとした白血球の集積よりも早期に観察され，感染早期の防御メカニズムとして重要だと考えられる．

3）血小板と樹状細胞との相互作用

樹状細胞はナイーブT細胞に抗原を提示して獲得免疫応答のプライミングを行う．血小板は血液中の微生物を脾臓の樹状細胞のもとに運び，樹状細胞による抗原提示のサポートをしている[14]．特に，リステリア菌などのグラム陽性菌の運搬に寄与していると考えられていて，血小板表面のGPIbと補体C3が血小板とグラム陽性菌との接触を仲介している（図3）．さらに，血小板は機能的なCD40リガンド（CD154）を発現していて，CD40リガンド依存性に樹状細胞を活性化し，B細胞のアイソタイプスイッチやT細胞の活性化に寄与している[15]．

2　感染症と血小板減少

細菌，真菌，ウイルスなどの外来微生物に感染した際には，しばしば循環血小板数が減少する．感染症に伴う循環血小板数減少の原因は，(1) 血小板産生の低下，(2) 血小板消費の亢進，(3) 血小板分布の異常，に大別される．

1）血小板産生の低下

血小板産生の低下は，特にウイルス感染に伴って認められることが多く，巨核球の分化が，①ウイルスもしくはウイルス由来タンパク質によって阻害されたり，②ウイルス感染に伴って産生される自己抗体によって阻害されたり，③トロンボポエチンなどの血小板産生に関与するサイトカイン

が低下することによって阻害されたりする[16].

2）血小板消費の亢進

血小板消費の亢進は，感染症に伴う血小板減少の主要原因と考えられ，❶血栓形成に伴う消費，❷血小板の細胞死の亢進，❸クリアランスの亢進，などの機序が関与している.

❶血栓形成に伴う消費

病原体関連分子パターン（pathogen-associated molecular patterns：PAMPs）という形で外来微生物の存在を察知すると，単球は活性型の組織因子を発現し，好中球はNETsを放出する[17]. また，活性化した血管内皮細胞は，トロンボモジュリンなどの抗凝固分子の発現を低下させるとともに[18], von Willebrand因子などの血栓形成を促進する分子を放出し，プラスミノゲン活性化因子インヒビター1（plasminogen activator inhibitor-1：PAI-1）などの線溶阻害分子を放出する.
これによって，感染症時には血管内血栓形成が進行し，凝固因子と血小板の消費が進行する（図4）.

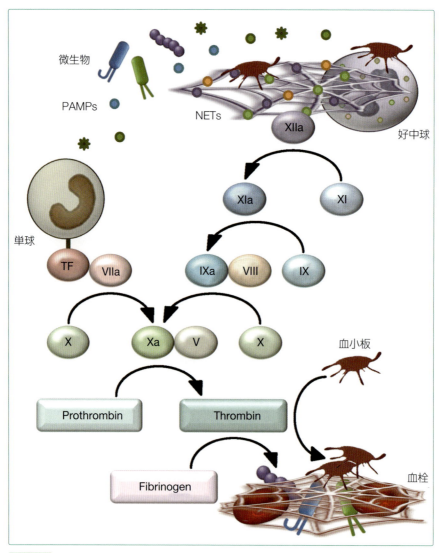

図4　感染症に伴う血栓形成と血小板の消費
病原体関連分子パターン（pathogen-associated molecular patterns：PAMPs）という形で感染の兆候を察知すると，単球は活性型の組織因子を発現し，好中球はNETsを放出する．これによって，感染症時には血管内血栓形成が進行し，凝固因子と血小板の消費が進行する．

❷ 血小板の細胞死の亢進

感染症時には，血小板のアポトーシスやネクローシスも亢進する[16,19]．血小板のネクローシスは，炎症や凝固の活性化に関連していて，血栓形成に寄与していると考えられるが，アポトーシスした血小板は，貪食細胞によってクリアランスされると考えられている[20]．アポトーシスもしくはネクローシスのいずれの経路をとった場合でも，血小板の寿命は短縮し，血小板減少の一因となっていると考えられる．

❸ クリアランスの亢進

血小板のクリアランスには，貪食細胞による貪食除去と，肝細胞によるアシアロ受容体を介したクリアランスとがあり（図5），感染症時にはその両者が亢進しうる[21,22]．前者には，血小板表面における貪食阻害分子CD47の発現低下，抗血小板抗体の出現，貪食細胞の異常活性化による血球貪食などが関与していると考えられ，血小板は寿命を全うすることなく貪食除去される．貪食除去が亢進した際には，フィードバック機構としてのトロンボポエチン産生増加を伴いにくいため，原因が取り除かれるまでは血小板数の回復が遅延する可能性が考えられる[23]．ノイラミニダーゼ（シアリダーゼ）を発現している微生物に感染した際には，血小板表面のシアル酸が除去され，アシアロ受容体を介した肝臓でのクリアランスが亢進する[22]．アシアロ受容体を介したシグナルは，肝細胞におけるトロンボポエチン産生を増加させるため，フィードバック機構としての血小板産生の増加を伴いやすいと考えられる[23]．

3）血小板分布の異常

感染症時には，脾臓，肝臓，肺などの臓器に停留する血小板が増加し，結果的に循環血小板数が減少する．血小板はToll様受容体などのパターン認識受容体を発現していて，エンドトキシンなどのPAMPsを認識することによって活性化される[24]．パターン認識受容体からのシグナルで活性化した血小板は，凝集して血栓を形成するわけではなく，好中球などの白血球と相互作用するようになる[11]．この血小板・好中球複合体の多くは，肺や肝臓などの微小血管内に留まるため，感染症時には循環血小板数の減少をきたすと考えられている[11,24]．

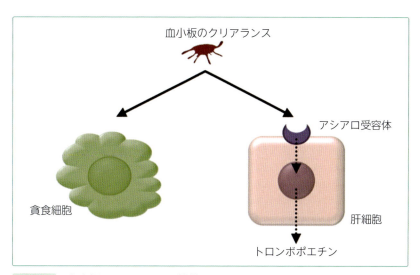

図5　血小板のクリアランス機構

血小板のクリアランスには，貪食細胞による貪食除去（左）と，肝細胞によるアシアロ受容体を介したクリアランス（右）とがある．血小板表面の糖鎖に付加されているシアル酸は，血中を長く循環している間に外れ，アシアロ血小板となる．アシアロ血小板は肝細胞のアシアロ受容体によって認識され，エンドサイトーシスによって除去される．アシアロ受容体を介したシグナルは，肝細胞におけるトロンボポエチン産生を増加させるため，クリアランスされた数に見合った血小板が新しく産生されると考えられる．

おわりに

血小板は止血に必須の細胞であるが，種々の白血球と相互作用をしながら，感染時の初期防御にも重要な役割を果たしている．その一方で，過度の血管内血栓形成は，重症感染症の病態を悪化させている要因の一つでもあり，血小板機能を時間的・空間的に適切に制御することはきわめて重要である．

参考文献

1) Muta T, Iwanaga S. The role of hemolymph coagulation in innate immunity. Curr Opin Immunol 1996; 8(1): 41-47.
2) McDonald B, Urrutia R, Yipp BG, et al. Intravascular neutrophil extracellular traps capture bacteria from the bloodstream during sepsis. Cell Host Microbe 2012; 12(3): 324-333.
3) Wong CH, Jenne CN, Petri B, et al. Nucleation of platelets with blood-borne pathogens on Kupffer cells precedes other innate immunity and contributes to bacterial clearance. Nat Immunol 2013; 14(8): 785-792.
4) Vieira-de-Abreu A, Campbell RA, Weyrich AS, et al. Platelets: versatile effector cells in hemostasis, inflammation, and the immune continuum. Sem Immunopath 2012; 34(1): 5-30.
5) Gross AK, Dunn SP, Feola DJ, et al. Clopidogrel treatment and the incidence and severity of community acquired pneumonia in a cohort study and meta-analysis of antiplatelet therapy in pneumonia and critical illness. J Thromb Thrombolysis 2013; 35(2): 147-154.
6) Winning J, Reichel J, Eisenhut Y, et al. Anti-platelet drugs and outcome in severe infection: clinical impact and underlying mechanisms. Platelets 2009; 20(1): 50-57.
7) Winning J, Neumann J, Kohl M, et al. Antiplatelet drugs and outcome in mixed admissions to an intensive care unit. Crit Care Med 2010; 38(1): 32-37.
8) Phillipson M, Kubes P. The neutrophil in vascular inflammation. Nat Med 2011; 17(11): 1381-1390.
9) Proebstl D, Voisin MB, Woodfin A, et al. Pericytes support neutrophil subendothelial cell crawling and breaching of venular walls in vivo. The Journal of experimental medicine 2012; 209(6): 1219-1234.
10) Sreeramkumar V, Adrover JM, Ballesteros I, et al. Neutrophils scan for activated platelets to initiate inflammation. Science 2014; 346(6214): 1234-1238.
11) Clark SR, Ma AC, Tavener SA, et al. Platelet TLR4 activates neutrophil extracellular traps to ensnare bacteria in septic blood. Nat Med 2007; 13(4): 463-469.
12) Caudrillier A, Kessenbrock K, Gilliss BM, et al. Platelets induce neutrophil extracellular traps in transfusion-related acute lung injury. J Clin Invest 2012; 122(7): 2661-2671.
13) Mantovani A, Garlanda C. Platelet-macrophage partnership in innate immunity and inflammation. Nat Immunol 2013; 14(8): 768-770.
14) Verschoor A, Neuenhahn M, Navarini AA, et al. A platelet-mediated system for shuttling blood-borne bacteria to CD8α+ dendritic cells depends on glycoprotein GPIb and complement C3. Nat Immunol 2011; 12(12): 1194-1201.
15) Elzey BD, Tian J, Jensen RJ, et al. Platelet-Mediated Modulation of Adaptive Immunity. Immunity; 19(1): 9-19.
16) Speth C, Loffler J, Krappmann S, et al. Platelets as immune cells in infectious diseases. Future Microbiol 2013; 8(11): 1431-1451.
17) Ito T. PAMPs and DAMPs as triggers for DIC. J Intensive Care 2014; 2(1): 65.
18) Faust SN, Levin M, Harrison OB, et al. Dysfunction of endothelial protein C activation in severe meningococcal sepsis. N Engl J Med 2001; 345(6): 408-416.
19) Kraemer BF, Campbell RA, Schwertz H, et al. Bacteria differentially induce degradation of Bcl-xL, a survival protein, by human platelets. Blood 2012; 120(25): 5014-5020.
20) Jackson SP, Schoenwaelder SM. Procoagulant platelets: are they necrotic? Blood 2010; 116(12): 2011-2018.
21) Stephan F, Thiolière B, Verdy E, et al. Role of hemophagocytic histiocytosis in the etiology of thrombocytopenia in patients with sepsis syndrome or septic shock. Clin Infect Dis 1997; 25(5): 1159-1164.
22) Grewal PK, Uchiyama S, Ditto D, et al. The Ashwell receptor mitigates the lethal coagulopathy of sepsis. Nat Med 2008; 14(6): 648-655.
23) Grozovsky R, Begonja AJ, Liu K, et al. The Ashwell-Morell receptor regulates hepatic thrombopoietin production via JAK2-STAT3 signaling. Nat Med 2014; doi: 10.1038/nm.3770.
24) Andonegui G, Kerfoot SM, McNagny K, et al. Platelets express functional Toll-like receptor-4. Blood 2005; 106(7): 2417-2423.

27

白血球・血小板複合体（NETs）

はじめに

好中球細胞外トラップ（Neutrophil Extracellular Traps：NETs）の発見

好中球は，自然免疫機構において重要な役割を担っており，微生物の生体内侵入や組織障害が起こると即座に遊走され生体を防御している．

近年，NETsと呼ばれる網状の物質を放出して，細菌を捕捉・殺菌するという新たな役割が発見された．

またNETsは，感染症だけでなく自己免疫疾患などの非感染性の疾患との関連性についても研究されている．本章ではNETsの役割と機序に加え，最近のNETs研究について述べる．

1 NETsとは

組織の障害や感染が起こると，まず血中の白血球が遊走し，感染巣へ集結する．好中球は運動性に富み，また強い貪食能をもっているため，血中に侵入した細菌を細胞内に取り込んで食胞とする．そして食胞とリソソームが融合してリソソーム内の顆粒によって細菌を殺菌する[1]．

近年，好中球の新たな抗菌作用として，好中球が好中球細胞外トラップ（Neutrophil extracellular traps：NETs）を放出することが報告された

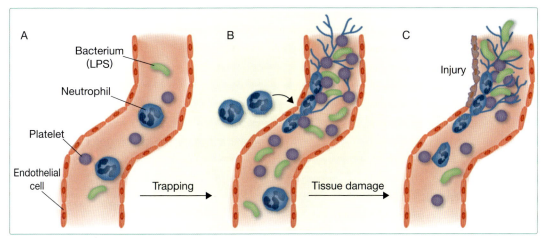

（Nature Medicine 13, 403-404 2007 より引用）

図1　血小板活性による好中球のNETs形成
A. 少量のLPSの血管内侵入では，血小板と好中球は正常に循環している．
B. LSPが増加すると，LPSは血小板上のTLR4と結合する．活性化した血小板は好中球に付着し，好中球はNETsを放出する．そして，好中球が動員される．
C. 放出されたNETsは細菌を捕捉するが，同時に血管組織（血管内皮）を損傷する．

（図1）[2]．

　これは好中球がIL-8や，細菌，真菌，活性化血小板などによって活性化されると，好中球が細胞外に網目状の構造物であるNETsを放出し，細菌を捕捉するというものである[2]．

　NETsは，クロマチンが15～17 nmの線維を構成し，それが束になって直径100 nm以上の線維となって網状構造を形成する[3]．NETsの構成物質には，核成分のヒストン，プロテイン（ラクトフェリン，カテプシンなど），酵素（ミエロペルオキシダーゼ：MPO，好中球エラスターゼ：NE）などがある[4]．

　NETsは病原微生物を物理的に捕捉し，また血流を滞らせることにより，MPOやNEなどの抗菌物質の局所的な濃度を高め，病原微生物を殺菌する．つまり好中球は放出したNETsにより，生体内に侵入した微生物を捕捉・殺菌し，これを局所に止め，全身への拡散を防ぐことで，感染に対する宿主防御の第一線で重要な役割を担っているのである[3,5]．

　NETs形成過程には，Direct Neutrophil ActivationとIndirect Cell-Mediated Neutrophil Activationがある．Direct Neutrophil Activationはphorbol myristate acetate（PMA）や*Staphylococcus aureus*（*S. aureus*），*Candida albicansas*などの病原体が好中球に直接接着してNETsを放出することで，血小板などは介在しないNETs形成のことである．一方，Indirect Cell-Mediated Neutrophil Activationは，たとえば病原体のlipopolysaccharide（LPS）が血小板上のTRL4に結合し好中球を刺激することによってNETsを放出することである[6]．

2　Suicidal NETosisとVital NETosis

　NETsを放出した好中球は，NETosisという細胞死を起こす．NETosisはアポトーシスやネクローシスとはまったく異なる細胞死の形態である．ネクローシス細胞では，無傷の核膜の内部でユークロマチン（euchromatin）とヘテロクロマチン（heterochromatin）が分離している．アポトーシス細胞では，核は凝縮されたクロマチンが強く発現しており，膜結合型アポトーシス小体に分けられている．

　NETosisでは活性化された好中球は徐々に溶解し，核膜と顆粒は細胞質でNETsを形成している．さらに，形態学的特徴としては，NETosisはカスパーゼを必要とせず，DNAの破砕を伴わない[3]．

　しかし，2013年Yippらは，NETosisには，"osis"といっても，細胞死ではない，つまりcell lysisしない，non-cell deathのVital NETosisという現象があることを報告した[7]（図2）．ネクローシス（Necrosis），アポトーシス（Apoptosis），NETosisのこれら"osis"は細胞死を表す用語であるが，細胞死とは細胞膜の溶解（cell lysis）が定義である．しかしNETosisには細胞膜を壊し（cell lysis）てMPOやNEが放出されているSuicidal NETosisと，細胞膜を破壊せずに（no cell lysis）NETs放出するVital NETosisが存在する．Suicidal NETosisは，IL-8やPMAにより，NADPH（還元型ニコチンアミドアデニンジヌクレオチドリン酸）オキシダーゼを介し，シグナル伝達経路であるRaf-MEK（Mitogen-activated protein kinase/*ERK* kinase）-ERK（extracellular-signal-regulated kinase）経路を活性化することにより起こるlytic NETosisである．NETsはおよそ120分かけて細胞内で形成され，好中球の細胞膜が溶解してNETsが細胞外に放出される（図2 A-C）．これに対して，Vital NETosisはnonlytic NETosisで，細胞膜を溶解せずにNETをわずか数分で弾き出す（図2 D-F）．Vital NETosisは好中球と微生物の直接的な結合と血小板上のTLR4とLPSの結合の両者で報告されている．NETs放出は，*S aureus*などのグラム陽性菌の感染では補体受容体3（complement receptor 3：CR3）やTLR2が必要であるのに対して，グラム陰性菌の感染では，血小板上のTLR4がLPSと結合し，CD11aを介した好中球／血小板結合により誘導される．

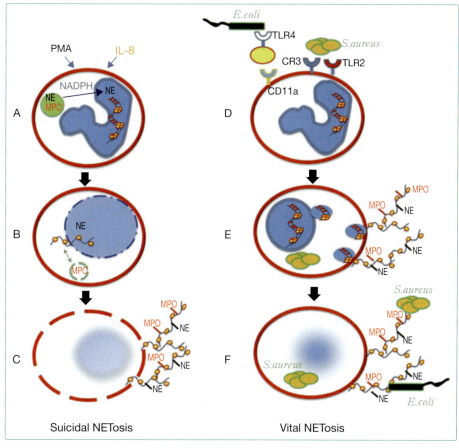

(Blood 122 (16) 2013 より引用)

図2 Suicidal NETosis と Vital NETosis

A-C. Suicidal NETosis は，IL-8 や PMA により，NADPH オキシターゼを介し，raf-MEK-ERK pathway を活性化することにより起こる lytic NETosis である．細胞内で NETs が形成され，好中球の細胞膜が溶解し，NETs が細胞外に放出される．

D-F. Vital NETosis は nonlytic NETosis で，細胞膜を溶解せずに NET を弾き出す．NETs 放出は，S aureus などのグラム陽性菌の感染では補体受容体 3（complement receptor 3：CR3）や TLR2 が必要であるのに対して，グラム陰性菌の感染では，血小板上の TLR4 と LPS が結合し，CD11a を介した好中球／血小板結合により誘導される．

3 NETs による病原体の捕捉

NETs は様々な種類の病原体を捕捉することが知られている．これまでの報告では S aureus, Salmonella typhimurium, Shigella flexneri [2], Shigella, Streptococcus pneumoniae [8], Klebsiella pneumonia [9], Escherichia coli [10], C albicans [11] などがある．さらにインフルエンザウイルス [12] や HIV [13] も捕捉する．このような膨大な種類の病原体を NETs がどのように補足するのかは未解明であるが，1 つは核電荷が重要ではないかといわれている．しかし，C 型レクチンを含む pattern recognition receptors の一つであるサーファクタントタンパク質 D（SP-D）は，細菌にも NETs にも結合することから [14]，NETs による病原体の補足には，細菌と NETs との中間的な架橋をするような物質の関与も考えられている．

4 NETs に関与する疾患

PMA などによる Raf-MEK-ERK 経路を介した NETs の放出が数時間かかるのに対して，細菌に

よる血小板のTLR4を介したNETsの放出はわずか数分といわれており，感染に対して病原体が全身に広がる前に早急に生体防御を行うという点からこの反応の速さは合目的といえる．しかしNETs形成により，ヒストンやMPO，NEなどの本来細胞内に局在する物質が細胞外に放出されることで，さらなる血小板活性や血栓形成の促進，炎症性サイトカイン産生と炎症の増強[15]，血管内皮を傷害することが報告されている[16]（図3）．ヒストンは血小板依存的にトロンビン産生を促進する[17]．ヒストンは血小板を活性化させ，活性化した血小板は凝固を促進する[18]．動物実験においては，ヒストンの静脈内投与により敗血症様の病態となり，血小板が減少し，多血小板微小血栓（platelet-rich microthrombi）の形成が誘導されることが報告されている[19,20]．ヒストンは細胞毒性があり，TLR2やTLR4を介して血管内皮細胞を空胞化して細胞死を誘導する[19]．したがって，長引くNETsの放出や，活性化された血小板と好中球が循環し感染源から離れた遠隔臓器の微小血管内でのNETs形成は，かえって組織や血管内皮の障害の恐れがある．重症敗血症では，全身性の過剰なNETs形成が敗血症性DIC（血管内凝固症候群）や多臓器不全を引き起こすと考えられる．

急性期の感染症に対し，NETsの形成は重要な生体防御機構の一つであるが，慢性炎症疾患においてもNETs形成は影響を与える．これまでに微小血管炎や全身性エリテマトーデス（SLE），関節リウマチ（RA）などの自己免疫疾患で異常なNETs形成が関与していることが報告されている[21,22]．本来，自己に対して応答しない（免疫学的寛容）原則に基づき，免疫系は成り立っている．この免疫学的寛容に破綻をきたし，自己を抗原として認識し，様々な組織障害や代謝機能異常を引き起こすのが自己免疫疾患である．

好中球に対する自己抗体の形成の自己免疫疾患である，抗好中球細胞質抗体（ANCA）によるANCA関連血管炎では，その抗原としてMPOとプロテイネース3（proteinase 3：PR3）がmajor target antigensとして知られている．炎症やサイトカインなどにより好中球が刺激を受けると，好中球の内部からMPOやPR3などの物質が表面へと移動する．それに対する抗体であるANCAが結合すると，好中球は活性化され，活性化された好中球は血管内皮を傷害するようになる．このような機序で微小血管内皮が傷害される疾患がANCA関連血管炎であるが，このPR3とMPOはどちらもNETsの構成物質である．ヒト好中球をANCAで刺激するとNETsが産生される．また，ANCA関連血管炎活動期の循環血中にMPO-DNA複合体の検出と微小血管において全身性にNETsが産生されている．これらのことから，ANCA関連血管炎の発症におけるNETsの関与が報告されている[22]．

SLEでは，多彩な自己抗体が検出されることが多く，これらの抗体による免疫複合体の形成と補体による組織障害により炎症が惹起される．SLE特異的にみられる抗体は，抗二本鎖DNA抗体，DNAとヒストンの結合物に対する抗体（lupus erythematosus factor：LE因子），抗Sm抗体などである．またSLEの患者の血清からANCAが検出されている．

これらの抗体に対応する抗原はNETsの構成物質である．また，SLE患者の血清でNETsの分解能が低下しているという報告もある[23]．

RAは関節をターゲットにした炎症性自己免疫疾患である．RA患者の血清はNETosisの強力な誘導物質であることから，RAとNETsとの関連性が報告されている[24]．

慢性骨髄性白血病や乳がんでもNETs形成の亢進を認め，がん性血栓の新たな解釈としてNETsの存在が調べられている[22,25]．

この他にも血管内皮障害や組織障害に関与する病態とNETsとの関連性が示唆されている[16,26]．

このようにNETsが多くの疾患において異常形成されていることが報告されているが，病態悪化に関与しているのかはまだ不明な点が多い．Leeらは，NETsは好中球が放出したエラスターゼ，カテプシンGなどのプロテアーゼを閉じ込めることで，NETsにはその拡散を防ぎ生体組織の障害を最小限に留める可能性があることを提言している[27]．また，Schauerらは，痛風において

NETsはサイトカインとケモカインを分解することでむしろ炎症を抑制していると報告している．痛風は，尿酸一ナトリウム（MSU）結晶に対する急性炎症反応と好中球の蓄積を特徴とする．炎症部位に動員された好中球はNETを形成し，好中球の密度が高くなると，NETは凝集し，セリンプロテアーゼによってサイトカインとケモカインを分解する．慢性痛風の疾患特徴的な構造である痛風結節は，NETと共通の特徴を示し，MSU結晶はNETosisと凝集したNETを誘導する．興味深いことに，NETosisが障害されている患者では，好中球からの炎症性メディエーターが制御されないMSU結晶の産生を引き起こし，炎症が持続する．さらに，neutrophil cytosolic factor 1 (encoded by *Ncf1*) に単一変異を起こしたマウスにMUS結晶を投与すると，NETosisを起こさず，重篤で慢性的な疾患を発症した．こうした症状は凝集したNETを養子移入することによって軽減された．これらの知見から，NETはサイトカインとケモカインを分解し，好中球の動員と活性化を防止することで，好中球性の炎症の消散を促進していると考えられる[28]．

このように，NETsはもはや感染防御だけでなく，非感染性の炎症性疾患との関連においても注目されており，このような疾患においてNETs形成がどのように関連しているのか，今後の研究が期待されている．

参考文献

1) Brinkmann V, Laube B, Abu Abed U, et al. Neutrophil extracellular traps: how to generate and visualize them. J Vis Exp 2010; 36: e1724.
2) Brinkmann V, Reichard U, Goosmann C, et al. Neutrophil extracellular traps kill bacteria. Science. 2004; 303(5663): 1532-1535.
3) Brinkmann V, Zychlinsky A. Beneficial suicide: why neutrophils die to make NETs. Nat Rev Microbiol. 2007; 5(8): 577-582.
4) Kolaczkowska E, Kubes P. Neutrophil recruitment and function in health and inflammation. Nat Rev Immunol. 2013; 13(3): 159-175.
5) McDonald B, Urrutia R, Yipp BG, et al. Intravascular neutrophil extracellular traps capture bacteria from the bloodstream during sepsis. Cell Host Microbe. 2012; 12(3): 324-333.
6) Papayannopoulos V, Zychlinsky A. NETs: a new strategy for using old weapons. Trends Immunol. 2009; 30(11): 513-521.
7) Yipp BG, Kubes P. NETosis: how vital is it? Blood. 2013;122(16): 2784-2794.
8) Mori Y, Yamaguchi M, Terao Y, et al. α-Enolase of Streptococcus pneumoniae induces formation of neutrophil extracellular traps. J Biol Chem. 2012; 287(13): 10472-10481.
9) Papayannopoulos V, Metzler KD, Hakkim A, et al. Neutrophil elastase and myeloperoxidase regulate the formation of neutrophil extracellular traps. J Cell Biol. 2010; 191(3): 677-691.
10) Yost CC, Cody MJ, Harris ES, et al. Impaired neutrophil extracellular trap (NET) formation: a novel innate immune deficiency of human neonates. Blood. 2009; 113(25): 6419-6427.
11) Byrd AS, O'Brien XM, Johnson CM, et al. An extracellular matrix-based mechanism of rapid neutrophil extracellular trap formation in response to Candida albicans. J Immunol. 2013; 190(8): 4136-4148.
12) Hemmers S, Teijaro JR, Arandjelovic S, et al. PAD4-mediated neutrophil extracellular trap formation is not required for immunity against influenza infection. PLoS One. 2011; 6(7): e22043.
13) Saitoh T, Komano J, Saitoh Y, et al. Neutrophil extracellular traps mediate a host defense response to human immunodeficiency virus-1. Cell Host Microbe. 2012; 12(1): 109-116.
14) Douda DN, Jackson R, Grasemann H, et al. Innate immune collectin surfactant protein D simultaneously binds both neutrophil extracellular traps and carbohydrate ligands and promotes bacterial trapping. J Immunol. 2011; 187(4): 1856-1865.
15) Xu J, Zhang X, Monestier M, et al. Extracellular histones are mediators of death through TLR2 and TLR4 in mouse fatal liver injury. J Immunol. 2011; 187(5): 2626-2631.
16) Saffarzadeh M, Juenemann C, Queisser MA, et al. Neutrophil extracellular traps directly induce epithelial and endothelial cell death: a predominant role of histones. PLoS One. 2012; 7(2): e32366.
17) Ammollo CT, Semeraro F, Xu J, et al. Extracellular histones increase plasma thrombin generation by impairing thrombomodulin-dependent protein C activation. J Thromb Haemost. 2011; 9(9): 1795-1803.
18) Fuchs TA, Brill A, Duerschmied D, et al. Extracellular DNA traps promote thrombosis. Proc Natl Acad Sci U S A. 2010; 107(36): 15880-15885.
19) Xu J, Zhang X, Pelayo R, et al. Extracellular histones are major mediators of death in sepsis. Nat Med 2009; 15(11): 1318-1321.
20) Fuchs TA, Bhandari AA, Wagner DD. Histones

induce rapid and profound thrombocytopenia in mice. Blood. 2011; 118(13): 3708-3714.
21) Villanueva E, Yalavarthi S, Berthier CC, et al. Netting neutrophils induce endothelial damage, infiltrate tissues, and expose immunostimulatory molecules in systemic lupus erythematosus. J Immunol. 2011; 187(1): 538-552.
22) Kessenbrock K, Krumbholz M, Schönermarck U, et al. Netting neutrophils in autoimmune small-vessel vasculitis. Nat Med. 2009;15(6): 623-625.
23) Hakkim A, Fürnrohr BG, Amann K, et al. Impairment of neutrophil extracellular trap degradation is associated with lupus nephritis. Proc Natl Acad Sci U S A. 2010; 107(21): 9813-9818.
24) Sur Chowdhury C, Giaglis S, Walker UA, et al. Enhanced neutrophil extracellular trap generation in rheumatoid arthritis: analysis of underlying signal transduction pathways and potential diagnostic utility. Arthritis Res Ther 2014; 16(3): R122.
25) Demers M, Krause DS, Schatzberg D, et al. Cancers predispose neutrophils to release extracellular DNA traps that contribute to cancer-associated thrombosis. Proc Natl Acad Sci U S A. 2012; 109(32): 13076-13081.
26) Caudrillier A, Kessenbrock K, Gilliss BM, et al. Platelets induce neutrophil extracellular traps in transfusion-related acute lung injury. J Clin Invest. 2012; 122(7): 2661-2671.
27) Lee WL, Grinstein S. Immunology. The tangled webs that neutrophils weave. Science 2004; 303(5663): 1477-1478.
28) Schauer C, Janko C, Munoz LE, et al. Aggregated neutrophil extracellular traps limit inflammation by degrading cytokines and chemokines. Nat Med 2014; 20(5): 511-517.

日本語索引

あ

アクセサリー細胞 86
アクチン 139
アシアロ受容体 235
足関節-上腕血圧比 112
アスピリン 115, 127
アディポネクチン 98
アテローム血栓症 120, 146
アテローム硬化 36
アナフィラキシー症状 193
アポトーシス 235
アラビア数字, 凝固因子 20
アルガトロバン 219
アンジオテンシンⅡ (AngⅡ) 97
アンジオブラスト 52, 58
アンチトロンビン 10, 23, 24
アンチトロンビンⅢ (ATⅢ) 97
アンチトロンビン欠乏症 109
アンチプラスミン 25
暗調小管系 137, 143
安定化フィブリン 7

い

医学用語管理委員会 21
遺残坐骨動脈 117
一次血栓 153
一次止血 3
一次止血栓 146
一酸化窒素 38, 67, 97, 157
遺伝子異常 201
遺伝子多型 128
遺伝子の発現 68
医療安全 21
陰性荷電物質 6
インテグリン 3, 124
インテグリン α2β1 149, 153
インテグリン αIIbβ3 148
インヒビター 200
インフォームド・コンセント 28

う

ウロキナーゼ 11, 108
運動の効果 71

え

エクソサイト 199
エクリズマブ 211
エコノミークラス症候群 107
エドキサバン 106
エノキサパリン 106
炎症 38

か

外因系凝固反応 4
外因性線溶反応 11
改ざん 28
開放循環系 1
開放小管系 137
解離性動脈瘤 34
架橋結合反応 7
確率論 159
カスケード反応 4
下大静脈フィルター 107
活性型PC 9
活性化複合体 5
可溶性型VEGFレセプター1 59
カルシウム 5
川崎病 71
間欠的空気圧迫法 104
幹細胞 132
関節リウマチ 240
感染 1
感染症 13
感染防御 231
ガンマナイフ 36

き

機能的測定法 218
急性腎不全 210
凝血反応 1

凝固・線溶系の嵐 13
凝固カスケード 16
凝固系と活性化血小板の間にポジティブ・フィードバック 77
凝固制御機構 9
凝固促進活性 182
凝固促進物質 17
強固な粘着 148
凝集反応 3
共通経路 6
胸部大動脈瘤 34
巨核球 132, 197
虚血再灌流 166
虚血再灌流症候群 114
巨大血小板減少症 174
筋型動脈 89
筋腎代謝症候群 114

く

クッパー細胞 232
クリングル 10
グルコーストランスポーター 61
グルコサミノグリカン 10
クロット 1, 3
クロピドグレル 115, 127
クロピドグレル抵抗性 128

け

形質膜の脂質相 69
経皮的臍帯穿刺 229
繋留フィラメント 53
血管細胞のアポトーシス 67
血液灌流装置 147
血液凝固 158
血液凝固研究 152
血液透析 211
血液脳関門 60, 61
血管 1
血管炎 15
血管芽細胞 52
血管新生 52, 58

索　引

血管新生抑制剤 87
血管性危険因子 122
血管成熟化 52
血管石灰化 39
血管透過性 86
血管内皮 165
血管内皮 PC 9
血管内皮機能 38
血管内皮細胞 2, 16, 50, 197, 206
血管内皮細胞成長因子 51, 59, 83
血管内皮細胞剥離 16
血管内皮障害 240
血管ニッチ 85
血管平滑筋細胞 50
血管閉塞 151
血管壁細胞 60
血管リモデリング 52, 71
血管老化 100
血球血管芽細胞 52
血漿交換 205
血漿トランスグルタミナーゼ 7
血小板 132, 159, 160, 165, 197, 238
血小板アゴニスト受容体 127
血小板依存性疾患病態 120
血小板回転 226
血小板型 von Willebrand 病 172
血小板活性化能 214
血小板活性化のポジティブ・
　フィードバック 77
血小板凝集 197
血小板凝集能 173, 190
血小板凝集反応 2, 150
血小板結合免疫グロブリン G 225
血小板血栓 3, 204
血小板血栓の三次元的進展 150
血小板減少 169, 201, 214
血小板細胞の活性化 160
血小板第 4 因子 138, 213
血小板特異自己抗体 226
血小板粘着 124
血小板プロコアグラント活性 124
血小板無力症 141, 172
血小板由来成長因子 52
血小板由来成長因子 B 83
血栓 164

血栓形成 158, 164
血栓形成傾向 23
血栓症の時代 2
血栓性血小板減少性紫斑病 198, 204
血栓塞栓症 214
血栓内膜摘除術 116
血栓溶解療法 107
欠損症 23
血餅退縮反応 8
欠乏症 23
血友病 6, 23
血流 146
ケモカイン 41
研究実績の水増し 30
研究者コミュニティの自律や自浄
　作用 31
研究対象者の保護 28
研究の公正さ 28
研究発表・出版の倫理 29
研究不正 28
原始血管叢 52, 61
原発性 ITP 223
倹約遺伝子 13

こ

抗 PF4/heparin 抗体 214
高インスリン血症 99
交感神経軸索 62
交感神経節 62
交換輸血 207
向凝固 2
向凝固作用 3
抗凝固 2
抗凝固作用 3
抗凝固タンパク質 2
抗凝固療法 107
抗血小板抗体 224
抗血小板薬 127
抗血栓性, 血管内皮細胞 3
抗血栓戦略 151
抗原提示 233
膠原病関連 TMA 211
抗好中球細胞質抗体 240
後出血 12
高ずり応力 149

抗線溶因子 12
好中球 237
好中球細胞外トラップ 237
後天性血友病 24, 25
後天性 TTP 200
抗リン脂質抗体 228
抗リン脂質抗体症候群 109
国際血栓止血学会 19
　科学及び標準化委員会 19
国際疾病分類 19, 21
国際生化学分子生物学連合 24
国立国語研究所 20
骨髄異形成症候群 225
骨髄巨核球 137
骨分化 39
古典的 5 徴候 205
コラーゲン 3, 16, 147, 153
コラーゲン受容体 159
混合血栓 8
コンピュータ 160

さ

サーファクタントタンパク質 D 239
在宅ヘパリン自己注射 109
細動脈硬化 36, 94
サイトカイン 67
細胞基盤性凝固反応 7
細胞性線溶反応 12
細網細胞 40, 42, 43
酸化 LDL 37, 97, 99
産学連携 30
酸化ストレス 68

し

志賀毒素産生大腸菌 208
軸流 8
止血栓 3, 5
自己抗体 200
自己免疫疾患 240
自己免疫性出血病 XIII/13 25
四肢壊疽 219
脂質コア 90
脂質二重層 180
資質ラフト 8
自然免疫系 38
膝窩動脈外膜嚢腫 117

膝窩動脈捕捉症候群	117
膝窩動脈瘤	117
疾病及び関連保健問題の国際統計分類	22
シミュレーション	158, 159, 160
シミュレーター	160, 161
社会性と科学性，科学用語	26
習慣性流産	8
集合リンパ管	50
粥腫斑	126
粥状硬化	89
粥状動脈硬化	37, 69
出血	1
出血傾向	151
出血時間	190
腫瘍血管の正常化	87
腫瘍細胞由来 MP	13
シュワン細胞	62
常染色体優性遺伝	210
常染色体劣性遺伝	207
情報工学	158, 160
静脈血栓症	13
静脈血栓塞栓症	97, 102
静脈瘤	35
白子症	143
シロスタゾール	115, 127
心筋梗塞	16, 120
神経管	58
神経－血管ワイヤリング	57
神経成長因子	62
神経前駆細胞	58
神経前駆細胞層	59
神経層	59
神経堤細胞	62
人工血小板	167
人工心肺	220
深在静脈系	35
新鮮凍結血漿	208
心臓の器官形成	71
診断基準	226
伸展	148
伸展張力	65
深部静脈血栓症	8, 97, 102
心房細動	8
信頼性	29

す

スーパーコンピュータ	158, 160
数理モデル化	159
ステロイドパルス療法	208
ストレージ・プール病	174
ストレプトキナーゼ	11
スペクトリン	139, 140
ずり応力（剪断応力）	8, 65, 146

せ

生活習慣病	120
星細胞	206
正式名称，科学用語	19, 20, 22, 25, 26
精神神経症状	208
生体内顕微鏡	147
生体分子イメージング	163
生体防御反応	1
世界保健機関	19
赤色血栓	8
接着分子	37
接触系因子	6
接触相	6
セリンプロテアーゼ前駆体	4
セロトニンリリースアッセイ	218
線維素溶解	152
全国登録調査	220
洗浄血小板	218
全身性エリテマトーデス	240
選択的抗トロンビン剤	219
剪断応力（ずり応力）	8, 65, 146
剪断応力応答配列	67
先天性 α2-PI 欠乏症	12
先天性 TTP	198
先天性 plasminogen 欠乏症	10
先天性血小板機能異常症	171
先天性血栓性素因	8
栓友病	23
線溶反応	10

そ

臓器の左右非対称	71
造血幹細胞	40-47, 86, 133
造血幹細胞移植後 TMA	210
造血幹細胞ニッチ	40-44, 47
増殖因子	67
層流	8
側方抑制作用	53
組織因子	2, 5, 16, 17, 18
組織因子経路阻害因子	97
組織プラスミノーゲンアクチベータ	97, 109
損傷血管壁	150

た

第 Va 因子	182
第 VIIIa 因子	182
第 XIII（13）因子	21
第 X 因子	5
代謝	160
第二経路，補体活性化	209
ダナパロイドナトリウム	219
タリン	139
弾性型動脈	89
弾性ストッキング	104

ち

遅延発症型	216
チカグレロール	128
知の大競争時代	31
中枢神経組織	57
チュブリン	139
超巨大分子 VWF 多量体	8, 206
超高齢社会	1

つ

通称，科学用語	19, 24, 25, 26
痛風	240, 241

て

帝王切開	229
低分子量ヘパリン	106
低用量未分画ヘパリン	106
定量性	158
摘脾	227
デスミン	140
テリン	140
デルマタン硫酸	10
転写因子	68

索引

と

動静脈分化 71
動脈血栓症 120
動脈硬化 15, 89
動脈硬化巣 12
特定疾患 223
特発性血小板減少性紫斑病 144, 207, 223
ドメイン 10
トルーソー症候群 16
トロンビン 5, 73, 161
トロンビン活性 219
トロンビン活性化線溶インヒビター 12
トロンビン受容体 73, 161
トロンビン受容体阻害薬 77
トロンビンバースト 8, 9
トロンボキサンA2 97
トロンボポエチン 41, 132, 223, 226, 235
トロンボモジュリン 9, 67, 97, 209, 234

な

内因系凝固反応 5
内因性線溶反応 11
内科学用語集 20
内皮幹細胞 52
内皮細胞 65, 90
内皮細胞の増殖能 66
軟膜血管 57

に

二光子顕微鏡 163
二次血栓 153
二次止血 3
二次止血栓 146
二重投稿 30
ニッチ 40, 46
日本医学会用語辞典 20
日本血液学会 22
日本血栓止血学会 19
日本内科学会 20
ニューレギュリン 63
ニューロピリン 59

ニューロン 58
ニューロン層 59
尿酸ーナトリウム（MSU）結晶 241

ね

ネクローシス 235
捏造 28
粘着反応 3

の

脳梗塞 16, 120
脳室下帯 58
脳室帯 60
嚢状動脈瘤 34
濃染顆粒 137, 138, 156
濃染顆粒異常症 175
濃染顆粒欠損症 143
脳動静脈奇形 35
脳動脈瘤 34

は

灰色血小板症候群 143
バイオイメージング 163
肺血栓塞栓症 8, 102
肺血栓塞栓症予防管理料 107
ハイブリッド治療 116
白色血栓 8
パターン認識受容体 235
白血球の接着 67
ハプトグロビンの著減 207
パルスオキシメータ 107
万有引力の法則 158

ひ

非可逆的粘着 148
非筋ミオシン重鎖ⅡA 175
微小管 139, 144
微小胞 5
ヒストン 238
ビタミンK依存性凝固因子 6
非定型溶血性尿毒症症候群 204
皮膚灌流圧 112
びまん性内膜肥厚 92
ビメンチン 140
「病院の言葉」委員会 20

表在静脈系 35
病的血栓 1, 13
ピロリ除菌療法 227
ビンキュリン 139, 140

ふ

不安定フィブリン 7
不安定プラーク 92
フィブリノゲン 138, 141, 142, 143, 173
フィブリン線維 5
フィブリン安定化反応 6
フィブロネクチン 138
フィラミン 139, 140
フィラミンA 171
フォスファチジールセリン 124
フォンダパリヌクス 106
複合ヘテロ接合体異常 207
副腎皮質ステロイド 227
腹部大動脈瘤 34
不適切なオーサーシップ 30
プラーク 92
プラーク破裂 93
プラークびらん 94
プラスグレル 128
プラスミノゲン活性化酵素 97
プラスミン 10
プラスミンインヒビター 25
フローサイトメトリー 218
フロー実験システム 152
フローチャンバーシステム 147
プロスタグランジンI2 97
プロテアーゼ活性化型受容体 73
プロテアーゼ阻害因子 9
プロテイネース3 240
プロテインC欠乏症 109
プロテインS 9
プロテインZ依存性凝固阻害因子 10
プロトフィブリル 5
プロトロンビナーゼ複合体 5, 124
プロトロンビン 5
分子異常症 10

へ

平滑筋細胞 60, 90

閉鎖循環系……………… 1, 15
閉塞性血栓血管炎………… 112
閉塞性動脈硬化症………… 111
壁細胞……………………… 50
ヘパラン硫酸……………… 10
ヘパリン…………………… 213
ヘパリン起因性血小板減少症
　………………… 107, 213
　急速発症型……………… 216
　遅延発症型……………… 216
　通常発症型……………… 215
ヘマンジオブラスト……… 52
ペリサイト……………… 50, 60
辺縁流，血液……………… 8

ほ

放出反応…………………… 3
飽食の時代………………… 1
泡沫細胞…………………… 90
ポジティブフィードバック機構 6
補体受容体3……………… 238
ポリリン酸………………… 6

ま

マイクロパーティクル
　……………… 5, 180, 214
膜侵襲複合体……………… 209
膜蛋白GPIb……………… 147
膜流動性…………………… 69
マクロファージ……… 38, 85, 90
末梢神経束………………… 61
末梢動脈疾患………… 111, 120

マルチマー………………… 190
慢性動脈閉塞……………… 111

み

ミエロペルオキシダーゼ… 238
ミトコンドリア…………… 161
脈管形成…………………… 50
脈管形成／血管生……… 82

む

無巨核球性血小板減少症… 175

め

メカノトランスダクション… 69
メタボリック症候群……… 96
メタボリックシンドローム… 12
免疫グロブリン大量静注療法 229
免疫性血小板減少症……… 223
免疫測定法………………… 217
メンケベルグ型硬化……… 36
メンケベルグ型中膜石灰化硬化 94

も

網（状）血小板…………… 226
毛細血管…………………… 50
毛細リンパ管……………… 50
モデル化，血小板の機能… 158
文部科学省学術用語集…… 20

や

薬剤透過性………………… 87

よ

溶血性貧血………………… 201

ら

ライソゾーム……………… 156
乱流………………………… 69

り

利益相反…………………… 31
リツキシマブ………… 208, 229
立体構造…………………… 198
リポポリサッカライド…… 1
流体力学刺激……………… 65
量子力学…………………… 159
理論化……………………… 158
リン脂質…………………… 3
リンパ管内皮細胞………… 50
リンパ浮腫………………… 36
リンパ弁…………………… 53
倫理委員会………………… 29

れ

レプチン受容体…………… 42

ろ

ローマ数字，凝固因子…… 20, 22
ローリング…………… 37, 124, 148

わ

ワルファリン………… 6, 106, 219

外国語索引

数字，ギリシャ文字

4T's スコアリングシステム 216
Xa 阻害薬 106
α-actinin-1 178
α-granules (αG) 138
αIIbβ3 (GPIIb-IIIa) 124, 138, 141, 153, 159, 160, 161, 171, 224
α-storage pool disease (α-SPD) 143
α 顆粒 137, 138, 141, 143, 156
α 顆粒欠損症 143
β1-tubulin 177
β1-tubulin 異常血小板 144
β-トロンボグロブリン 138
γ-カルボキシグルタミン酸 (Gla) 6
δ-storage pool disease (δ-SPD) 143

A

actin-related protein 2/3 (Arp2/3) 140
ADAMTS13 150, 197, 205
ADP 161
Adrenomedullin (ADM) 54
AGEs (advanced glycation endoproducts) 99
aHUS 204
Akt1 55
albinism 143
Alk1 55
ANCA 240
angioblast 58
angiogenesis 52, 58
Angiopoietin-1 (Ang1) 52, 83
ankle-brachial index (ABI) 112
APJ 83
Aplein 83
Arp2/3 139
arteriosclerosis obliterans (ASO) 111

atopaxar 78
ATP 161
AVM 35
AvWS 193

B

Bernard-Soulier 症候群 (BSS) 171, 142
blood brain barrier (BBB) 61
BMP 63
BMP-2 39
Buerger 病 112

C

C3 211
C3b 209
C5 211
Ca^{2+} シグナリング 69
Calcium release-activated calcium channel protein 1 (Orai1) 156
CalDAG-GEF1 174
cancer procoagulant 17
CAR 細胞 41-47
CCBE1 54
CD40L 125
CD62P 138
Cdc42 140
CFH 関連蛋白質 (CFHR) 210
Chediak-Higashi 症候群 175
CLEC2 54
clinicopathologic syndrome 217
c-MPL 134
coated platelets 3
complement factor H (CFH) 209
complement factor I (CFI) 209
complement receptor 3 (CR3) 238
congenital amegakaryocytic thrombocytopenia (CMAT) 175
COUP-TFII 53
C-type lectin-like receptor 2 154
CXC chemokine ligand 12

(CXCL12) 41-47
CXCR4 62
CYP2C19 128
cytoskeleton 139

D

DAMPs (Damage Associated Molecular Patterns) 15
delayed bleeding 12
Delta-like 4 (Dll4) 53, 83
dense granules (DG) 138
dense tubular system (DTS) 139
diacylglycerol regulated guanine nucleotide exchange factor I (CalDAGGEFI) 156
disseminated intravascular coagulation (DIC) 13
dystrophin 140
D ダイマー 107

E

Emilin1 55
empty sack 139
enzyme-linked immunospot (ELISPOT) 226
EphB4 53
ephrinB2 53
Epstein 症候群 175
extensive spreading 148

F

Familial platelet disorder and predisposition of acute myeloid leukemia (FPD-AML) 175
FcRγ 受容体 172c
Fcγ 受容体 224
Fechtner 症候群 175
FFP 30, 208
firm adhesion 148
Flk1 51
Fogarty のバルーンカテーテル 114

Fontaine 分類 ················ 112	············124, 138, 141, 153,	syndrome（MNMS）········ 114
Foxc1 ···························· 44-46	············ 159, 160, 161, 171, 224	Myosin II ······················· 139
FoxC2······························· 55	interleukin-8 ···················· 218	
	Intracellular adhesion molecule-1	**N**
G	····································· 97	Navier-Stokes ············ 159, 160
G protein-coupled receptor	iPS ······················· 166, 167	nerve growth factor（NGF）··· 62
（GPCR）·················· 73, 154	irreversible adhesion ·········· 148	nestin ························ 42, 44
GATA-1 ·························· 134	ischemia-reperfusion syndrome	NETosis······················· 238, 240
GATA-2·························· 134	································· 114	NETs（Neutrophil extracellular
ghost granules ················· 143		traps）············ 6, 231, 237-241
Glanzmann thrombasthenia（GT）	**K**	neural crest cel················· 62
·························· 141, 172	kindlin-3 ························ 174	Neuregulin1 ······················ 63
Glut-1 ···························· 61	Kunitz ファミリー ··············· 10	neurobeachin-like 2（*NBEAL2*）
Glut-3 ···························· 138		································· 172
GPIa/IIa························· 149, 153	**L**	Neuropilin ························ 59
GPIb ············ 124, 138, 189, 232	LDL ······························ 90	neutrophil-activating peptide-2 218
GPIb/IX························· 224	lepr ······························ 47	NFATC1 ·························· 55
GPIb/V/IX 複合体 142, 154, 171	leukocyte adhesion deficiency-III	NF-E2···························· 135
GPIbα ················· 159, 160, 161	（LAD-III）················· 174	nitrogen oxides（NO）
GPIIb ···························· 232	lipopolysaccharide（LPS）··· 1, 238	···················· 38, 67, 97, 157
GPIIb/IIIa 複合体（インテグリン	LTBP-1 ·························· 138	non-T cell-dependent immune
αIIbβ3）······ 124, 138, 141, 153,	Lyve-1···························· 54	reaction ······················ 215
············ 159, 160, 161, 171, 224		Notch ························ 53, 83
GPVI ··············· 138, 149, 154	**M**	Notch1 ··························· 53
GPVI 欠損症 ···················· 172	Mac-1 ···························· 125	Nrp1 ····························· 55
gray platelet 症候群（GPS）	mammalian diaphanous（mDia）	
·························· 143, 174	································· 85	**O**
	marginal zone B cell ········ 215	
H	May-Hegglin 異常症（HMA）	open canalicular system（OCS）
Hermansky-Pudlak 症候群	·························· 144, 175	································· 137
·························· 143, 175	MCP-1 ··························· 126	outside-in signaling ··············· 3
HGFR ···························· 55	membrane attack complex	
hirudin-like motif ··············· 74	（MAC）······················ 209	**P**
HIT 抗体 ························ 213	membrane cofactor protein	P セレクチン（CD62P）······ 125
HIT レジストリー ············ 220	（MCP）······················ 209	P2X4 遺伝子欠損マウス········ 70
	membrane skeleton············ 140	P2Y1 ···························· 138
I	microfilament（MF）········· 139	P2Y$_{12}$ ADP ···················· 161
ICAM-1 ·························· 97	microparticles（MP）······ 5, 180	P2Y$_{12}$ 欠損症···················· 174
ICD ························ 19, 21	microtubules（MT）········· 139	P2Y12 阻害薬 ···················· 128
idiopathic thrombocytopenic	miR125b························· 85	p53 ······························ 100
purpura（ITP）············· 144	miRNA ··························	PAI-1 ························ 12, 234
IL-lβ ···························· 125	MKL1 ···························· 135	PAIgG ··························· 225
in situ のグラフト ············ 117	mRNA の安定化 ················ 69	PAMPs（Pattern Associated
inside-out signaling ········ 3, 174	Myb ···························· 134	Molecular Patterns）··· 15, 234
integrin α2β1（GPIa/IIa）149, 153	*MYH9* 異常症 ················· 175	PAR1 ······················ 73, 97
integrin αIIbβ3（GPIIb/IIIa）	myonephropathic metabolic	PAR2 ···························· 73
		PAR3 ···························· 73

PAR4 ……… 73	RhoA ……… 140	……… 41, 223, 226
PAR 阻害薬 ……… 78	RUNX-1 ……… 135	thrombotic thrombocytopenic
PC ……… 9	Rutherford 分類 ……… 112	purpura (TTP) ……… 198, 204
PDGF レセプター β ……… 60		Tie2 ……… 52, 83
PDGF-B ……… 52, 60, 83	**S**	tip（先端）細胞 ……… 53, 83
PDGFR-β ……… 52	SA チャネル ……… 70	tissue factor (TF) 2, 5, 16, 17, 18
peripheral arterial disease (PAD)	Scott 症候群 ……… 4, 180	tissue factor pathway inhibitor
……… 111	scramblase ……… 4, 180	(TFPI) ……… 97
PF4 ……… 213	SDF1 ……… 62	tissue plasminogen activator
PGI2 ……… 97	Sebastian 症候群 ……… 175	inhibitor-1 (PAI-1) ……… 18
phalanx 細胞 ……… 52, 84	Sema3a ……… 55	tissue plasminogen activator
phatidylserine ……… 180	SERPIN ファミリー ……… 10	(t-PA) ……… 97, 109
phosphatidylserine ……… 3, 5	sFLT-1 ……… 59	TLR2 ……… 238
phospholipase Cγ2 ……… 155	Shear Induced Platelet Activation	TMEM16F ……… 184
pial vessel または	……… 16	TNF-α (tumor necrosis factor-α)
peri-neural vascular plexus 57	shear stress ……… 65	……… 97
plasminogen ……… 10	skin perfusion pressure (SPP) 112	TPA ……… 11
plasminogen 受容体 ……… 12	SLE ……… 240	TPO 受容体 ……… 224
platelet derived growth factor-B	SNARE	TPO 受容体作動薬 ……… 228
(PDGF-B) ……… 52, 60, 83	(soluble n-ethylmaleimide-	TPα ……… 138
platelet derived microparticle 124	sensitive factor-attachment	TransAtlantic Inter-Society
platelet procoagulant activity 124	protein receptor) ……… 138	Consensus (TASC) ……… 113
PLCβ ……… 155	Sox18 ……… 54	TRL4 ……… 238
podoplanin ……… 54	SP-D ……… 239	Trousseau 症候群 ……… 16
polyanion ……… 215	Staged PCI ……… 216	TTP ……… 204
proplatelet ……… 134, 139, 140	stalk（茎）細胞 ……… 53, 83	TxA2 ……… 97
prostaglandin I2 (PGI2) …… 157	stem cell factor (SCF) 41-45, 47	TxA$_2$ 受容体異常症 ……… 174
protease activated receptor	stretch-activated channel …… 70	
(PAR) ……… 73	stromal interaction molecule 1	**U**
protein disulfide isomerase (PDI)	(STIM1) ……… 155	UL-VWFM ……… 206
……… 5	subventricular zone ……… 58	uPA ……… 54
proteinase 3 (PR3) ……… 240	Suicidal NETosis ……… 238	Upshaw-Schulman 症候群 (USS)
prothrombinase ……… 5		……… 201, 206
prothrombinase complex 5, 180	**T**	
Prox1 ……… 54	talin ……… 174	**V**
PS 欠乏症 ……… 109	TASC II ……… 115	Vaital NETosis ……… 238
PS 暴露 ……… 180	tenase ……… 5	VAMP-3 ……… 138
P-selectin ……… 125, 231	tenase complex ……… 180	VAMP-7 ……… 138
P-selection glycoprotein ligand 1	tethered ligand ……… 74	VAMP-8 ……… 138
(PSGL-1) ……… 125, 231	thrombin allostery ……… 5	vascular cell adhesion molecule-1
pseudogene ……… 187	thrombin-activatable fibrinolysis	……… 97
	inhibitor (TAFI) ……… 12	vascular endothelial growth factor
R	thromboangiitis obliterans (TAO)	(VEGF) ……… 51, 59, 83
RA (rheumatoid arthritis) … 240	……… 112	vasculogenesis ……… 51
Rac1 ……… 140	thrombophilia ……… 8	VCAM-1 ……… 97
Rap1 ……… 174	thrombopoietin (TPO)	VE-cadherin ……… 84

VEGF-C ……………………… 54	von Willebrand 病（VWD）	**W**
VEGFR2……………………… 83	……………………… 144, 191	
VEGFR3……………………… 54	vorapaxar …………………… 78	Weibel Palade 小体 ………… 188
ventricular zone ……………… 60	VWF 切断活性 ……………… 151	Wiskott-Aldrich syndrome protein
vesicle-associated	VWF 切断酵素 ……………… 197	（WASP）…………………… 140
membraneproteins（VAMPs）	VWF マルチマー …………… 197	Wnt…………………………… 60
……………………………… 138	VWF: Act …………………… 190	Wnt7a/7b …………………… 61
VFGFR2……………………… 51	VWF: Ag …………… 190, 191	
Virchow の血栓の3原則 …… 13	VWF: RCo ………… 190, 191	**X**
von Willebrand 因子（VWF）	VWF-GPIb 相互作用 ……… 148	X 線解析……………………… 198
……… 2, 3, 124, 138, 144, 153,	VWFpp ……………… 188, 190	
160, 161, 171, 187-189, 197, 234	VWF 切断酵素 ……………… 205	

編集者略歴

一瀬　白帝（いちのせ あきただ）

山形大学医学部分子病態学講座教授

昭和53年　鹿児島大学医学部卒業
昭和53年　鹿児島大学医学部第三内科入局
昭和58年　ワシントン大学医学部生化学部門上級研究員
昭和62年　ワシントン大学医学部生化学部門同助教授
平成 元 年　ワシントン大学医学部生化学部門同準教授
平成 4 年より現職．

所属学会：国際血栓止血学会，日本血栓止血学会，日本血液学会，日本生化学会，日本内科学会

丸山　征郎（まるやま いくろう）

鹿児島大学大学院医歯学総合研究科システム血栓制御学（メディポリス連携医学）特任教授

昭和47年　鹿児島大学医学部卒業
昭和48年　鹿児島大学第三内科入局
昭和52年　鹿児島大学医学部附属病院第三内科助手
昭和54年　鹿児島大学医学部第三内科助手
昭和56年　鹿児島大学医学部講師
昭和57年より60年　ワシントン大学腫瘍血液部門留学
昭和60年　鹿児島大学医学部第三内科講師
昭和63年　鹿児島大学医学部第三内科助教授
平成 4 年　鹿児島大学医学部 臨床検査医学講座教授
平成22年より現職

所属学会：日本血液学会，日本内科医学会，日本東洋医学学会，日本血栓止血学会など

内山　真一郎（うちやま しんいちろう）

国際医療福祉大学臨床医学研究センター教授，山王病院・山王メディカルセンター脳血管センター センター長，東京女子医科大学名誉教授

昭和49年　北海道大学医学部卒業
昭和51年　東京女子医科大学神経内科助手
昭和56年より58年　メイヨークリニック血栓症研究室研究員
昭和62年　東京女子医科大学神経内科講師
平成 7 年　東京女子医科大学神経内科助教授
平成13年　東京女子医科大学神経内科教授
平成20年　東京女子医科大学神経内科主任教授
平成21年　東京女子医科大学神経内科脳神経センター所長
平成26年より現職

所属学会：世界脳卒中機構，アジア太平洋脳卒中学会，米国心臓協会，日本神経学会，日本脳卒中学会，日本血栓止血学会，日本脳ドック学会，日本栓子検出と治療学会，日本脳神経超音波学会

新・血栓止血血管学　血管と血小板

2015年8月10日　第1版第1刷 ©

編　集	一瀬　白帝	ICHINOSE, Akitada
	丸山　征郎	MARUYAMA, Ikuro
	内山真一郎	UCHIYAMA, Shinichiro
発行者	宇山閑文	
発行所	株式会社金芳堂	
	〒606-8425 京都市左京区鹿ケ谷西寺ノ前町34番地	
	振替　01030-1-15605	
	電話　075-751-1111(代)	
	http://www.kinpodo-pub.co.jp/	
組　版	堀　美紀	
印　刷	株式会社サンエムカラー	
製　本	有限会社清水製本所	

落丁・乱丁本は直接小社へお送りください．お取替え致します．

Printed in Japan
ISBN978-4-7653-1642-2

JCOPY ＜(社)出版者著作権管理機構　委託出版物＞
本書の無断複写は著作権法上での例外を除き禁じられています．複写される場合は，そのつど事前に，(社)出版者著作権管理機構(電話 03-3513-6969，FAX 03-3513-6979，e-mail：info@jcopy.or.jp)の許諾を得てください．

●本書のコピー，スキャン，デジタル化等の無断複製は著作権法上での例外を除き禁じられています．本書を代行業者等の第三者に依頼してスキャンやデジタル化することは，たとえ個人や家庭内の利用でも著作権法違反です．

新・血栓止血血管学

21世紀の血栓、止血、血管科学のわが国の研究者の総力を
結集したシリーズ全4巻 2015年7月から続々発刊

「血栓症と出血症の症例を救命するために！」

既刊
一瀬白帝・丸山征郎・内山真一郎【編著】
「血管と血小板」

一瀬白帝・丸山征郎・家子正裕【編著】
「凝固と炎症」
（2015年9月刊行予定）

一瀬白帝・丸山征郎・和田秀夫【編著】
「抗凝固と線溶」
（2015年10月刊行予定）

一瀬白帝・丸山征郎・村田　満【編著】
「出血と血栓の診療」
（2015年10月刊行予定）

本シリーズは、遺伝子、タンパク質分子レベルの解析から、細胞、器官、個体レベルの研究まで、著しく進歩した21世紀の血栓、止血、血管科学の全体を網羅した我が国唯一の成書である。全体のオーバービューから最新の知見まで、血栓、止血、血管科学のすべてをあなたの手元に。